U0325237

『十三五』国家重点图书出版规划项目

中国针灸大成

Zhongguo Zhenjiu Dacheng

经络卷

JingIuojuan

Compendium of Chinese Acupuncture and Moxibustion

日本活字本
黄帝秘传经脉发挥

清抄本
经络考略

总主编/石学敏
执行主编/王旭东 陈丽云 梁尚华

湖南科学技术出版社

《中国针灸大成》编委会名单

主　　编： 石学敏（天津中医药大学第一附属医院）

执行主编： 王旭东（上海中医药大学）
陈丽云（上海中医药大学）
梁尚华（上海中医药大学）

（以下以姓氏笔画为序）

副 主 编： 卞金玲（天津中医药大学第一附属医院）
杜宇征（天津中医药大学第一附属医院）
张建斌（南京中医药大学）
张亭立（上海中医药大学）
尚　力（上海中医药大学）
倪光夏（南京中医药大学）

编　　委： 于莉英　马　泰　马曼华　王旭东　王秋琴　王慕然　卞金玲
卞雅莉　申鹏飞　史慧妍　朱石兵　朱思行　朱蕴菡　衣兰杰
衣兰娟　许军峰　孙增坤　杜宇征　李月玮　李　军　杨丽娜
杨艳卓　杨　涛　杨　杰　杨　萌　宋亚芳　张工彧　张建斌
张亭立　张卫茜　陈杞然　陈丽云　陈雨荟　陈昕悦　林怡冰
尚　力　周　围　周　敏　周文娟　赵晓峰　俞欣雨　施庆武
晁　敏　倪光夏　徐松元　奚飞飞　梁尚华　彭娟娟　戴晓矞

学术秘书： 马　泰　宋亚芳　张亭立

序

岁在庚子，瘟疫横行，年末将近，拙著初成。新冠疫情，日渐偃伏，国既昌泰，民亦心安。天晴日朗，朋辈相聚酒酣；笑逐颜开，握手道故纵谈。谈古论今，喜看中医盛况；数典读书，深爱针灸文献。针矣砭矣，历史班班可考；焫焉爇焉，成就历历在目。针灸之术，盖吾一生足迹之所跬步蹒跚；集成先贤，乃吾多年夙愿之所魂牵梦绕。湖南科学技术出版社，欲集历代针灸文献于一编，甚合我意，大快我心。吾素好书，老而弥笃，幸喜年将老而体未衰，又得旭东教授鼎力相助，陈丽云、梁尚华诸君共同协力，《大成》之作，蒐材博远，体例创新，备而不烦，详而有体。历代针灸著述，美不胜收；各种理论技法，宛在心目。吾深知翰墨之苦，寻书之难；珍本善本，岂能易得？尤其影校对峙，瑕疵不容，若无奉献精神，哪能至此？吾忝列榜首，只是出谋划策；出版社与诸同道，方为编书栋梁。夫万种医书，内外妇儿皆有；针灸虽小，亦医学宝库一脉。《针经》之《问难》，《甲乙》之《明堂》，皇甫谧、王惟一，《标幽赋》《玉龙经》，书集一百零九种，论、图、歌、文，连类而相继。文献详备，版亦珍奇，法国朝鲜，日本越南，宋版元刻，明清官坊，见善必求，虽远必访。虽专志我针灸，亦合之国策，活我古籍，壮我中华；弘扬国粹，继承发展。故见是书，已无憾。书适成，可以献国家而备采择，供专家而作查考，遗学子而为深耘。吾固知才疏学浅，难为针灸之不刊之梓，尚需方家润色斧削。盼师长悯我诚恳，实乃真心忧，非何求，赐我良教，点我迷津，开我愚钝，正我讹误，使是书趋善近美，助中医药学飞腾世界医学之巅，则善莫大矣！

中国工程院院士
国医大师 石学敏
《中国针灸大成》总主编

穷神极变出针砭 万壑春云一冰台

——代前言

重新认识针灸学

20世纪初，笔者于欧洲巡医，某大赛前一日，一体育明星腰伤，四壮汉抬一担架，逶迤辗转，访遍当地名医，毫无起色。万般无奈之下，求针灸一试，作死马活马之想。笔者银针一枚，刺入人中，原本动则锥心、嗷嗷呼痛之世界冠军，当即挺立行走，喜极而泣。随行记者瞠目结舌，医疗团队大惊失色——在西方医生的知识储备里，穷尽所有聪明才智，也想不出鼻唇沟和腰部有什么关系，“结构决定功能”的“真理”被人中沟上的一根银针击碎了！

这在中医行业内最平常的针灸技术，却被欧洲人看成“神操作”，恰恰展示了中国传统医学引以为豪的价值观：“立象尽意”。以人类的智慧发现外象与内象的联系，以功能（疗效）作为理论的本源。笔者以为，这是针灸学在诊治疾病之外，对于人类认知世界的重大贡献。亦即：针灸学远远不只是诊疗疾病，更是人类发现世界真理的另一个重要途径。

2018年3月28日，*Science Reports* 杂志发表一篇科学报告，证明了笔者上述观点。国内外媒体宣称美国科学家发现了人体内一个未知的器官，而且是人体中面积最大的一个器官。这一发现能够显著地提高现有医学对癌症以及其他诸多疾病的认知。而这一器官体内的密集结缔组织，实际上是充满流体的间质（interstitium）网络，并发挥着“减震器”的作用。科学家首次建议将该间质组织归为一个完整的器官。也就是说它拥有独立的生理作用和构成部分，并执行着特殊任务，如人体中的心脏、肝脏一样。

基于上述发现是对人体普遍联系方式的一种描述，所以研究中医的学者认为经络就是这样一种结构。人体的十四经脉主要是由组织间隙组成，上连神经和血管，下接局部细胞，直接关系着细胞的生死存亡。经络与间质组织一样无处不在，所有细胞都浸润在组织液中，整体的普遍联系就是通过连续在全身的“水”来实现的。事实上，中药就是疏通经络来治病的，这与西药用直接杀死病变细胞的药理有着根本的不同。可以这样说，证明了经络的存在，也就间接证明了中药药理的科学性，可以理解为什么癌症在侵袭某些人体部位后更容易蔓延。

笔者认为，中医学者对美国科学家的发现进行相似性印证，或许不那么贴切和完全对应，但是，从整体观念而言，这种发现无疑是西方医学的进步。这也佐证了针灸学知识领域内，古老而晦涩的语言文字里，隐含着朦胧而内涵深远的知识，有待我们深入挖掘研究。

应用现有的科学认知来评价针灸的科学性，我们已经吃尽苦头。“经络研究”进行了几十年，花费无数人力、物力、财力，最终却是一无所获。因为这些研究一直是以西方科学的知识结构、价值观和思维方式来检验古代的成果，犯了本质的错误。“人中”和腰椎、腰肌的关系，任何现代医学知识都是无法证实的，但是我们却硬要在实验室寻找物质基础和有形的联系，终究是没有结果的。古代针刺合谷催产，谁能找到合谷和子宫的关联？若是我们以针灸学的认知为线索，将会获得无数新启示，能找到人中与腰部的联系通道的人，获得诺贝尔生理学或医学奖将是一件很容易的事。因此，包括中医药学界的学者专家，并未能完全认识到针灸学术的深邃和伟大。我们欠针灸学术一个客观的评价。

不过，尽管科学在不断证实着针灸学的伟大和深奥，但是，在中国传统医学的版图上，无论是古代还是现代，针灸学术的地位，一直处于从属、次要的地位。笔者只有在外国才从事针灸工作，回到中国境内，便重归诊脉开方之途。其中种种隐曲不便展开，但业内视针灸为带有劳作性质的小科的潜意识，却是业内真实的存在。

再以现存古籍为例，现代中医古籍目录学著作如《中国中医古籍总目》《中医图书联合目录》，收录古籍都在万种以上，但1911年以前的针灸类著作数量却不到200种。郭霭春先生、黄龙祥先生等针灸文献学家都做过类似的统计，如郭先生《现存针灸医籍》129种，黄先生《针灸名著集成》180种（含日本所藏）。且大多是转抄、辑录、类编、汇编、节抄之类，学术含量较高的也就30多种。

如今，“中医走向世界”已成为业内的共识，但是，准确的说法应该是“针灸走向世界”，遍布欧美、东南亚，乃至非洲、大洋洲的“TCM”，其实都是针灸诊所。由于用药受到种种限制，中药方剂至今未被世界各国广泛接受。中医对世界人民的贡献，针灸至少占90%以上。因此，全方位审视针灸学的历史地位和医学价值，是中医界必须要做的工作。

此次湖南科学技术出版社策划，针灸学大师石学敏院士领衔，收集现存针灸古籍，编纂一套集成性的针灸文献丛书，为医学界提供相对系统的原生态古典针灸文献，虽然达不到集大成的要求，但至少能满足针灸学者们从事文献研究时看到古原貌的愿望，以历史真实的遗存来实现针灸文献的权威性。

历尽坎坷的针灸发展史

从针灸文献的数量和质量上，可以看出针灸学术的地位。其实轻慢针灸技术，这不是现代才有的问题，历史上也曾多次发生类似问题。有高潮也有低谷。

针灸学术最辉煌的时期，莫过于历史的两头：即中医学知识体系的形成阶段和20世纪美国总统尼克松访华至今。

一、高光时刻：春秋战国至两汉

春秋战国到西汉时期，是中医学初步成形的时期，药物和药剂的应用还没有成熟，对药物的不良反应的认识也不充分，因此，药物的使用受到极大的限制，即便是医学经典著作，《黄帝内经》中也只有13首方剂。而此时的针灸技术相对成熟得多，《灵枢》中针灸理论和技术的内容竟多达4/5，文献记载当时针灸主治的疾病几乎涉及人类的所有病种。从现有文献来看，这一时期应该是针灸技术最为辉煌的时期。

汉代，药物学知识日渐丰富，在《黄帝内经》理论指导下，药物配伍知识也得到长足的发展。东汉末年，医圣张仲景著成《伤寒杂病论》，完善了《黄帝内经》六经辨治理论，形成了外感热病诊疗体系。该书也是方剂药物运用比较纯熟的标志。仲景治疗疾病的主要方法是方药、针灸，属于针、药并重的态势。至于魏晋皇甫谧之《针灸甲乙经》，则是先秦两汉针灸学辉煌盛世的全面总结。

此后，方药的发展突飞猛进，势不可挡。诚如笔者在《中医方剂大辞典》第2版“感言”中所述：“《录验方》《范汪方》《删繁方》《小品方》，追随道家气质；《僧深方》《波罗门》《耆婆药》《经心录》，兼修佛学思想……《抱朴子》《肘后方》，为长寿学先导，传急救学仙方。《肘后备急》，成就诺奖；《巢氏病源》，医道大全。《食经》《产经》《素女经》，《崔公》《徐公》《廪丘公》，录诸医经验，载民间验方，百花齐放，蔚为大观……”方药学术，一片繁荣，逐渐成为治疗疾病的主流技术。到了唐代，孙思邈、王焘等人在强盛国力和社会文明的催促下，对方药治疗的盛况进行了总结，《千金要方》《外台秘要》等大型方书是方药技术成为医学主流的写照。

二、初受重创：中唐以降

方药兴起，一段时间内与针灸并驾齐驱，针灸技术在初唐时期还在学术界具有一定地位。杨上善整理《黄帝明堂经》，著《黄帝内经太素》，孙思邈推崇针灸，《千金要方》《外台秘要》中也载录了不少针灸学著作，但都是沿袭前人，未见新作。不仅没有创新，而且出现了对针灸非常不利的信号：王焘在《外台秘要》卷三十九中对针刺治病提出了质疑，贬低针刺的疗效，“汤药攻其内，以灸攻其外，则病无所逃。知火艾之功，过半于汤药矣。其针法，古来以为深奥，今人卒不可解。经云：针能杀生人，不能起死人。若欲录之，恐伤性命。今并不录《针经》，唯取灸法”。这里，王焘大肆鼓吹艾灸，严重质疑针刺，明确提出：我的《外台秘要》只收《黄帝明堂经》，不收《针经》，因为针刺会死人！《外台秘要》这样一部权威著作，竟然提出这样的观点，对社会的负面影响可想而知！以至于中唐之后很长一段时间内，社会上只见艾灸，少见针刺，针灸学文献只有灸学著作而无针灸之书。这种现象甚至波及日本，当时的唐朝，在日本人心目中可是神圣般的国度，唐风所及，日本的灸疗蔚然成风。

三、再度辉煌：两宋金元

宋代确是中国历史上文化最为繁荣的时代，人文科技在政府的高度重视下得到全面发展。笔者认为，北宋医学最醒目的成就，除了世人熟知的校正医书局对中医古籍的保存和整理之外，王惟一铸针灸铜人，宋徽宗撰《圣济经》，成为三项标志性的成果。

其一，宋代官方设立校正医书局，宋以前所有医学著作得到收集整理，其中包括《针灸甲乙经》等珍贵针灸著作。同时，政府组织纂修的大型综合性医学著作《太平圣惠方》《圣济总录》等，也保留了大量珍贵针灸典籍。

其二，北宋太医院医官王惟一在官方支持下，设计并主持铸造针灸铜人孔穴模型两具，撰《铜人腧穴针灸图经》与之呼应。该书与铜人模具完成了对宋以前针灸理论及临床技术的全面总结，对我国针灸学的发展具有深远而重大的影响。

其三，宋徽宗亲自撰述《圣济经》，将儒家思想、伦理秩序全面注入医学知识体系，促进整体思想和辨证论治法则在中医学理论和临床运用等全方位的贯彻运用。在中国五千年历史中，除了《黄帝内经》托黄帝之名外，这是唯一由帝王亲自撰稿的医学书籍。

宋代是中国历史上商品经济、文化教育、科学创新高度繁荣的时代。陈寅恪言："华夏民族之文化，历数千载之演进，造极于赵宋之世。"民间的富庶与社会经济的繁荣实远超盛唐。虽然重文轻武的治国方略导致外族侵略而亡国，但是这个历史时期为人类文明创造了无数辉煌而不朽的文化遗产，其中就包括针灸技术的中兴。

两宋时期，针灸学术的传承和发展是多方位的，不仅有针灸铜人之创新，更有《太平圣惠方》《圣济总录》之存古，更有《针灸资生经》之集大成。

时至金元，窦默（汉卿）在针灸领域独树一帜，成为针灸史上一位标志性人物。其所著《标幽赋》《通玄指要赋》等，完成了对针刺手法的系统总结，印证了《黄帝内经》对手法论述的正确性。并且采用歌赋的形式把幽冥隐晦、深奥难懂的针灸理论表达出来，文字精练，叙述准确，对后世医家影响很大。

由于金元时期针灸书散佚较多，虽然大多内容被明清针灸著作所引录，但终究不利于后世对这一历史时期针灸学成就的认知。就现有文献的学术水平来看，当时对针灸腧穴、刺灸法的研究程度，已经达到了历史最高水平，腧穴主治的内容都已定型，可以作为针灸临床的规范和标准，且高度成熟，一直影响到现在。

因此，可以毫不夸张地说，两宋金元时期是中国针灸从中兴走向成熟的时代，创造了针灸学术的又一个盛世景象。

四、惯性沿袭：明代

明代，开国皇帝朱元璋出身草莽，颇为亲民，对前朝文化兼收并蓄，故针灸术在窦汉卿的总结和普及下，成为解除战火之余灾病之得力手段，而在民间盛行。尤其在临床技艺、操作手法等方面越来越纯熟。

例如，明初泉石心在《金针赋》中提出了烧山火、透天凉等复式补泻手法，以及青龙摆尾、白虎摇头、苍龟探穴、赤凤迎源等飞经走气法。此后又有徐凤、高武等针灸名家闻名于世，并有著作传世。尤其是杨继洲、靳贤所撰《针灸大成》，是继《针灸甲乙经》《针灸资生经》以后又一集大成者，内容最为详尽，具有较高的学术价值和实用价值。该书被翻译成德文、日文等文字，在世界范围内受到推崇。

明代的针灸学术具有鲜明的特色，即临床较多，理论较少；文献辑录较多，理论创新较少。明代雕版印刷技术发达，书坊林立，针灸书得以广泛传播，但也因此造成了大量抄袭，或抄中有改，抄后改编，单项辑录，多项类编等以取巧、取利、窃名为目的的书籍。大部分存世针灸书都是抄来抄去。从文献的意义上来说，确实起到了存续及传播的作用，但是，就学术发展而言，却缺乏发皇古义之推演、融会新知之发挥。

五、惨遭废止：清代

时至清代，统治在政权稳固后，对中华传统文化的传承和践行，较之前朝有过之而无不及。针灸学术在清代前期尚可延续，乾隆年间的《医宗金鉴》集中医药学之大成，其间的《刺灸心法要诀》等内容，系统记录了古代针灸医学的主要内容，是对针灸学术的最后一次官方总结。道光二年（1882），皇帝发布禁令：废止针灸科。任锡庚《太医院志职掌》："针刺火灸，终非奉君之所宜，太医院针灸一科，着永远停止。"这一禁令，将针灸科、祝由科逐出医学门墙。此后，针灸的学术传承被拦腰斩断，伴随着"嘉道中衰"，针灸医生完全没有了社会地位，只是因为疗效和廉价，悄悄地转入民间。

从本书收录的文献来看，情况也确实如此，《医宗金鉴》之后，几乎没有像样的针灸类刻本传世，大多是手录之抄本、辑本、节本，再就是日本的各种传本。清晚期，针灸有再起之象，业界出现了公开出版物，但是，比起明代的普及，清代针灸学术几乎没有发展。针灸医生的社会地位彻底沦为下九流，难登大雅之堂，而正是这些民间针灸医生的存在，才使得传统针灸并没有完全失传。

六、现代复兴：近代以来

晚清至民国时期，针灸学开始复兴，民间的针灸医生崭露头角，医界的名家大力提倡，出版书籍，成立学校，开设专科，编写教材……各种针灸文献如雨后春笋，层出不穷。晚清以前数千年流传下来的针灸古籍只有100多种，而同治以后铅字排版、机器印刷迅速普及，仅几十年时间，到1949年新中国成立前的文献综述已达到400多种。

个人以为，晚清以后的针灸复兴，与西学东渐的时代潮流密切相关，当西方的解剖学、生理学理论，临床诊断、外科手术之类的技术成为社会常态时，针灸操作暴露身体就完全不值一提。加之针灸学术的历史积淀和现实疗效，更因为其简便实用和价格优势，自然成为中西医学家青睐的治疗技术。

综上所述，针灸学术发展并非一帆风顺，而是多灾多难。这与使用药物的中医其他分支有很大区别。金代阎明广注何若愚《流注指微赋》言："古之治疾，特论针石，《素问》先论刺，后论脉；《难经》先论脉，后论刺。刺之与脉，不可偏废。昔之越人起死，华佗愈躄，非有神哉，皆此法也。离圣久远，后学难精，所以针之玄妙，罕闻于世。今时有疾，多求医命药，用针者寡矣。"反复强调前代的针药并用，夸耀名医针技之神奇，而后世的针灸越来越不景气，以至于患者只能"求医命药"，以药为主。其实，金代的针灸学术氛围并不消沉，还是个不错的历史时期，阎明广尚且如此慨叹，可见其他朝代更加严重。究其原因，不外乎以下三个方面。

医生：针灸的操作性很强，需要工匠精神和手工劳作。在中国古代文化传统的“重文轻技”的观念下，凡是能开方治病的，当然不愿动手劳作。俗语“君子动口不动手”就是这种观念的世俗化表述。除了出自民间，且为了提高疗效的大医之外，大多数医生多少是有这样的想法。南宋王执中在《针灸资生经》卷二中言：“世所谓医者，则但知有药而已，针灸则未尝过而问焉。人或诘之，则曰是外科也，业贵精不贵杂也。否则曰富贵之家，未必肯针灸也。皆自文其过尔。”“自文其过”，正是这种心态的真实写照。

患者：畏惧针灸是老百姓的普遍心理。《扁鹊心书·进医书表》：“无如叔世衰离，只知耳食，性喜寒凉，畏恶针灸，稍一谈及，俱摇头咋舌，甘死不受。”说是社会上的人只知道道听途说，只要听说施用针灸，死都不肯。除了怕疼怕苦以外，不愿暴露身体，也是畏惧针灸的原因之一。

官府：道光皇帝废止针灸科，理由只有一个，“非奉君之所宜”。也就是中国传统文化中的“忠君”“奉亲”，儒家理学强调“身体发肤，受之父母，不敢毁伤”，针要穿肤，灸要烂肉，这都有违圣人之道，对自己尚且如此，更不用说用这种技术来治疗“君”“亲”之病。除了“不敢毁伤”外，“男不露脐，女不露皮”，暴露身体也是有违圣训的。所以，不惜用强制手段加以禁绝。

其实，无论是平民百姓，还是士者医官，乃至皇帝朝廷，轻视针灸的根本原因，都是根源于儒家伦理纲常。在“独尊儒术”之前，或者儒术不振之时，针灸术就会昌盛。春秋战国百花齐放，所以是针灸的高光时刻；北宋文化昌盛，包罗万象，儒学并未成为主宰，所以平等对待针灸学术；金元外族主政，儒学偃伏，刀兵之下，医学不继，自然推崇针灸。唯有南宋理学兴起，明代理学当道，孔孟之道统治社会，针灸学就会受到制约。这种情况在清代中期到了无以复加的地步，非禁绝不能平其意。

旧时代的伦理确实对针灸术的发展造成了一定的阻碍，但是正如本文标题所说，这是一门学问，是人类认识世界的丰硕成果，正如魏晋时期皇甫谧在《针灸甲乙经·序》中所总结的，“穷神极变，而针道生焉”。穷神极变并不是绞尽脑汁，而是在“内考五脏六腑，外综经络血气色候，参之天地，验之人物……”种种努力之后，方可达成。此类基于天地本质的生命活动，却不是人力所能阻挡。中国针灸，以其原生态的顽强，一直在延续中为人民服务。

200 多年前，日本人平井庸信在《名家灸选大成》序言中，已经把药物、针刺、艾灸的适应范围说得很清楚了，对针灸在医学领域中的地位，也有中肯的评价：“夫医斡旋造化，燮理阴阳，以赞天地之化育也。盖人之有生，惟天是命，而所以不得尽其命者，疾病职之由。圣人体天地好生之心，阐明斯道，设立斯职，使人得保终乎天年也，岂其医小道乎哉！其治病之法，则有导引、行气、膏摩、灸熨、刺焫、饮药之数者，而毒药攻其中，针、艾治其外，此三者乃其大者已。《内经》之所载，服饵仅一二，而灸者三四，针刺十居其七。盖上古之人，起居有常，寒暑知避，精神内守，虽有贼风虚邪，无能深入，是以惟治其外，病随已。自兹而降，风化愈薄，适情任欲，病多生于内，六淫亦易中也。故方剂盛行，而针灸若存若亡。然三者各有其用，针之所不宜，灸之所宜；灸之所不宜，药之所宜，岂可偏废乎？非针、艾宜于古，而不宜于今，抑不善用而不用也。在昔本邦针灸之传达备，然贵权豪富，或恶热，或恐疼，惟安甘药补汤，是以针灸之法，寖以陵迟。”而最后所述，是针灸之术在当时日本的态势。鉴于日本社会受伦理纲常的约束较少，所以针灸发展中除了患者畏痛外，实在要比中国简单得多，正因为如此，所以如今我们要跑到日本去寻访针灸古籍。

针灸文献概览

回望历史，中医药古籍琳琅满目，人们常以“汗牛充栋”来形容中医宝库之丰富，但是，针灸文献之数量，只能以凋零、寒酸来形容。如前所述，在现存一万多种中医古籍中，针灸学文献占比还不到百分之二。就本书收载的109种古籍而论，大致有以下几种类型。

一、最有价值的针灸文献

最有价值的针灸文献指原创，或原创性较高，对推进针灸学术发展作用巨大的著作，如《十一脉灸经》《针灸资生经》《灵枢》《针灸甲乙经》《十四经发挥》《黄帝明堂经》《铜人腧穴针灸图经》《针灸大成》等。

（一）《十一脉灸经》

《十一脉灸经》由马王堆出土帛书《足臂十一脉灸经》《阴阳十一脉灸经》组成，是我国现存最早的经络学和灸学专著，反映了汉代以前医学家对人体生理和疾病的认知状态，与后来发达的中医理论比较，《十一脉灸经》呈现的经脉形态非常原始，还没有形成上下纵横联络成网的经络系统，但是却可以明确看出其与后代经络学说之间的渊源关系，是针灸经络学的祖本，为了解《黄帝内经》成书前的经络形态提供了宝贵的资料。

（二）《黄帝明堂经》

《黄帝明堂经》又名《明堂》《明堂经》，约成书于西汉末至东汉初（公元前138年至公元106年），约在唐以后至宋之初即已亡佚。书虽不存，但却在中国针灸学历史上开创了一个完整的学术体系——腧穴学，是腧穴学乃至针灸学的开山鼻祖。

“明堂”，是上古黄帝居所，也是黄帝观测天象地形和举行重要政治经济文化活动的场所，具有中国文化源头的象征性意义，在远古先民心目中的地位极其崇高。随着文明的发展进步，学术日渐繁荣，人们发现了经络、腧穴，形成对人体生理功能的理性认知，建立了针灸学的基础理论：经络和腧穴。黄帝居于明堂，明堂建有十二宫，黄帝每月轮流居住，与十二经循环相类。黄帝于明堂观察天地时令，又与腧穴流注的时令节律类似。基于明堂功用与经络、腧穴的基本特性的相似性，将记载经络、腧穴特性的书籍命名为《明堂经》。沿袭日久，不断演变，但“明堂”作为腧穴学代名词和腧穴学文献的象征符号，却被历史固定了下来。

《黄帝明堂经》的内容，是将汉以前医学著作中有关腧穴的所有知识，如穴位名称、部位、取穴方法、主治病症、刺法灸法等，加以归纳、梳理、分类、总结，形成了独立的、完整的知识体系。因此，该书是针灸学术发展的标志性成果，也是宋以前最权威的针灸学教科书和腧穴学行业标准。晋皇甫谧编撰综合性针灸著作《针灸甲乙经》，其中腧穴部分即多来源于该书。

盛唐时期，政府两次重修该书，形成了两个新的版本，一是甄权的《明堂图》，一是杨上善的《黄帝内经明堂》，又名《黄帝内经明堂类成》。后者较好地保留了《黄帝明堂经》三卷的内容。唐末以后，明堂类著作迅速凋零，几乎荡然无存，所幸本书曾随鉴真东渡时带至日本，然至唐景福年间（893 年前后）亦仅残存一卷，内容为《明堂序》和第一卷全文。目前日本保存多个该残本的抄本，其中永仁抄本、永德抄本为较早期之抄本，藏于日本京都仁和寺，被日本政府定为“国宝”。清末国人黄以周到日本访书时，得永仁抄本，此书得以回归。本书影印校录了仁和寺的两个版本，这两个版本的书影在国内流传不广，故弥足珍贵。

（三）《针经》和《灵枢》

先秦至汉，我国先后流传过多种名为《针经》的著作，如《黄帝针经》九卷、《黄帝针灸经》十二卷、《针经并孔穴暇蟆图》三卷、《杂针经》四卷、《针经》六卷、《偃侧杂针灸经》三卷、《涪翁针经》、《赤乌神针经》……这些著作现在都已经失传了，在现代中医人心目中，凡是说到《针经》，那一定是指《灵枢》。几乎所有的工具书都称《灵枢》为《针经》。如，今人读张仲景《伤寒论·序》“撰用《素问》《九卷》”，注《九卷》为《灵枢》；读孙思邈《千金要方·大医习业》“凡欲为大医，必须谙《甲乙》《素问》《黄帝针经》、明堂流注……”，注《黄帝针经》为《灵枢》……现今已是定规，固化为中医学的思维定式。

回望历史，这里存在一个难解的历史之谜：在现存历史文献中，《灵枢》作为书名，最早出现在王冰注《素问·三部九候论篇第二十》，此时已是中唐，此前再无痕迹。王冰在《素问》两处不同地方引用了同一段文字，一处称“《针经》曰”，另一处却称“《灵枢经》曰”，全元起《新校正》认为这是王冰的意思：《针经》即《灵枢》。北宋校正医书局则据此将《针经》《灵枢》认定为同一本书而名称不同，并大力推崇，到了南宋史崧编订，《灵枢》已与《素问》等同，登上中医经典的顶峰地位。

更加诡异的是，直到宋哲宗元祐八年（1093）高丽献《黄帝针经》，此前中国从未见到《灵枢》或者相同内容书名不同者。1027 年王惟一奉敕修成《铜人腧穴针灸图经》，国家级的纂修而未见到的书，道理上说不过去。而高丽献书之后的《圣济总录》，也不认这部伟大的巅峰之作，“凡针灸腧穴，并根据《铜人经》及《黄帝三部针灸经》参定”。高丽献书后，《宋志》著录既有《黄帝灵枢经》九卷，也有《黄帝针经》九卷，恰好证明此前将《灵枢》《针经》视作同一著作是有疑问的。

后世史论著述和史家评述，均对《灵枢》存疑多多。如晁公武《读书志》、李濂《医史》以及周学海等，或认为是冒名之作，或认为是后人补缀，或认为即使存在其价值也不如《甲乙经》甚至《铜人经灸经》，而更多人则认为王冰以前即便有《灵枢》，也不能将其认作《黄帝针经》。亦有人认为是南宋史崧对《灵枢》进行了大量增改然后冒名顶替《针经》……

最典型的例证，莫过于历代文献学家均不重视《灵枢》。明代《针灸大成》卷一的《针道源流》可谓是针灸历史考源之作，其中对28种重要针灸著作进行了评述，唯独没有《灵枢》。只是在论述《铜人针灸图》三卷时，称该书穴位："比之《灵枢》本输、骨空等篇，颇亦繁杂也。"说明至少在明代针灸学家心目中，《灵枢》地位并不崇高。

以上存疑，尚需我中医学界深入研究。

(四)《针灸甲乙经》

《针灸甲乙经》成书于三国魏甘露元年(256)至晋太康三年(282)之间，是我国现存最早的针灸学经典著作。作者将前代《素问》《针经》《黄帝明堂经》等针灸经典中的文字汇辑类编，首次系统记载人体生理、经络、穴位、针灸法，以及临床应用，成为后世历代针灸著作的祖本。

(五)《铜人腧穴针灸图经》

《铜人腧穴针灸图经》可视为官修腧穴学，属针灸名著之一。

(六)《针灸资生经》

《针灸资生经》系综述性针灸临床著述，内容丰富，资料广博，且有腧穴考证和修正。

(七)《十四经发挥》

《十四经发挥》是经络学重要著作。

(八)《针灸大成》

《针灸大成》是明以前针灸著述之集大成者，也是我国针灸学术史上规模较大较全的重要著作。

二、保留已佚原创书的著作

唐《千金要方》《千金翼方》，保留了大量唐代以前已佚针灸书，如已佚之《甄权针经》，又如《小品方》所引《曹氏灸方》，原书、引书均亡(《小品方》仅剩抄本残卷)，但书中内容被《千金要方》载录。尤其是《甄权针经》，作者为初唐针灸的大师级人物，临证实验非常丰富，该书即出自甄氏经验，强调刺法且描述明晰，穴位、刺法与主治精准对应，临床价值和学术价值都非常高。可惜早已亡佚，幸得孙思邈《千金翼方》记述了该书主要内容，这对宋以后针灸学术发展意义非常重大。

《外台秘要》保留了已佚崔知悌《骨蒸病灸方》。

《太平圣惠方》卷九十九保留了早已失传的《甄权针经》和已佚的隋唐间重要腧穴书内容，是宋王惟一《铜人腧穴针灸图经》乃至后世所有《针经》之祖本；卷一百则收录唐代失传之《明堂》，其中包括《岐伯明堂经》《扁鹊明堂经》《华佗明堂》《孙思邈明堂经》《秦承祖明堂》和已失传之北宋医官吴复珪《小儿明堂》，后世所有冠以《黄帝明堂灸经》的各种版本，均是从本书录出后冠名印行，故乃存世《明堂》之祖本。可知该两卷实际上是现存针灸典籍之源头。

《圣济总录》引述了已佚之《崔丞相灸劳法》《普济针灸经》。

《医学纲目》转录了大量金元亡佚的针灸书内容。如，完整保存了元代忽泰《金兰循经取穴图解》一书所附的全部四幅“明堂图”。

以上著作多是综合性医著，亦有针灸专门著作中存有失传古籍的，如《针灸集书》中的《小易赋》，可知前代在蒐集资料、保留遗作方面，建有卓越之功。

三、实用性著作

如前所述，针灸学在其发展过程中遭受颇多摧残，学术发展之路并不顺利，多处于民间实用层面，如《针经摘英》内容简要，言简意赅，是一本简易读本。《扁鹊神应针灸玉龙经》为针灸歌诀。《神应经》临床实用价值较大，颇似临床针灸手册。自明代以后直至晚清，针灸学文献多为循经取穴、临床应用、歌赋韵文等内容，基本上与《针灸大成》大同小异。如《针灸逢源》《针方六集》。另外，辑录、类编、抄录前代文献的著作较多，如《针灸聚英》《针灸节要》等。

再如《徐氏针灸大全》《杨敬斋针灸全书》《勉学堂针灸集成》等，虽然内容都是互相转抄，但是却起到了传播和普及针灸学术的作用。

四、值得研究的针灸文献

上述重要针灸文献都是需要后世深入研究的宝库，如前述《灵枢》的形成发展源流和真相。除此之外，还有一些貌似不重要，其实深藏内涵的文献。

《黄帝虾蟇经》，分9章，借“月中有兔与虾蟇”之古训，记述逐日、逐月、逐年、四时等不同阶段虾蟇和兔在月球上所处位置，与之相应，人体不同穴位、不同经络的血气分布亦不同，由此指出针灸禁刺、禁忌图解、补泻方式等与针灸推拿相关的基础知识。其中有较多费解之处，文字难读，术语生涩。虽列入针灸门类，但是与针灸临床的关系，尚需深入考证和研究。

《子午流注针经》，现代人认为子午流注属古代的时间医学、时间针灸学，但该书内容如何应用到临床，以及其客观评价，亦须深入研究。

《存真环中图》《尊生图要》《人体脏腑经穴图》等彩绘针灸图，可以从古代画师的角度，研究历史氛围下的古代身体观及相关文化。

关于灸学文献

本文标题有“万壑春云一冰台”之句，“冰台”，即艾草。《博物志》：“削冰令圆，举而向日，以艾承其影则得火，故艾名冰台。”在相当长的一个历史阶段内，灸学在针灸领域内占据着统治地位。

现存最早的针灸文献《十一脉灸经》，便是以“灸”命名。有学者据此认为灸法早于针法。但这仅仅是灸法、针法两种医疗技术形成过程中的先后次序问题。待到针法成熟，与灸法并行，广泛运用于临床之后，针灸学术史上有过“崇灸、抑针”的历史现象，而此风至晋唐始盛：晋代《小品》，唐代《外台》，均大肆宣传“针能杀人”，贬针经，崇明堂，甚至以“明堂”作为艾灸疗法的专用定语。这一现象存续多年，历史上也留存有相当数量的灸学专著，或仅以“灸”

字命名的著作。最典型的就是《黄帝明堂灸经》，沿袭者如《西方子明堂灸经》，也有临床灸学如《备急灸法》，甚至单穴灸书，如《灸膏肓腧穴法》。此风东传，唐以后日本有专门的灸家和流派，灸学著作众多，如《名家灸选》《灸草考》《灸焫要览》等灸学专著。明清时期，也曾出现过艾灸流行的小高潮，出现了《采艾编》《采艾编翼》《神灸经纶》等著作。

其实，有识之士一直提倡多法并举，根据病人需要而采用不同疗法。约在公元前581年(鲁成公十年)，《左传》记载医缓治晋侯疾，称"疾不可为也，在膏之上，肓之下，攻之不可，达之不及"，据杜预注，此处的"攻"即灸，"达"即针。《灵枢·官能》："针所不为，灸之所宜"。可见，一个全面的医生，应该针灸并重，各取所长。如果合理使用，效果很好，如《孟子·离娄·桀纣章》："今之欲王者，尤七年之病，求三年之艾。"

不过，文献记载中的艾灸，尽管有种种神奇疗效的宣传，但却和现代艾灸是完全不同的治疗方法。尽管现代针灸学著作上介绍艾灸有"直接灸""间接灸"两大类，但如今直接灸几乎绝迹，临床全都是温和舒适的间接灸。

古代多用直接灸、化脓灸，用大艾炷直接烧灼皮肤，结果是皮焦肉烂，感染化脓，然后等待灸疮结痂。灸学著作中还要告诫医患双方："灸不三分，是谓徒冤。"——烧得不到位，等于白白受罪。然而，此法无异于酷刑加身。为了减轻患者痛苦，古人只得麻醉患者，让他们服用曼陀罗花和火麻花制成的"睡圣散"，麻翻后再灸。

"睡圣散"之类的麻醉药只能减轻当时疼痛，灸后化脓成疮依旧难熬，因此，到了清代，终于有人加以变革，产生了"太乙神针"之法，此法类似于后世"间接灸"。这种创新，在崇古尊经的时代，容易遭受攻击，被指离经叛道，于是编造出种种神话故事，或称紫霞洞天之异人秘授，或称得之汉阴丛山之壁神授古方……都是时人假托古圣之名，标榜源远流长，以示正宗之惯用套路。尽管此法经过不断渲染，裹上神秘的面纱，但其本质却很简单：药艾条、间接灸而已。此类书籍有《太乙神针心法》《太乙神针》《太乙离火感应神针》等。

古代的直接灸（化脓灸）过于痛苦，现今已不再用，而是采用艾条、温针，更有为方便而设计出温灸器。即便用直接灸的方法，也不会让艾炷烧到皮肉，而是患者感觉热烫，即撤除正在燃烧的艾炷，另换一炷，生怕烫伤，有医院将烫伤起疱都要算作医疗事故。其实，古代的烧灼皮肉虽然痛苦，但真的能够治疗顽疾，诸如寒痹（风湿性关节炎、类风湿关节炎）、顽固性哮喘等，忍受一两次痛苦，可换取顽疾消除。如何取舍？我以为更应以患者意愿为主。

总之，古今艾灸文献中同样蕴含着无数值得探索的秘密，即便是温和的间接灸，也有无穷无尽的待解之谜。笔者常用艾灸治疗子宫内膜异位症所致顽固痛经，仅用足三里、三阴交两个穴位，较之西医的激素、止痛药更为有效，而现今流行的"冬病夏治"三伏药灸，防治"老寒腿""老寒喘""老寒泻"，更是另有玄机。

本书编纂概述

2016年，石学敏院士领衔，湖南科学技术出版社组织申报，《中国针灸大成》入选"十三五”国家重点图书出版规划项目，距今已有5年。笔者在石院士的坚强领导下，在三所院校数十位师生的大力协助下，为此书工作了整整4年。至此雏形初现之时，概述梗概，以志备考。

一、本书的体例和版式

石院士、出版社决定采用影印加校录的体例，颇有远见卓识。但凡古籍整理者，最忌讳的就是这种整理方式，因为读者不仅能看到现代简体汉字标点校录的现代文本和相关校注，更能看到古代珍贵版本的书影，只要整理者功力不足，出现任何错漏，读者立马可以通过对照原书书影而发现。上半部分的书影如同照妖镜，要求录写、断句、标点、校勘不能出一点错误。因此，这种出版形式，对校订者要求极高。出版物面世后，一定会招致方家吹毛求疵，因此具有一定的风险。然而，总主编和出版社明知如此，仍然采用影校对照形式，一是要以此体现本书整理者和出版社编校水平，二是从长远计，错误难免，但是可以通过未来的修订增减，终将成为各种针灸古籍的最佳版本。

二、本书的版本访求和呈现

为体现本书作者发皇针灸古籍的初心，对版本选择精益求精，千方百计获取珍本善本图书。这在当前一些藏书单位自矜珍秘、秘不示人，或者高价待沽、谋求私利的现状下，珍贵版本的访求难上加难。本书收录109种古籍书影，虽不能尽善尽美，但已经殚精竭虑，尽呈所能，半数以上都是行业内难以见到的古籍。将如此众多珍贵底本展示给读者，凸显了本书的特色。

学术研究到了一定水平，学者最大的心愿便是阅读原书，求索珍本。石院士、出版社倾尽心力，决心以版本取胜，凸显特色。特别是为了方便学者研究，对一些版本的选择独具匠心，如《针灸甲乙经》，校订者在拥有近10种版本的基础上，大胆选用明代蓝格抄本，就是为学界提供珍稀而不普及的资料。

此外，本书首次刊行面世的，有不少是最新发现的孤本或海外珍藏本，有些版本连《中国中医古籍总目》等目录学著作中都未曾收录。例如：

《铜人腧穴针灸图经》三卷，明正统八年（1443）刻本，该版本为明代早期刻本，仅存孤本，藏于法国国家图书馆。而国内现存最早版本为明代天启年间（1621年后）三多斋刻本。

《神农皇帝真传针灸经》与《神农皇帝真传针灸图》合编，著者不详，成书于明代。此二书国内无传本，无著录，仅日本国立公文书馆内阁文库及京都大学图书馆各有一抄本，亦为本书访得。

《十四经穴歌》，未见著录，《中国中医古籍总目》等中医目录学著作亦无著录。本书收载底本为我国台湾图书馆所藏清代精抄本。

《针灸集书》，成书于明正德十年（1515）。书中“小易赋”则是已经失传的珍贵资料。卷下“经络起止腧穴交会图解”，以十四经为单位，介绍循行部位和所属腧穴。此与《针灸资生经》等前代针灸书以身体部位排列腧穴的方式有明显不同。本书国内仅存残本（明刻朝鲜刊本卷下）一册，足本仅有日本国立公文书馆藏江户时期抄本一部，故本书所收实际上就是孤本，弥足珍贵，亦为首发。

《十四经合参》，国内失传，《中医联合目录》《中国中医古籍总目》等目录学著作均未著录，现仅存抄本为当今孤本，藏于日本宫内厅书陵部。此次依照该本影印刊出。

《经络考略》，清抄孤本，《中医联合目录》《中国中医古籍总目》等目录学著作均无著录。原书有多处缺文、缺页、装订错误导致的错简，现均已据相关资料补出或乙正。

《节穴身镜》二卷，张星余撰。张氏生平里籍无考，书成何时亦无考。但该书第一篇序言作者为"娄东李继贞"，李氏乃明万历年间兵部侍郎兼右都御史，其余两篇序言亦多次提及"大中丞李公"，则此书必成于万历崇祯年间无疑。惜世无传承，现仅有孤抄本存世，抄年不详。本书首次整理出版。

《经穴指掌图》，湖南中医药大学图书馆藏有明崇祯十二年（1639）抄本残卷18页。现访得日本国立公文书馆内阁文库藏有明崇祯年华亭施衙啬斋藏板，属全帙。本书即以该版录出并点校刊印。

《凌门传授铜人指穴》未见文献著录，仅存抄本。本书首次点校。

《治病针法》是《医学统宗》之一种。《医学统宗》目前国内仅存残本一部。现访得日本京都大学图书馆藏明隆庆三年（1569）刊本，属全帙，今以此本出版。

《针灸法总要》，抄本，越南阮朝明命八年（1827）作品。藏越南国家图书馆。国内无著录，本书首次刊出。

《选针三要集》一卷，日本杉山和一著，约成书于日本明治二十年（1887）。国内仅有1937年东方针灸书局铅印本及《皇汉医学丛书》等排印本。今据富士川家藏本抄本影印。

《针灸捷径》两卷，约成书于明代正统至成化年间（1439—1487）。本书未见于我国古籍著录，亦未见藏本记载。书中有现存最早以病证为纲的针灸图谱，颇具临床价值，亦合乎书名"捷径"之称。此次刊印，以日本宫内厅藏明正德嘉靖间建阳刊本为底本，该藏本为海外孤本，有较高的针灸文献学价值。

《太平圣惠方·针灸》，本书采用宋代刻（配抄）本为底本，该版本极其珍贵，此次是该版本首次以印刷品形式面世。

以上所列书目，或首次面世，或版本宝贵，仅此一项，已无愧于学界，造福读者。

三、针灸文献的学术传承和素质养成

目前中医药领域西化严重，一切上升渠道都要凭借实验研究、临床研究，而文献整理挖掘研究的现状，只能用"惨不忍睹"来形容。俗语有"心不在马"之譬，原本形容不学无术之人，本书编纂之初，文献专业的研究生居然实证了这个俗语：交来的稿子中，所有的"焉"字全都录作"马"字！而且不是个别人！此情此景，看似搞笑，实则心酸。

通过4年多的工作，老师们不断审核，学生们不断修改，目前的书稿，至少在繁体字识读上，参与者的水平与4年前判若两人。实践出真知，实战锻炼人，本书编委会所有成员有共同体会：在当前的学术大环境下，此书并不能带来业绩，然而增长学问，养成素质，却是实验研究和SCI论文中得不到的。

文献、文化研究的学术氛围，目前依然不是很景气。本书编纂一半之时，本人年届退休，因有重大项目在身，必须完成后方可离任，书记因此热情挽留，约谈返聘，然最终还是不了了之，其中因果未明。本书编纂也因此陷入困境。所幸上海中医药大学青睐，礼聘于我，在人力、物力上大力支持，梁尚华、陈丽云两位执行主编亲力亲为，彰显了一流大学重视人才的气度和心胸，也使得本书得以顺利完成。谨此向上海中医药大学致敬、致谢！

成稿之余，颇有感慨，现代人多称“医者仁心”，其实，仅仅靠“仁心”是当不好医生的。明代裴一中在《言医·序》中言：“学不贯古今，识不通天人，才不近仙，心不近佛者，宁耕田织布取衣食耳，断不可作医以误世。”本书所收所有古籍，都可以让我们学贯古今，识通天人，有神仙之能，有慈悲之心，成为一名真正的医者。

上海中医药大学科技人文研究院教授
《中国针灸大成》执行主编
王旭东

2020年12月20日

目录

黄帝秘传经脉发挥

（日）飨庭东庵 撰
卞雅利 校订

日本活字本

《黄帝秘传经脉发挥》七卷，经络孔穴类著作，日本江户时期名医飨庭东庵（立伯）撰，约成书于日本宽文八年（1668）。前三卷论经络，包括经络名称、循行流注、生理病理等内容，后四卷分论经穴。书中所有内容，均来自中医典籍，如《素问》《灵枢》《甲乙经》《脉经》《千金》《铜人》《资生经》等，在经、穴条目下，集宋代以前有关文献之大成，可供学习针灸、研习经穴者参考。现仅存日本活字本，本丛书据此为底本影印。

黄帝秘传经脉发挥卷之一

经脉

《经脉篇》雷公问于黄帝曰：愿卒闻经脉之始生。

黄帝当有答字曰：经脉者，所以能决死生，处百病，调虚实，不可不通。

肺《韵会》《说文》：肺，金藏也。从肉市声。《说文》，木，韠也，本作市。上古衣蔽前而已。市以象之，从市象，连带之形。《痿论》曰：肺者，藏之长也，为心之盖也。《病能论》曰：肺者，脏之盖也。《九针论》曰：肺者，五脏六腑之盖也。《师传篇》曰：五脏六腑者，肺为之盖，巨肩陷咽喉见其外。《五癃津液别篇》曰：五脏六腑，肺为之相。《灵兰秘典论》《刺法论》曰：肺者，相傅之官，治节出焉。《九针论》《宣明五气篇》曰：肺藏魄。《六节藏象论》曰：肺者，魄之处也。《调经论》曰：肺藏气。《五脏生成篇》曰：诸气者，皆属于肺。《本神篇》曰：肺藏气，气舍魄。《金匮真言论》曰：肺开窍于鼻。《阴阳应象大论》曰：肺在窍为鼻。《五阅五使篇》曰：鼻者，肺之官也。《脉度篇》曰：肺气通于鼻，肺和则鼻能知臭香矣。《九针论》《宣明五气篇》曰：肺主皮。《痿论》曰：肺主身之皮毛。《五色篇》曰：肺合皮。《咳论》曰：皮毛者，肺之合也。《九针论》曰：皮者，肺之合也。《五脏生成篇》曰：肺之合，皮也，其荣，毛也。《六节藏象论》曰：其华在毛，其充在皮。《五味篇》《脏气法时论》曰：肺色白。《经络论》曰：肺白。《五脏生成篇》曰：白当肺。《本藏篇》曰：白色小理者，肺小；粗里者，肺大。巨肩反膺陷喉者，肺高；合腋张胁者，肺下；好肩背厚者，肺坚；肩背薄者，肺脆；背膺厚者，肺端正；胁偏疏者，肺偏倾也。肺应皮。《五色篇》曰：阙中者，肺也，白为肺。《骨度篇》曰：缺盆以下至𩩲骬，长九寸，过则肺大，不满则肺小。《刺禁论》曰：肺藏于右。《忧恚无言篇》曰：喉咙者，气之所以上下者也。《四十二难》曰：肺重三斤三两，六叶两耳，凡八叶主脏魄。喉咙重十二两，广二寸，长一尺二寸，九节。《中藏经》曰：肺者，魄之舍，生气之源，乃五脏之华盖也。黄帝书曰：肺为五脏之华盖，肺之形似人肩，二布叶中，有二十四空，分别诸藏清浊之气而为气管。

手太阴之脉《阴阳系日用篇》曰：手之阴者，阳中之少阴也，肺为阳中之少阴。《九针十二原篇》曰：阳中之少阴，肺也。《金匮真言论》曰：阳中之阴，肺也。《六节藏象论》曰：肺者，为阳中之太阴。《四气调神大论》曰：逆秋气，则太阴不收，肺气焦满。《水热穴论》曰：肺者太阴也。起于中焦《三十一难》曰：中焦者，在胃中脘。下络大肠当脐中之分。《骨度篇》曰：天枢以下至横骨，长六寸半，过则回肠广长，不满则狭短。《肠胃篇》曰：回肠当脐左，环回周叶积而下，回运还反十六曲。《本输篇》《本藏篇》曰：肺合大肠。《九针论》曰：手阳明太阴为表里。《血气形志篇》曰：手阳明与太阴为表里。

还循胃口当上脘之分上膈当鸠尾之分属肺当华盖之分《营卫生会篇》曰：上焦出于胃上口，并咽以上。《经别篇》曰：上出缺盆，循喉咙合阳明。从肺系横出腋下当中府天府之分，循臑内侠白之次也，行少阴心主之前，下肘中尺泽穴也循臂内上骨下廉孔最之次也。《医学纲目》一曰：臑下掌上名曰臂，臂有二骨，今太阴脉，循臂上骨之下廉也。入寸口经渠穴也。《本输篇》曰：经渠者，在寸口中也，动而不居。上鱼谓太渊列缺鱼际之分也。《本输篇》曰：太渊者，在鱼际后一寸陷者中也。循鱼际《本输篇》曰：鱼际者，手鱼也。出大指之端少商穴也

其支者，从腕后列缺穴也直出出当作循次指内廉出其端商阳穴也

《阴阳清浊篇》气之大别，清者上注于肺华盖之分，浊者下走于胃中脘之分，胃之清气上出于口，肺之浊气下注于经内，积于海膻中之分。

《营卫生会篇》上焦出于胃上口上脘之分。

並咽以上缺盆水突人迎廉泉之分貫膈巨闕鳩尾中庭之分而布胷中膻中之分走腋中府天府之分循太陰之分而行中焦亦並胃中中脘之分出上焦之後上注於肺脉華蓋之分得行於經隧命曰營氣

動輸篇 胃爲五藏六府之海其清氣上注於肺華蓋之分肺氣從太陰而行之其行也以息膻中之分往來動而不止上於魚以反衰

邪客篇 手太陰之脉出於大指之端少商穴內屈循白肉際至本節之後太淵留以澹外屈

經脉發揮 一

上於本節之下甲乙經作外屈本指以下注云一作本於上節以內屈與陰諸絡甲乙經作諸陰絡會於魚際數數當作散脉并注甲乙經注云疑此處有缺文其氣滑利伏行壅當作臂骨之下外屈以上三十二字疑他篇簡脫誤於此說出於寸口經渠穴而行上至於肘內廉尺澤穴入於大筋之下內屈上行臑陰俠白之次入腋下天府穴內屈走肺華蓋穴

衛氣篇 手太陰之本在寸口之中標在腋內動也甲乙經作在腋下內動脉是也

并咽以上，缺盆水突人迎廉泉之分

贯膈巨阙鸠尾中庭之分，而布胸中膻中之分，走腋中府天府之分，循太阴之分而行。

中焦亦并胃中中脘之分出上焦之后，上注于肺脉华盖之分得行余经隧，名曰营气。

《动输篇》胃为五脏六腑之海，其清气上注于肺华盖之分，肺气从太阴而行之，其行也以息膻中之分往来。

动而不止，上于鱼以反衰。

《邪客篇》手太阴之脉出于大指之端少商穴，内屈循白肉际至本节之后，太渊留以澹外屈。

上于本节之下《甲乙经》作外屈本指以下注云：一作本于上节。内屈与阴诸络《甲乙经》作诸阴络会于鱼际数数当作散脉并注《甲乙经》注云疑此处有缺文。其气滑利，伏行壅当作臂骨之下外屈以上三十二字疑他篇简脱误于此。

出于寸口经渠穴而行上至于肘内廉尺泽穴，入于大筋之下内屈上行臑阴侠白之次，入腋下天府穴内屈走肺华盖穴

《卫气篇》手太阴之本在寸口之中，标在腋内动也《甲乙经》作在腋下内动脉是也。

《经脉篇》大肠《韵会》《说文》：肠，大小肠也，从肉易声。《说文》：易，开也。从日、一、勿。一曰飞扬，一曰长也，一曰强者众貌。余曰：日开明也，勿旌旗也，得风开展，一所以开也。《肠胃篇》曰：回肠当脐左，环回周叶，积而下回，连环反十六曲，大四寸，径一寸寸之少半，长二丈一尺，广肠傅脊，以受回肠，左环叶脊上下，辟大八寸，径二寸寸之大半，长二尺八寸。《平人绝谷篇》曰：回肠大四寸，径一寸寸之少半，长二丈一尺，受谷一斗，水七升半。广肠大八寸，径二寸寸之大半，长二尺八寸，受谷九升三合八分合之一。《营卫生会篇》曰：下焦者，别于回肠，注于膀胱。又曰：水谷者，常并居于胃中成糟粕，而俱下于大肠。《灵兰秘典论》《刺法论》曰：大肠者，传导之官，变化出焉。《本输篇》曰：肺合大肠。大肠者，传道之腑。《本脏篇》曰：肺合大肠。大肠者，皮其应。又曰：肺应皮，皮厚者大肠厚；皮薄者大肠薄；皮缓腹里大者，大肠大而长；皮急者，大肠急而短；皮滑者，大肠直；皮肉不相离者，大肠结。《师传篇》曰：鼻隧以长，以候大肠。《五色篇》曰：中央者，大肠也。《骨度篇》曰：天枢以下至横骨，长六寸半，过则回肠广肠，不满则狭短。《四十二难》曰：大肠重二斤十二两，长二丈一尺，广四寸，径一寸，寸之少半，当脐右回十六曲，盛谷一升，水七升半。肛门重十二两，大八寸，径二寸，寸之大半，长二尺八寸，受谷九升三合八分合之一。《中藏经》曰：大肠者，肺之腑也，为传送之司，号监仓之官。

手阳明之脉《阴阳系日月篇》曰：手之阳者，阳中之太阳也。起于大指次指之端《脉经》《甲乙经》有外侧二字。《本输篇》曰：商阳者，在大指次指之端也。循指上廉二间三间之次出合谷两骨之间合谷穴名，上入两筋之中阳溪穴，循臂上廉偏历温溜下廉上廉三里之次。《经脉篇》曰：手阳明之别名曰偏历，去腕三寸，别入太阴入肘外廉曲池穴上《脉经》《甲乙经》有循字臑外前廉臂臑之次上肩出髃骨之前廉，肩髃穴上巨骨天髎肩外肩中之次出于柱骨之会上大椎之次。

下入缺盆缺盆之分，络肺华盖之分。《经别篇》曰：上出缺盆，循喉咙合于阳明也。下膈鸠尾之次，属大肠当脐中之分。

其支者，从缺盆上颈，天鼎扶突之次贯颊入下齿中《脉经》作下齿缝中。《经脉篇》曰：其别耳合于宗脉。

还出大迎之分侠口地仓穴，交人中水沟穴，左之右，右之左禾髎之次。当作左之右，右之左，交人中。

上挟鼻孔角孙穴也。

《根结篇》手阳明根于商阳，溜于合谷，注于阳溪，入于扶突，偏历也。

《卫气篇》手阳明之本在肘骨中，上至别阳，标在颜当作颧下，合钳上也。

《卫气行篇》其散者，从耳下下手阳明，入大指之间，入掌中。

《口问篇》目者，宗脉之所聚也；耳者，宗脉之所聚也。

《经脉篇》胃《韵会》《说文》：胃，谷府也。从肉，象形，隶作胃。《肠胃篇》曰：咽门重十两，广二寸半，至胃长一尺六寸。胃纡曲屈，伸之长二尺六寸，大一尺五寸，径五寸，大容三斗五升。《平人绝谷篇》曰：胃大一尺五寸，径五寸，长二尺六寸，横屈，受水谷三斗五升，其中之谷，常留二斗，水一斗五升而满。《忧恚无言篇》曰：咽喉者，水谷之道也。《太阴阳明论》曰：脾与胃以膜相连耳。《营卫生会篇》曰：上焦出于胃上口，并咽以上，中焦亦并胃中，出上焦之后。《灵兰秘典论》曰：胃者，仓廪之官，五味出焉。《刺法论》曰：胃为仓禀之官，五味出焉。《胀论》曰：胃者，太仓也。《本输篇》曰：脾合胃，胃者，五谷之府。《刺禁论》曰：胃为之市。《师传篇》曰：胃为大海也。《海论》曰：胃者，水谷之海。《五脏别论》曰：胃者，水谷之海，六腑之大源也。《师传篇》曰：五脏六腑，胃为之海。《动输篇》曰：胃为五脏六腑之海。《太阴阳明论》曰：阳明者，五脏六腑之海也。《玉版篇》曰：人之所受气者，谷也。谷之所注者，胃也。胃者，水谷气血之海也。《五味篇》曰：胃者，五脏六腑之海也。水谷皆入于胃。五脏六腑皆禀气于胃。《玉机真脏论》曰：五脏者，皆禀气于胃。胃者，五脏之本也。《平人气象论》曰：人禀气于胃，胃者，人之常气也。《本脏篇》曰：脾合胃，胃者，肉其应。脾应肉，肉䐃坚大者，胃厚；肉䐃么者，胃薄；肉䐃小而么者，胃不坚；肉䐃不称身者，胃下，胃下者，下管约不利。肉䐃不坚者，胃缓；肉䐃无小里累者，胃急。肉䐃多小里累者，胃结，胃结者，上管约束不利也。《师传篇》曰：胃为之海，庞骸大颈张胸，五谷乃容。《五色篇》曰：方上者，胃也。《骨度篇》曰：髑骬以下至天枢，长八寸，过则胃大。不及则胃小。《四十二难》曰：胃重二斤二两，纡曲屈伸长二尺六寸，大一尺五寸，径五寸。盛谷二斗，水一斗五升。《三十五难》曰：胃者，水谷之腑也。《四十四难》曰：胃为贲门，太仓下口为幽门。《三十一难》曰：上焦者，在胃上口，主内而不出。中焦者，在胃中脘，不上不下，主腐熟水谷。黄帝书曰：仓廪之官，布养四脏，脾与胃膜相连而脾处胃之上。

足阳明之脉《阴阳系日月篇》曰：足之阳者，阴中之少阳也，起于鼻之《脉经》《甲乙经》无之字交頞中山根之分旁，纳《脉经》《甲乙经》纳作约，恐当作络字太阳之脉悬颅。《动输篇》曰：循眼系入络脑，出顑下客主人，循牙车合阳明。下循鼻外角孙之穴，入上齿中。

还出挟口地仓穴，环唇，下交承浆承浆穴名

却循颐后下廉，出大迎大迎穴名，循颊车颊车穴名上耳前下关之分，过客主人上关别名，循发际悬厘、颔厌、头维、本神、曲差之次，至额颅神庭穴。

其支者，从大迎大迎穴名前，廉泉之次下人迎人迎穴名，循喉咙水突之次入缺盆缺盆穴名、下膈鸠尾之次、属胃上脘之分，络脾。中脘之分。《平人气象论》曰：胃之大络，名曰虚里，贯膈络肺，出于左乳下，其动应衣，脉宗气也。

其直者，从缺盆缺盆穴之次下乳内廉俞府、彧中、神藏、灵墟、神封、步廊之次，下挟脐不容、承满、梁门、关门、太乙、滑肉门、天枢、外陵、大巨、气穴、水道、归来之分，入气街中气街穴名。

其支者，起于胃《脉经》有下字口下脘之分，下《脉经》无下字循腹里，下至气街中而合。《痿论》曰：阳明者，五脏六腑之海，主闰宗筋。《厥论》曰：前阴者，宗筋之所聚，太阴阳明之所合也。

以下髀关髀关穴名，抵伏兔伏兔穴名下阴市、梁丘之次。《脉经》有入字。膝髌中犊鼻穴，下循胫《脉经》《甲乙经》作胻外廉膝关、三里、上巨虚、条口、丰隆、下巨虚之次。《经脉篇》曰：足阳明之别，名曰丰隆，去踝八寸，别走太阴。下足跗解溪、冲阳之次入中指内间。陷谷、内庭之次。于此处当有循大指次指出其端八字。《本输篇》曰：厉兑者，在足大指内次指之端也。《甲乙经》曰：厉兑者，在足大指次之之端。

其支者，下此处当有上字廉《脉经》《甲乙经》作膝三寸《本输篇》曰：下上廉三寸为巨虚下廉也。而别《脉经》《甲乙经》有以字，下入中指外间此处当有出其端三字，无穴名。其支者，别跗上冲阳之分，入大指当有之字，间出其端大指之外端无穴名。

《热论》阳明其脉侠鼻角孙之分络于目。悬颅穴。

《动输篇》胃气上注于肺华盖之分，其悍气上冲头者，循咽上走空窍地仓之分，循眼系悬颅穴，入络脑。

出顑《甲乙经》作颔，疑当作鸠，乃承泣之次下客主人，循牙车合阳明并下人迎，此胃气别走于阳明者也。

《卫气行篇》别者以上上当作下至耳前，合颔脉注足阳明以下行至跗上，入五五当作次指之间。

《卫气篇》足阳明之本在当有于字厉兑，标在当有于字人迎颊当作颈，挟颃颡也。《甲乙经》作在人迎上颊，颃颡。

《根结篇》足阳明根于厉兑，结于颡，大颡。大者，钳耳也。《甲乙经》作结于颃颡。颃颡者，钳，大钳大者耳也。

足阳明，根于厉兑，溜于冲阳，注于下陵，入于人迎、丰隆也。

《阴阳离合》阳明根起于厉兑。

《海论》胃者，水谷之海，其输上在气街，下至三里。

《痿论》阳明者，五脏六腑之海，主润宗筋。

《厥论》前阴者，宗筋之所聚，太阴阳明之所合也。

《经脉篇》脾《韵会》《说文》：脾，土脏也。从肉，卑声。《说文》：卑，贱也。执事者，从甲声。徐曰：右重而左卑，在甲之下，卑也，会意。《太阴阳明论》曰：脾与胃，以膜相连耳。《师传篇》曰：脾主为卫，使之迎粮，视唇舌好恶，以知吉凶。《五癃津液别篇》曰：五脏六腑，脾为之卫。《刺法论》曰：脾为谏议之官，知周出焉。《九针论》《宣明五气论篇》曰：脾藏意。《调经论》曰：脾藏肉。《平人气象论》曰：脾藏肌肉之气也。《本神篇》曰：脾藏营，营舍意。《金匮真言论》曰：脾开窍于口。《阴阳应象大论》曰：脾在窍为口。《五阅五使篇》曰：口唇者，脾之官也。《脉度篇》曰：脾气通于口，脾和则口能知五谷矣。《九针论》曰：脾主肌。《宣明五气篇》曰：脾主肉。《痿论》曰：脾主身之肌肉。《五色篇》曰：脾合肉。《五脏生成篇》曰：脾之合肉也，其荣唇也。《六节藏象论》曰：脾者，营之居也，其华在唇，其充在肌。《五味篇》《脏气法时论》曰：脾色黄。《经络论》曰：脾黄。《五脏生成篇》曰：黄当脾。《本脏篇》曰：黄色小理者，脾小；粗理者，脾大。揭唇者，脾高；唇下纵者，脾下。唇坚者，脾坚；唇大而不坚者，脾脆。唇上下好者，脾端正；唇偏举者，脾偏倾也。脾应肉。《五色篇》曰：下者，脾也。黄为脾。《刺禁论》曰：脾为五脏使。《四十二难》曰：脾重二斤三两，扁广三寸，长五寸，有散膏半斤，主裹血，温五脏，主藏意。《三十四难》曰：脾藏意与智。

足太阴之脉，《阴阳系日月篇》曰：足之阴者，阴中之太阴也。脾为阴中之至阴。《九针十二原篇》曰：阴中之至阴，脾也。《金匮真言论》曰：阴中之至阴，脾也。起于大指之端隐白穴，循指内侧白肉际大都、公孙之次。《经脉篇》曰：足太阴之别名曰公孙，去本节之后一寸，别走阳明过核骨后太白之分。《医学纲目》初卷，阴阳脏腑部曰核骨在足大指，本节后约二寸，内踝骨前约三寸如枣核，横于足内侧赤白肉际者是也，寔太师指为孤拐骨者，非是也。滑氏曰：覈骨，一作核骨，俗云孤拐骨是也。张氏曰：核骨即大指本节后内侧圆骨也。滑氏言为孤拐骨者，非盖孤拐，即名踝骨，古有系踝之说，即今北人所谓打孤拐也。

上内踝前廉商丘穴上踹内《脉经》《甲乙经》作腨内，循胫《脉经》《甲乙经》作胻骨后漏谷之次，交出厥阴之前三阴交、地机之次，上膝阴陵泉之次。当有循字腹内前廉血海期门之次，入腹气街之次，属脾中脘之分，络胃上脘之分。《本输篇》《本脏篇》曰：脾合胃。《九针论》曰：足阳明太阴为表里。《血气形志篇》曰：足阳明与太阴为表里。上膈，鸠尾之次挟咽，水突人迎之次连舌本廉泉穴，散舌下。

其支者：复从胃上脘之分别上膈鸠尾之次，注心中膻中之分。

《热论》太阴脉布胃中，络于嗌。

《卫气篇》足太阴之本在中封前前当作以上《甲乙经》无上字四寸之中，标在背腧与舌本也。

《根结篇》太阴根于隐白，结于太仓。

《阴阳离合》太阴根起于隐白。

《太阴阳明》足太阴者，其脉贯胃，属脾，络喉。

《经脉篇》心《韵会》《说文》：心，人心，土藏，在身之中。象形。博士说以为火藏。《春渚纪闻》：宋张有，以小篆名世，尝言心字。于篆文只是一个倒火字耳，盖心火也。不欲炎上，非从包也。《类篇》曰：偏旁或书作小亦作小，如今为恭字，下是也。《口问篇》曰：心者，五脏六腑之主也。《邪客篇》曰：心者，五脏六腑之大主也，精神所舍也。《五癃津液别篇》曰：五脏六腑，心为之主。《师传篇》曰：五脏六腑，心为之主，缺盆为之道，骷骨有余，以候髑骬。《灵兰秘典论》《刺法论》曰：心者，君主之官也，神明出焉。《大惑论》曰：心者，神之合也。《九针论》《宣明五气篇》《调经论》曰：心藏神。《六节藏象论》曰：心者，神之处也。其华在面，其充在血脉。《平人气象论》曰：心藏血脉之气也。《五脏生成篇》曰：诸血者，皆属于心。《本神篇》曰：心藏脉，脉舍神。《金匮真言论》曰：心开窍于耳。《阴阳应象大论》曰：心在窍为舌。《五阅五使篇》曰：舌者，心之官也。《脉度篇》曰：心气通于舌，心和则舌能知五味矣。《九针论》《宣明五气篇》曰：心主脉。《痿论》曰：心主身之血脉。《五色篇》曰：心合脉。《五脏生成篇》曰：心之合脉也，其荣色也。《五味篇》《脏气法时论》曰：心色赤。《经络篇》曰：心赤。《五脏生成篇》曰：赤，当心。《本脏篇》曰：赤色小理者，心小；粗理者，心大。无髑骬者，心高；髑骬小短举者，心下。髑骬长者，心坚；髑骬弱小以薄者，心脆。髑骬直下不举者，心端正；髑骬倚一方者，心偏倾也。《胀论》曰：膻中者，心主之官，城也。《刺禁论》曰：心部于表。《五色篇》曰：下极者，心也，赤为心。《四十二难》曰：心重十二两，中有七孔三毛，盛精汁三合，主藏神。《中藏经》曰：心者，藏之尊号，帝王之称也。黄帝书曰：心形，如未敷莲花，有黄脂漫者，心也。

手少阴之脉《阴阳系日月篇》曰：手之阳者，阳中之太阳也。心为阳中之太阳。《九针十二原篇》曰：阳中之太阳，心也。《金匮真言论》曰：阳中之阳，心也。《六节藏象论》曰：心者，为阳中之太阳。《四气调神大论》曰：逆夏气则太阳不长，心气内洞，起于心中膻中之分，出于心系。下膈鸠尾之次，络小肠当下脘之分。《本输篇》《本脏篇》曰：心合小肠。《脉要精微论》曰：心为牡脏，小肠为之使。《九针论》曰：手太阳少阴为表里。《血气形志篇》曰：手太阳与少阴为表里。

其支者，从心系《经脉篇》曰：入于心中，系舌本，属目系。《经别篇》曰：属于心，上走喉咙，出于面

合目內眥上狭咽水突人迎之次繫目系懸顱穴
其直者復從心系却上肺下紫宮華蓋之分出腋下天府穴下循臑內後廉青靈之次行太陰心主之後下肘內少海穴循臂內後廉通里靈道之次○經脉篇曰手少陰之別名曰通里去腕一寸半又曰取之掌後一寸別走太陰也抵掌後銳骨之端神門穴入掌內後廉少府之次循小指之內出其端少衝穴

衛氣篇 手少陰之本在銳骨之端標在背腧也

合目内眦，上狭咽水突人迎之次，系目系悬颅穴。

其直者，复从心系，却上肺，下紫宫华盖之分出腋下天府穴，下循臑内后廉青灵之次，行太阴心主之后，下肘内少海穴，循臂内后廉通里灵道之次。《经脉篇》曰：手少阴之别名曰通里，去腕一寸半，又曰取之掌后一寸，别走太阴也，抵掌后锐骨之端神门穴，入掌内后廉少府之次，循小指之内出其端少冲穴。

《卫气篇》手少阴之本在锐骨之端，标在背腧也。

《经脉篇》小肠《肠胃篇》曰：小肠后附脊，左环回周叠积，其注于回肠者，外附于脐上，回运环十六曲，大二寸半，径八分分之少半，长三丈二尺。《平人绝谷篇》曰：小肠大二寸半，径八分分之少半，长三丈二尺，受谷二斗，四升水，六升三合合之大半。《灵兰秘典论》《刺法论》曰：小肠者，受盛之官，化物出焉。《本输篇》曰：心合小肠。小肠者，受盛之腑。《本脏篇》曰：心合小肠，小肠者，脉其应。心应脉，皮厚者，脉厚，脉厚者，小肠厚；皮薄者，脉薄，脉薄者，小肠薄；皮缓者，脉缓，脉缓者，小肠大而长；皮薄而脉冲小者，小肠小而短。诸阳经脉皆多纡屈者，小肠结。《师传篇》曰：唇厚人中长，以候小肠。《五色篇》曰：面王以上者，小肠也。《四十二难》曰：小肠重二斤十四两，长三丈二尺，广二寸半，径八分分之小半，左回叠积十六曲，盛谷二斗，四升水，六升三合合之大半。

手太阳之脉《阴阳系日月篇》曰：手之阳者，阳中之太阳也，起于小指之端少泽穴，循手外侧前谷、后溪之分，上腕腕骨之分，出踝中阳谷、养老之分，直上循臂骨下廉支正之次，《经脉篇》曰：手太阳之别名曰支正，上腕五寸，内注少阴，出肘内侧两筋《脉经》《甲乙经》作骨之间小海穴。《本输篇》曰：小海在肘内大骨之外，去端半寸，上循臑外后廉臑俞之次，出肩解肩解穴名，绕肩胛巨骨之次，交肩上肩井穴。

入缺盆回骨缺盆等处。《经脉篇》曰：其别者，上走肘，络肩髃。《经别篇》曰：别于肩解，入腋走心系，小肠也。此处《脉经》《甲乙经》有向腋二字，络心膻中之分。

循咽水突、人迎之次。

下膈鸠尾之次，抵胃上脘、中脘之分，属小肠下脘之分。

其支者，从缺盆巨骨、肩井之次，循颈天窗之穴，上颊颊车之次，至目锐眦下关、上关、瞳子髎之分。

却入耳中天窗、听会、听宫之会。

其支者別頰頰車穴上頔顴髎之次抵鼻至目内眥懸顱穴斜絡於顴上關下關之次

衛氣篇 手太陽之本在外踝之後標在命門之上一寸也當是陽白穴〇千金方云命門在心上一寸

根結篇 手太陽根於少澤溜於陽谷注於小海入於天窻甲乙經注疑誤支正也

衛氣行篇 其散者別於目銳眥下手太陽下至手小指之間外側

癲狂篇 目眥外决於面者爲銳眥在内近鼻者爲内眥上爲外眥下爲内眥

其支者，别颊颊车穴，上䪼颧髎之次，抵鼻，至目内眦悬颅穴，斜络于颧上关下关之次。

《卫气篇》手太阳之本在外踝之后，标在命门之上一寸也当是阳白穴。《千金方》云：命门在心上一寸。

《根结篇》少太阳根于少泽，溜于阳谷，注于小海，入于天窗《甲乙经》注疑误、支正也。

《卫气行篇》其散者别于目锐眦下，手太阳下至手小指之间外侧。

《癫狂篇》目眦外决于面者为锐眦，在内近鼻者为内眦，上为外眦，下为内眦。

《经脉篇》膀胱《韵会》《说文》：旁，溥也。从二，阙，方声。二古文上字。徐曰：勹厂，旁达之形，自上而下四方也，本作匇。隶作旁。《尔雅》：二达，谓之岐旁，为岐道旁出也。《说文》：炗，明也，从火在人上，本作灮，今文作光。徐曰：光明意也。《五味论》曰：膀胱之胞，薄以懦。《灵兰秘典论》曰：膀胱者，州都之官，津液藏焉，气化则能出矣。《刺法论》曰：膀胱者，州都之官，津液藏焉，气化则能出矣。《本输篇》曰：肾合膀胱，膀胱者，津液之腑也。《本脏篇》曰：肾合三焦膀胱，三焦膀胱者，腠理毫毛，其应肾。肾应骨，密理厚皮者，三焦膀胱厚；粗理薄皮者，三焦膀胱薄。疏腠理者，三焦膀胱缓；皮急而无毫毛者，三焦膀胱急。毫毛美而粗者，三焦膀胱直，稀毫毛者，三焦膀胱结。《师传篇》曰：鼻孔在外，膀胱漏泄。《五色篇》曰：面王以下者，膀胱子处也。《四十二难》曰：膀胱重九两二铢，纵广九寸，盛溺九升九合。《中藏经》曰：号水曹掾，名玉海也。

足太阳之脉《阴阳系日月篇》曰：足之阳者，阴中之少阳也，起于目内眦悬颅穴，上额攒竹、曲差之次，交巅《脉经》有上字。百会穴。

其支者，从巅百会穴至耳上角领厌之分。

其直者，从巅百会穴，入络脑《寒热病篇》曰：足太阳有通项入于脑者，正属目本名，眼系在项中两筋间。《热论》曰：巨阳者，诸阳之属也。其脉连于风府。

还出百会穴别下项天柱之次，循肩髆内挟脊抵腰中肩中俞、大杼、风门、肺俞、厥阴俞、心俞、督俞、膈俞、肝俞、胆俞、脾俞、胃俞、小肠俞、肾俞之分，入循膂络肾属膀胱阴交之分。《三十一难》曰：下焦者，当膀胱上口，主分别清浊，主出而不内以传导也，其治在脐下一寸。

其支者，从腰中肾俞下《脉经》《甲乙经》有会于后阴四字挟脊贯臀膀胱俞、大肠俞、上、次、中、下髎、白环俞、承扶之次入腘中殷门委中之穴。

其支者，从髆内，左右别下贯胛肩外俞、附分、魄户、膏肓俞挟脊内神堂、譩譆、膈关、魂门、阳纲、意舍、胃仓、京门之分，过髀枢环跳穴，循髀外，从《脉经》《甲乙经》无从字后廉下浮郄之次合腘中委中穴。《经别篇》曰：足太阳之正别入于腘中。其一道下尻，五寸别入于肛，属于膀胱，散之肾。循膂当心入散，直者从膂上出于项，复属于太阳也。《本输篇》曰：三焦下输，在于足太阳之前，少阳之后，出于腘中，外廉名曰委阳，是太阳，是太阳络也。手少阳经也，三焦者，足少阳太阳之所，将太阳之别也，上踝五寸，别入贯腨，肠出于委阳，并太阳之正入，络膀胱，约下焦以下，贯踹内合阳、承筋、承山、飞扬等穴。《经脉篇》曰：足太阳之别名曰飞扬。去踝七寸，别走少阴。出外踝之后跗阳、昆仑之分，循循当作过京骨仆参、申脉、金门、京骨等穴，至至当作循小指外侧束骨、通谷之次。于此处当有出其端三字。《本输篇》曰：至阴者，足小指之端也。

《热论》巨阳者，诸阳之属也。其脉连于风府，故为诸阳主气也。

《卫气行篇》平旦，阴尽阳气出于目，目张则气上行于头，循项下。

足太阳循背，下至小指之端。

《卫气篇》足太阳之本在跟，以《甲乙经》无以字上五寸中无穴名，标在两络命门。命门者，目也。

《根结篇》太阳根于至阴，结于命门。命门者，目也。

足太阳根于至阴，溜于京骨，注于昆仑，入于天柱，飞扬也。

《根结篇》太阳根起于至阴，结于命门。

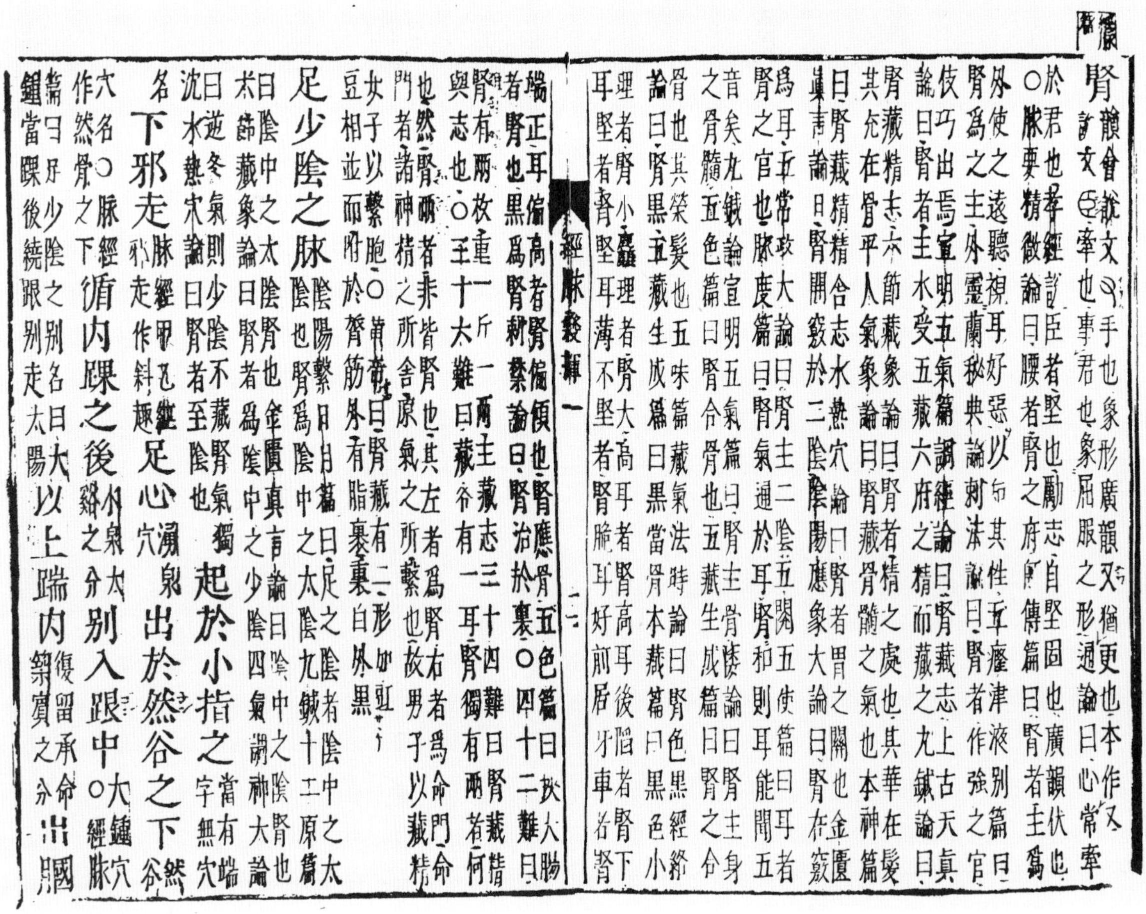
腎 韻會 說文 手也象形 廣韻 又猶更也本作又 說文 臣牽也事君也象屈服之形 通論曰心常牽於君也 孝經說 臣者堅也勵志自堅固也 廣韻 伏也 脈要精微論曰腰者腎之府 師傳篇曰腎者主為外使之遠聽視耳好惡以知其性 五癃津液別篇曰腎為之主外 靈蘭秘典論 刺法論曰腎者作強之官伎巧出焉 宣明五氣篇 調經論曰腎藏志 上古天真論曰腎者主水受五藏六府之精而藏之 九鍼論曰腎藏精志 六節藏象論曰腎者精之處也其華在髮其充在骨 平人氣象論曰腎藏骨髓之氣也 本神篇曰腎藏精精舍志 水熱穴論曰腎者胃之關也 金匱真言論曰腎開竅於二陰 陰陽應象大論曰腎在竅為耳 五常政大論曰腎主二陰 五閱五使篇曰耳者腎之官也 脈度篇曰腎氣通於耳腎和則耳能聞五音矣 九鍼論 宣明五氣篇曰腎主骨 痿論曰腎主身之骨髓 五色篇曰腎合骨也 五藏生成篇曰腎之合骨也其榮髮也 五味篇 藏氣法時論曰腎色黑 經絡論曰腎黑 五藏生成篇曰黑當骨 本藏篇曰黑色小理者腎小粗理者腎大耳高者腎高耳後陷者腎下耳堅者腎堅耳薄不堅者腎脆耳好前居牙車者腎端正耳偏高者腎偏傾也 腎應骨 五色篇曰挾大腸者腎也黑為腎 刺禁論曰腎治於裏 四十二難曰腎有兩枚重一斤一兩主藏志 三十四難曰腎藏精與志也 三十六難曰藏各有一耳腎獨有兩者何也然腎兩者非皆腎也其左者為腎右者為命門命門者諸神精之所舍原氣之所繫也故男子以藏精女子以繫胞 黃帝書曰腎藏有二形如豇豆相並而附於膂筋外有脂裹裹白外黑

經脈發揮 一

足少陰之脈 陰陽繫日月篇曰足之陰者陰中之太陰也腎為陰中之太陰 九鍼十二原篇曰陰中之太陰腎也 金匱真言論曰陰中之陰腎也 六節藏象論曰腎者為陰中之少陰 四氣調神大論曰逆冬氣則少陰不藏腎氣獨沉 水熱穴論曰腎者至陰也 起於小指之 當有端字無穴名 下邪走 脈經 甲乙經 邪走作斜趨 足心 涌泉穴 出於然谷之下 然谷穴名 脈經 作然骨之下 循內踝之後 水泉太溪之分 別入跟中 大鍾穴 經脈篇曰足少陰之別名曰大鍾當踝後繞跟別走太陽 以上踹內 復溜承命築賓之分 出膕

《经脉篇》 肾《韵会》《说文》：𠂇，手也，象形。《广韵》：又犹更也，本作又。《说文》：臣，牵也，事君也，象屈服之形。《通论》曰：心常牵于君也。《孝经》说：臣者，坚也。励志自坚固也。《广韵》：伏也。《脉要精微论》曰：腰者，肾之腑。《师传篇》曰：肾者，主为外，使之远听，视耳好恶，以知其性。《五癃津液别篇》曰：肾为之主外。《灵兰秘典论》《刺法论》曰：肾者，作强之官，伎巧出焉。《宣明五气篇》《调经论》曰：肾藏志。《上古天真论》曰：肾者主水，受五脏六腑之精而藏之。《九针论》曰：肾藏精志。《六节藏象论》曰：肾者，精之处也。其华在发，其充在骨。《平人气象论》曰：肾藏骨髓之气也。《本神篇》曰：肾藏精，精舍志。《水热穴论》曰：肾者，胃之关也。《金匮真言论》曰：肾开窍于二阴。《阴阳应象大论》曰：肾在窍为耳。《五常政大论》曰：肾主二阴。《五阅五使篇》曰：耳者，肾之官也。《脉度篇》曰：肾气通于耳，肾和则耳能闻五音矣。《九针论》《宣明五气篇》曰：肾主骨。《痿论》曰：肾主身之骨髓。《五色篇》曰：肾合骨也。《五脏生成篇》曰：肾之合骨也，其荣发也。《五味篇》《脏气法时论》曰：肾色黑。《经络论》曰：肾黑。《五脏生成篇》曰：黑当骨。《本脏篇》曰：黑色小理者，肾小；粗理者，肾大。耳高者，肾高；耳后陷者，肾下。耳坚者，肾坚；耳薄不坚者，肾脆。耳好前居牙车者，肾端正；耳偏高者，肾偏倾也。肾应骨。《五色篇》曰：挟大肠者，肾也，黑为肾。《刺禁论》曰：肾治于里。《四十二难》曰：肾有两枚，重一斤一两，主藏志。《三十四难》曰：肾藏精与志也。《三十六难》曰：脏各有一耳，肾独有两者，何也？然肾两者，非皆肾也。其左者为肾，右者为命门。命门者，诸神精之所舍，原气之所系也。故男子以藏精，女子以系胞。黄帝书曰：肾藏有二形如豇豆，相并而附于膂筋外，有脂裹，里白外黑。

足少阴之脉《阴阳系日月篇》曰：足之阴者，阴中之太阴也。肾为阴中之太阴。《九针十二原篇》曰：阴中之太阴，肾也。《金匮真言论》曰：阴中之阴，肾也。《六节藏象论》曰：肾者，为阴中之少阴。《四气调神大论》曰：逆冬气则少阴不藏，肾气独沉。《水热穴论》曰：肾者，至阴也，起于小指之当有端字，无穴名下，邪走《脉经》《甲乙经》邪走作斜趣足心涌泉穴，出于然谷之下然谷穴名。《脉经》作然骨之下。循内踝之后水泉、太溪之分，别入跟中大钟穴。《经脉篇》曰：足少阴之别名曰大钟，当踝后绕跟别走太阳。以上踹内复溜、承命、筑宾之分，出腘脈經甲乙經有中字內廉陰谷穴○經別篇曰足少陰之正至膕中別走太陽而合上股內後廉經脈篇曰其別者并經上走於心包下外貫腰脊貫當有臀挾二字脊承扶白環俞中膂內俞關元俞大腸俞氣海俞之次屬腎腎俞絡膀胱陰交之分

其直者從腎上貫肝膈入肺中華蓋之分循喉嚨水突人迎之次挾舌本廉泉穴○甲乙經注一本云從橫骨中挾臍循腹裏上行而入肺

其支者從肺華蓋之分出絡心注胸中膻中之分

熱論 少陰脈貫腎絡於肺繫舌本

病能論 少陰脈貫腎絡肺

憂恚無言 足之少陰上繫於舌絡於橫骨終於會厭會厭之脈上絡任脈取之天突其厭乃發也

衛氣行篇 其至於足也入足心出內踝下行陰分復合於目

衛氣篇 足少陰之本在內踝下下當作以上三寸中承命穴標在背腧與舌下兩脉也

根結篇 少陰根於湧泉結於廉泉

陰陽離合 少陰根起於湧泉

《脉经》《甲乙经》有中字内廉阴谷穴。《经别篇》曰：足少阴之正至腘中，别走太阳而合上股内后廉《经脉篇》曰：其别者，并经上，走于心包下，外贯腰脊，贯当有臀挟二字脊承扶、白环俞、中膂内俞、关元俞、大肠俞、气海俞之次属肾肾俞，络膀胱阴交之分。

其直者，从肾上贯肝膈，入肺中华盖之分循喉咙水突、人迎之次挟舌本廉泉穴。《甲乙经》注，一本云从横骨中挟脐，循腹里上行而入肺。

其支者，从肺华盖之分，出络心注胸中膻中之分。

《热论》 少阴脉贯肾，络于肺，系舌本。

《病能论》 少阴脉贯肾络肺。

《忧恚无言》 足之少阴，上系于舌，络于横骨，终于会厌，会厌之脉，上络任脉，取之天突，其厌乃发也。

《卫气行篇》 其至于足也，入足心，出内踝下行阴分，复合于目。

《卫气篇》 足少阴之本，在内踝下下当作以，上三寸中承命穴，标在背腧与舌下两脉也。

《根结篇》 少阴根于涌泉，结于廉泉。

《阴阳离合》 少阴根起于涌泉。

《经脉篇》心主《口问》篇曰：心者，五脏六腑之主也。《五癃津液别篇》《师传篇》曰：五脏六腑，心为之主。《灵兰秘典论》《刺法论》曰：心者，君主之官，神明出焉。膻中者，臣使之官，喜乐出焉。《胀论》曰：膻中者，心主之宫城也。《邪客篇》曰：心者，五脏六腑之大主也。精神之所舍也，其藏坚固邪，弗能容也。容之则心伤，心伤则神去，神去则死矣。故诸邪之在于心者，皆在于心之包络，包络者，心主之脉也。《评热病论》曰：胞脉者，属心而络于胞中。《二十五难》曰：心主与三焦为表里，俱有名而无形。《韵会》《说文》：象人裹妊巳，在中象子，未成形也。元气起于子，子人所生也。

手厥阴心包络《甲乙经》无心包络三字之脉，起于胸中膻中之分，出属心包络《经别篇》曰：手心主之正别下渊腋三寸入胸中，别属三焦，出循喉咙，出耳后合少阳完骨下下膈鸠尾之次，历络三膲《甲乙经》作焦。关元之次乃指包中而言也。《奇病论》曰：胞络者，系于肾。《九针论》曰：手少阳心主为表里。《血气形志篇》曰：手少阳与心主为表里。

其支者，循胸乳中之分，出胁下腋三寸天池穴，上辄筋之次抵腋下天府穴，循臑内天泉之次，行太阴少阴之间，入肘中曲泽穴，下《甲乙经》有循字臂郄门之分行两筋之间间使、内关、大陵之次。《经脉篇》曰：手心主之别名曰内关，去腕二寸，出于两筋之间，循经以上系于心包络、心系。入掌中劳宫之分，循中指出其端中冲穴。

其支者，别掌中劳宫之分循小指次指出其端小指次指之内端无名穴。

《邪客篇》心主之脉出于中指之端，内屈，循中指内廉以上，留于掌中，伏行两骨之间外屈。

出两筋之间，骨肉之际，其气滑利，上二寸外屈以上十八字疑衍文。

出行两筋之间，上至肘内廉，入于小筋之下，留两骨之会，上入于胸中，内络于心脉《甲乙经》脉作胞。

包络者，心主之脉也。

《**评热病论**》月事不来者，胞脉闭也。胞脉者，属心而络于胞中，今气上迫肺，心气不得下通，故月事不来也。

《**奇病论**》胞络者，系于肾少阴之脉，贯肾，系舌本。

《**痿论**》悲哀太甚，则胞络绝，胞络绝，则阳气内动，发则心下下当作血崩，数溲血也。

《**卫气篇**》手心主之本，在掌后两筋之间二寸中，标在腋下下三寸也。

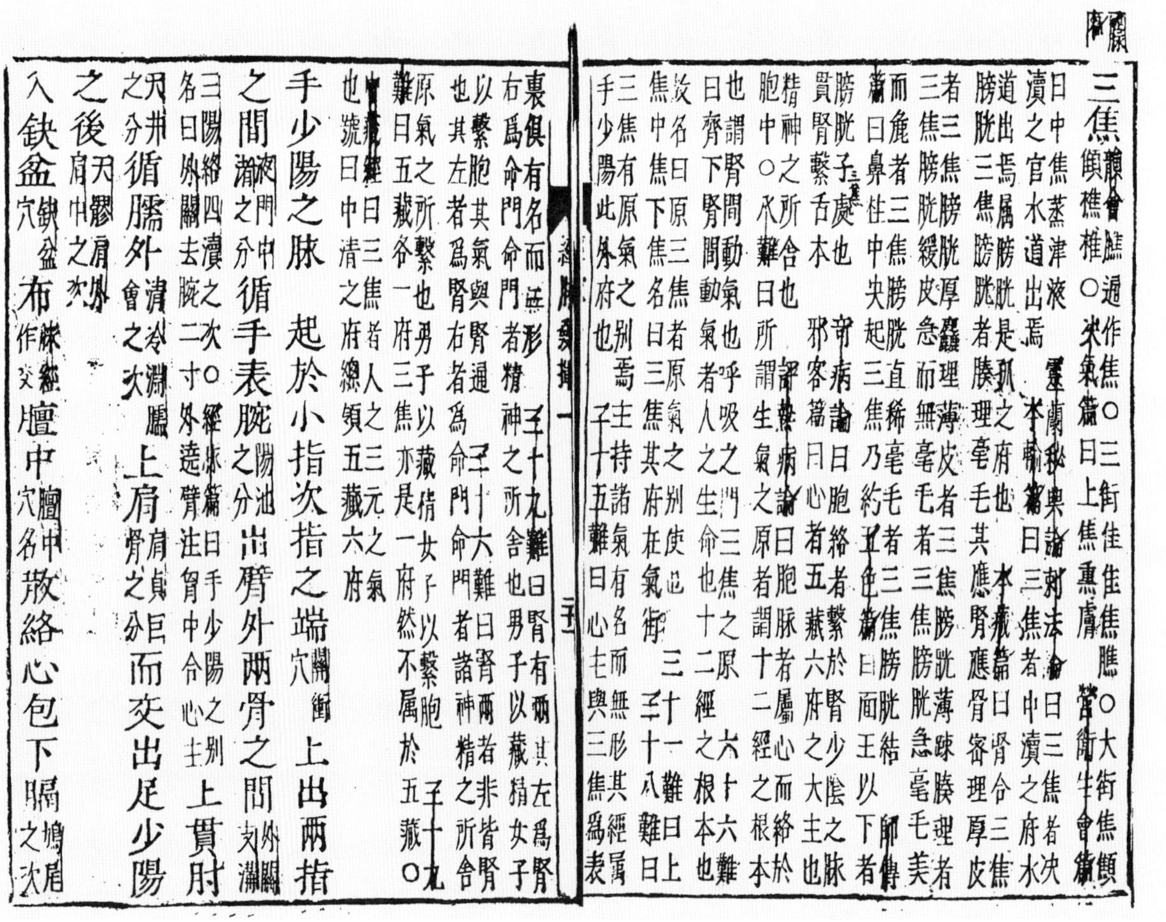

《经脉篇》三焦《韵会》：膲通作焦。三街佳佳焦膲。大街焦顀顀樵椎。《决气篇》曰：上焦熏肤。《营卫生会篇》曰：中焦蒸津液。《灵兰秘典论》《刺法论》曰：三焦者，决渎之官，水道出焉。《本输篇》曰：三焦者，中渎之腑，水道出焉。属膀胱，是孤之腑也。《本脏篇》曰：肾合三焦膀胱，三焦膀胱者，腠理毫毛其应。肾应骨，密理厚皮者，三焦膀胱厚；粗理薄皮者，三焦膀胱薄。疏腠理者，三焦膀胱缓；皮急而无毫毛者，三焦膀胱急。毫毛美而粗者，三焦膀胱直，稀毫毛者，三焦膀胱结。《师传篇》曰：鼻柱中央起，三焦乃约。《五色篇》曰：面王以下者，膀胱子处也。《奇病论》曰：胞络者，系于肾，少阴之脉贯肾，系舌本。《邪客篇》曰：心者，五脏六腑之大主也，精神之所舍也。《评热病论》曰：胞脉者，属心而络于胞中。《八难》曰：所谓生气之原者，谓十二经之根本也，谓肾间动气也，呼吸之门，三焦之原。《六十六难》曰：脐下，肾间动气者，人之生命也，十二经之根本也。故名曰原三焦者，原气之别使也。《三十一难》曰：上焦、中焦、下焦名曰三焦，其腑在气街。《三十八难》曰：三焦有原气之别焉，主持诸气有名而无形，其经属手少阳，此外腑也。《二十五难》曰：心主与三焦为表里，俱有名而无形。《三十九难》曰：肾有两，其左为肾，右为命门。命门者，精神之所舍也。男子以藏精，女子以系胞，其气与肾通。《三十六难》曰：肾两者非皆肾也。其左者为肾，右者为命门。命门者，诸神精之所舍，原气之所系也。男子以藏精，女子以系胞。《三十九难》曰：五脏各一腑，三焦亦是一腑，然不属于五脏。《中藏经》曰：三焦者，人之三元之气也，号曰中清之腑，总领五脏六腑。

手少阳之脉，起于小指次指之端关冲穴，上出两指之间液门、中渚之分，循手表腕阳池之分，出臂外两骨之间外关、支沟、三阳络、四渎之次。《经脉篇》曰：手少阳之别名曰外关，去腕二寸，外绕臂注胸中，合心主。上贯肘天井之分，循臑外清冷渊、臑会之次上肩肩贞、巨骨之分而交出足少阳之后天髎、肩外、肩中之次。

入缺盆缺盆穴布《脉经》作交膻中膻中穴名散络心包，下膈鸠尾之次

循脉經作徧屬三焦指關元之分乃指包中而言

其支者從膻中上出膻中上出四字疑衍缺盆之次天髎上項繫脉經甲乙經作侠耳後天牖風池完骨之次直上出耳上角率谷顩厭穴以屈下頰脉經甲乙經作額○懸釐上關下關頰車之分至䪼頔䪼頔當作頞天窗之分也

其支者從耳後天牖之次入耳中聽會聽宮之分出走耳前和髎之分過客主人上關別名前交頰交頰二字疑衍至目銳眥瞳子髎穴

衛氣行篇 以上上當作下循手少陽之分分當作外側下至小指當有次指二字之間

衛氣篇 手少陽之本在小指次指之間上二寸甲乙經作三寸標在耳後上角下外眥也

根結篇 手少陽根於關衝溜於陽池注於支溝入於天牖外關也

本輸篇 三焦者屬膀胱

循《脉经》作遍属三焦关元之分，乃指包中而言。

其支者，从膻中上出膻中上出四字疑衍缺盆天髎之次上项系《脉经》《甲乙经》作侠耳后天牖、风池、完骨之次。直上出耳上角率谷、颔厌穴，以屈下颊《脉经》《甲乙经》作额。悬厘、上关、下关、颊车之分至䪼頔䪼頔当作颈，天窗之分也。

其支者，从耳后天牖之次入耳中听会、听宫之分，走出耳前和髎之分，过客主人上关别名前，交颊交颊二字疑衍，至目锐眦瞳子髎穴。

《卫气行篇》以上上当作下循手少阳之分分当作外侧下至小指当有次指二字之间。

《卫气篇》手少阳之本，在小指次指之间上二寸《甲乙经》作三寸，标在耳后上角下外眦也。

《根结篇》手少阳根于关冲，溜于阳池，注于支沟，入于天牖外关也。

《本输篇》三焦者，属膀胱。

《经脉篇》胆《韵会》《说文》：膽，连肝之腑也。从肉，詹声。《说文》：詹，多言也。《灵兰秘典论》《刺法论》曰：胆者，中正之官，决断出焉。《六节藏象论》曰：凡十一脏，取决于胆也。《本输篇》曰：肝合胆，胆者，中积之腑。《本脏篇》曰：肝合胆，胆者，筋其应。肝应爪，爪厚色黄者，胆厚；爪薄色红者，胆薄；爪坚色青者，胆急；爪濡色赤者，胆缓；爪直色白无纹者，胆直；爪恶色黑多纹者，胆结。《师传篇》曰：目下果大，其胆乃横。《五色篇》曰：肝左者，胆也。《四十二难》曰：胆在肝之短叶间，重三两三铢，盛精汁三合。《三十五难》曰：胆者，清净之腑也。《中藏经》曰：胆者，中清之腑，号约将军。

足少阳之脉《阴阳系日月篇》曰：足之阳者，阴中之少阳也，起于目锐眦瞳子髎穴，上丝竹空之穴抵头角头维穴下耳后临泣、当阳、目窗、正营、承灵、脑空、风池、天容、天窗之分，循颈行手少阳之前至肩上肩井穴，却交出手少阳之后肩外、肩中之次入缺盆缺盆穴。

其支者，从耳后入耳中，出走耳前至目锐眦后。

其支者，别锐眦瞳子髎穴，下大迎颧髎、大迎之分，合于手少阳抵于䪼䪼当作颈，天窗之分。《脉经》注一本云别锐眦，上迎手少阳于巅。

下加颊车颊车穴名下颈天窗之分合缺盆缺盆穴，以下胸中膻中之分，贯膈鸠尾之次，络肝属胆。巨阙、中脘之次循胁里《经别篇》作胸里。中府、周荣、胸乡、天池、食窦、期门、日月、腹哀、大横、腹屈、府舍之次，出气街气街穴名，绕毛际，横入髀厌中环跳穴。

其直者，从缺盆缺盆穴，下腋天府穴循胸胸当作胁，胁堂、辄筋等穴之次，过季胁章门、带脉之次下五枢之分，合髀厌中环跳穴，以下循髀阳风市、中渎之次，出膝外廉阳关穴，下外辅骨之前阳陵泉穴直下阳交、光明之次。《经脉篇》曰：足少阳之别，名曰光明。去踝五寸，别走厥阴，下络足跗，抵绝骨之端阳辅穴，下出外踝之前丘墟穴，循足跗上临泣、地五会之次；入小指次指之间侠溪穴。此处当有出其端三字。《本输篇》曰：窍阴者，足小指次指之端也。

其支者：别跗上临泣之分，入大指之间行间穴，循大指岐骨内出其端无名穴，还贯《脉经》《甲乙经》有入字，爪甲出三毛三丛音相通乃大敦穴。

《热论》少阳，其脉循胁络于耳。

《卫气行篇》其散者，别于目锐眦，下足少阳注注当作至小指次指之间。

《卫气篇》足少阳之本，在窍阴之间之间二字疑衍，标在窗笼之前，窗笼者，耳也。《千金方》云：窗笼者，耳前上下脉，以手按之，动者是也。

《根结篇》少阳根于窍阴结于窗笼，窗笼者，耳中《甲乙经》无中字也。

足少阳根于窍阴，溜于丘墟，注于阳辅，入于天容《甲乙经》注疑误、光明也。

《阴阳离合》少阳根起于窍阴。

《经脉篇》 肝《韵会》《说文》：肝，木藏也。从肉，干声。生于木，魂所藏。《史记》注：肝者，幹也。其体状有枝幹也。《说文》：干，犯也。从反入，从一。徐曰：一者，守一也。入者，干之也。《论勇篇》曰：肝举而胆横。又曰：肝系缓其胆不满而纵。又曰：肝肺虽举，气衰复下。又曰：肝胆浮横。《天年篇》曰：肝叶始薄，胆汁始减。《师传篇》曰：肝者主为将，使之候外，欲知坚固，视目大小。《五阅五使篇》曰：肝为之将。《灵兰秘典论》《刺法论》曰：肝者，将军之官，谋虑出焉。《九针论》《宣明五气篇》曰：肝藏魂。《六节藏象论》曰：肝者，魂之居也。其华在爪，其充在筋。《平人气象论》曰：肝藏筋膜之气也。《调经论》曰：肝藏血。《本神篇》曰：肝藏血，血合魂。《金匮真言论》曰：肝开窍于目。《阴阳应象大论》曰：肝在窍为目。《五阅五使篇》曰：目者，肝之官也。《脉度篇》曰：肝气通于目，肝和则目能辨五色矣。《九针论》《宣明五气篇》曰：肝主筋。《痿论》曰：肝主身之筋膜。《五色篇》曰：肝合筋。《五脏生成篇》曰：肝之合筋也，其荣爪也。《五味篇》《脏气法时论》曰：肝色青。《经络论》曰：肝青。《五脏生成篇》曰：青当筋。《本脏篇》曰：青色小理者，肝小；粗理者，肝大。广胸反骹者，肝高；合胁兔骹者，肝下。胸胁好者，肝坚；胁骨弱者，肝脆。膺腹好相得者，肝端正；胁骨偏举者，肝偏倾也。肝应爪。《五色篇》曰：直下者，肝也，青为肝。《禁刺论》曰：肝生于左。《四十一难》曰：肝独有两叶。《四十二难》曰：肝重四斤四两，左三叶，右四叶，凡七叶，主藏魂。《华佗内照》曰：肝之为脏，其治在左，其脏在右胁，右肾之前，并胃着脊之第九椎。

足厥阴之脉《阴阳系日月篇》曰：足之阳者，阴中之小阳也，肝为阴中之少阳。《九针十二原篇》曰：阴中之少阳，肝也。《金匮真言论》曰：阴中之阳，肝也。《六节藏象论》曰：肝者，为阴中之少阳。《四气调神大论》曰：逆春气则少阳不生，肝气内变。

起于大指丛《脉经》作聚。《洪武正韵》丛但红切，聚也。毛之际大敦穴，上循足跗上廉行间、太冲之分，去内踝一寸中封穴，上踝八寸蠡沟、中都之次。《经脉篇》曰：足厥阴之别名曰蠡沟，去内踝五寸，别走少阳。其别循胫上，睾结于茎，交出太阴之后，上腘内廉曲泉穴，循股阴阴包、五里、阴廉之次，入毛中急脉之分。《脉经》作循股入阴毛中。

过《脉经》《甲乙经》作环阴器，

抵小腹归来、水道、气穴、大巨、天枢之次，挟胃滑肉门、太乙之次，属肝建里之分，络胆中脘之分，上贯膈鸠尾之次。

布胁肋急脉、章门之次，

循喉咙之后上入颃颡，连目系悬颅穴上出额攒竹、曲差之次，与督脉会于巅百会穴。《甲乙经》注一云其支者，从小腹与太阴少阳结于腰髁，夹脊下第三第四骨孔中。

其支者，从目系悬颅穴下颊里颊里当作頏里，谓角孙之次，环唇内地仓、承浆之分。

其支者，复从肝中脘之次，别贯膈鸠尾之次，上注肺《脉经》《甲乙经》有中字。华盖穴。

《热论》厥阴脉，循阴器而络于肝。

《举痛论》厥阴之脉者，络阴器系于肝。

《卫气篇》足厥阴之本在行间上五寸所，标在背腧也。

《根结篇》厥阴根于大敦，结于玉英结于茎，络于膻中。

《阴阳离合》厥阴根起于大敦。

黄帝秘传经脉发挥卷之二

经络

《脉度篇》经脉为里，支支当作浮而横者为络，络之别者为孙。

《经脉篇》经脉十二者，伏行分肉之间，深而不见；其常见者，足足当作手太阴过于外踝之上，无所隐故也。诸脉之浮而常见者，皆络脉也张注曰：分肉，言肉中之分理也。

雷公曰：何以知经脉之与络脉异也？

黄帝曰：经脉者，常不可见也，其虚实也，以气口知之。脉之见者，皆络脉也。

雷公曰：细子无以明其然也。

黄帝曰：诸络脉皆不能经大节之间，必行绝道而出入，复合于皮中，其会皆见于外张注曰：大节，大关节也。绝道，间道也。凡经脉所行，必由谿谷大节之间络脉所行，乃不经大节，而于经脉不到之处，出入联络以为流通之用。然络有大小。大者曰大络，小者曰孙络，大络犹木之干，行有出入，孙络犹木之枝，散于肤腠，故其会皆见于外。

《邪气脏腑》岐伯曰：十二经脉，三百六十五络，其血气皆上于面而走空窍。

《征四失论》帝曰：夫经脉十二、络脉三百六十五，此皆人之所明知，工之所循用也。

营气

《营气篇》黄帝曰：营气之道当有奈何岐伯曰，谷入于胃，乃传之肺，故气从当有手字太阴出《甲乙经》有循臂内上廉五字，注手阳明，上行《甲乙经》有至面二字注足阳明，下行至跗上，注大指间，与太阴合；上行抵髀《甲乙经》作脾，从脾注心中；循手少阴，出腋下臂，注小指《甲乙经》有之端二字，合手太阳；上行乘腋，出䪼内，注目内眦，合足太阳上巅；下项循当作侠脊，下尻，下行注小指之端，注当作合足少阴，循足心；上行注肾，从肾注心外指心主而言，散于胸中；循心主脉，出腋，下臂，出《甲乙经》作入两筋之间，入掌中，出中指之端，还注小指次指之端，合手少阳；上行注膻中，散于三焦，从三焦注足少阳，下行注胆，出胁，至跗上，复从跗当有上字注大指间，合足厥阴，上行至肝，从肝上注肺，上喉咙，入颃颡之恐走字窍，究恐空字于畜恐系字门恐目字。“之窍究于畜”五字当作“走空窍连于目系”七字。

其支别者，上额，循巅，下项中，循脊，入骶，是督脉也；络阴器，上过毛中，入脐中，上循腹里，入缺盆，下注肺中当作循腹里，入脐中，上注肺中，入缺盆中，复出太阴。此营气之所《甲乙经》无所字行也，逆顺之常也。

别脉

手太陰之別名曰列缺起於腕上脈經作腋下分間竝太陰之經直入掌中散入於魚際取之去腕半寸脈經作一寸半別走陽明也商陽穴也

手陽明之別名曰偏歷去腕三寸別入太陰孔最之分其別者上循臂乘肩髃上曲頰偏寒熱病篇作遍齒其別者扶突之分耳合於宗脈聽會聽宮之分

足陽明之別名曰豐隆去踝八寸別走太陰地機之分其別者循脛骨外廉上絡頭頭維之次項當作頸○水突人迎之次合諸經之氣大迎穴也下絡喉嚨人迎水突之次

足太陰之別名曰公孫去本節之後一寸別走陽明衝陽穴其別者入氣街穴絡腸胃下脘之分

手少陰之別名曰通里去腕一寸半別而上行循經入於心中膻中之分繫舌本廉泉穴屬目系懸顱穴取之掌後一寸別走太陽也支正之分

手太陽之別名曰支正上腕五寸內注少陰少海之分其別者上走肘小海穴絡肩髃臑俞肩髃穴

足太陽之別名曰飛陽去踝七寸別走少陰內踝上八寸之

别脉

《经脉篇》手太阴之别，名曰列缺。起于腕上《脉经》作腋下分间，并太阴之经，直入掌中，散入于鱼际。取之去腕半寸《脉经》作一寸半。别走阳明也商阳穴也。

手阳明之别，名曰偏历。去腕三寸，别入太阴孔最之分。其别者，上循臂，乘肩髃，上曲颊偏《寒热病篇》作遍齿。其别者扶突之分耳，合于宗脉听会听宫之分。

足阳明之别，名曰丰隆。去踝八寸。别走太阴地机之分。其别者，循胫骨外廉，上络头头维之次项当作颈。水突、人迎之次，合诸经之气大迎穴也，下络喉咙人迎、水突之次。

足太阴之别，名曰公孙。去本节之后一寸，别走阳明冲阳穴。其别者，入气街穴络肠胃下脘之分。

手少阴之别，名曰通里。去腕一寸半，别而上行，循经入于心中膻中之分，系舌本廉泉穴，属目系悬颅穴。取之掌后一寸，别走太阳也支正之分。

手太阳之别，名曰支正。上腕五寸，内注少阴少海之分。其别者，上走肘小海穴，络肩髃臑俞、肩髃穴。

足太阳之别，名曰飞扬。去踝七寸，别走少阴内踝上八寸之

分

足少陰之別名曰大鍾當踝後繞跟別走太陽附陽之分其別者并經上走於心包膻中之分下下當作上外貫腰當有俠字脊腎俞之分。當言上外貫腰挾脊上走於心包

手心主之別名曰內關去腕二寸出於兩筋之間循經以上繫於心包膻中之分絡心系

手少陽之別名曰外關去腕二寸外遶臂注胸中膻中之分合心主

足少陽之別名曰光明去踝五寸別走厥陰中都之分下絡足跗中封太衝之分

足厥陰之別名曰蠡溝去內踝五寸別走少陽外丘之分其別者循脛上睾結於莖

督脈之別名曰長强挾膂上項散頭上百會穴下下字疑衍當肩胛左右別走太陽入貫膂膂當作臂。○疑當言別走太陽入貫臂挾膂當肩胛左右上項散頭上

任脈之別名曰尾翳下鳩尾散於腹

脾之大絡名曰以上六字疑後人添之者大大當作心包出淵腋天府穴下三寸天池穴布胸脇

凡此當有三百六三字十五絡者實則必見虛則必下視之不見求之上下人人當作之經不同絡脉異所別也以凡此

分。

《营气篇》足少阴之别，名曰大钟。当踝后绕跟，别走太阳附阳之分。其别者，并经上走于心包膻中之分下下当作上，外贯腰当有侠字脊肾俞之分。当言上外贯腰挟脊上走于心包。

手心主之别，名曰内关。去腕二寸，出于两筋之间，循经以上，系于心包膻中之分，络心系。

手少阳之别，名曰外关。去腕二寸，外绕臂，注胸中膻中之分，合心主。

足少阳之别，名曰光明，去踝五寸，别走厥阴中都之分，下络足跗中封、太冲之分。

足厥阴之别，名曰蠡沟。去内踝五寸，别走少阳外丘之分。其别者，循胫上睾，结于茎。

督脉之别，名曰长强。挟膂上项，散头上百会穴，下下字疑衍当肩胛左右，别走太阳，入贯膂膂当作臂。疑当言别走太阳入贯臂挟膂，当肩胛左右上项，散头上。

任脉之别，名曰尾翳。下鸠尾，散于腹。

脾之大络，名曰以上六字疑后人添之者大大当作心包。出渊腋天府穴下三寸天池穴，布胸胁。

凡此当有三百六三字十五络者，实则必见，虚则必下。视之不见，求之上下。人人当作之经不同，络脉异所别也以凡此

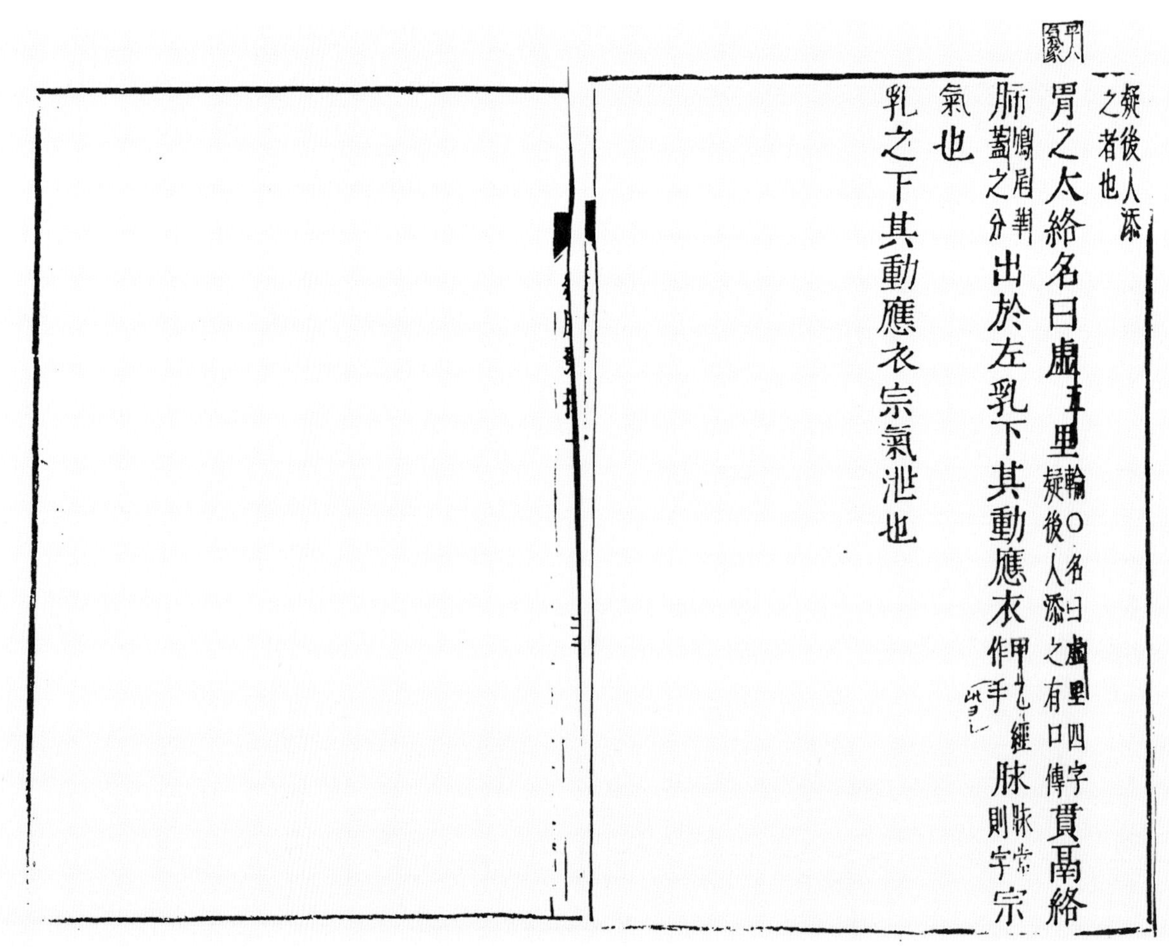

疑后人添之者也。

《平人气象》胃之大络，名曰虚五里输。名曰虚里四字疑后人添之有口传。贯膈络肺鸠尾华盖之分，出于左乳下，其动应衣《甲乙经》作手，脉脉当则字宗气也。

乳之下，其动应衣，宗气泄也。

經脉別篇

正脉

黄帝問於岐伯曰夫十二經脉者人之所以生病之所以成人之所以治病之所以起學之所以始工之所（於此處當有以字）止也請問其離合出入奈何

岐伯稽首再拜曰明乎哉問也請卒言之

手太陰之正別入淵腋（天府穴）少陰之前（疑當言別少陰之前入淵腋）入走肺（華蓋之分）散之（之當作於）大陽（臍中之分）上出缺盆循喉嚨（水突人迎之次）復合（當有於字）陽明也（大迎地倉之分）

手陽明之正從手循膺乳（膺乳當作臂外）別於肩髃（肩髃穴名）入柱骨（大椎也）下走大腸（臍中之分）屬於肺（華蓋之分○當作屬於肺下走大腸）上循喉嚨（水突人迎之次）出缺盆（當作上出缺盆循喉嚨）合於陽明也（大迎地倉之分）

足陽明之正上至髀（髀關之分）入於腹裏屬胃（下脘之分）散之（之當作於）脾（中脘之分）上通於心（膻中之分）上循咽（水突人迎之次）出於口（大迎地倉之分）上頞（山根之分）頔（角孫之次）還繫目系（懸顱穴）合於陽明也

足太陰之正上至髀合於陽明（氣衝之分）與別俱行（下脘之次）上結於咽（水突人迎之次）貫舌中也（廉泉之次）

手少陰之正別入於淵腋兩筋之間（天府穴）屬於心（膻中之分）上走喉嚨（水突人迎之次）出於面（大迎地倉角孫之分）合目內眥也

正脉

《经别篇》黄帝问于岐伯曰：夫十二经脉者，人之所以生，病之所以成，人之所以治，病之所以起，学之所以始，工之所于此处当有以字止也。请问其离合出入奈何？

岐伯稽首再拜曰：明乎哉问也！请卒言之。

手太阴之正，别入渊腋天府穴少阴之前疑当言别少阴之前，入渊腋，入走肺华盖之分，散之之当作于大阳脐中之分，上出缺盆，循喉咙水突、人迎之次，复合当有于字阳明也大迎、地仓之分。

手阳明之正，从手循膺乳膺乳当作臂外，别于肩髃肩髃穴名，入柱骨大椎也，下走大肠脐中之分，属于肺华盖之分。当作属于肺，下走大肠，上循喉咙水突、人迎之次，出缺盆当作上出缺盆循喉咙，合于阳明也大迎、地仓之分。

足阳明之正，上至髀髀关之分，入于腹里属胃下脘之分，散之之当作于脾中脘之分，上通于心膻中之分，上循咽水突、人迎之次出于口大迎、地仓之分，上頞山根之分頔角孙之次，还系目系悬颅穴，合于阳明也。

足太阴之正，上至髀，合于阳明气街之分，与别俱行下脘之次，上结于咽水突、人迎之次，贯舌中也廉泉之次。

手少阴之正，别入于渊腋两筋之间天府穴，属于心膻中之分，上走喉咙水突、人迎之次，出于面大迎、地仓、角孙之分，合目内眦也

懸顱穴

手太陽之正當有循字指地地當端字別於肩解肩解穴名入腋雲門天府穴走心膻中之分繫小腸也下脘之分

足太陽之正別入於膕中委中穴其一道下尻五寸承扶之次別入於肛屬於膀胱散之之當作於腎腎俞循膂當心膻中之分入散

直者從膂上出於項復屬於太陽也

足少陰之正至膕中委中穴別走太陽當作別走太陽至膕中而合上至腎當十四顀出屬帶脈帶脈穴之次

經脈發揮二　七

直者繫舌本廉泉穴

復出於項合於太陽也

手心主之正別下淵腋天府穴三寸天池穴入胷中膻中穴別屬三焦關元之次出循喉嚨缺盆天鼎天窗之分出耳後合少陽當有於字完骨之下也天牖穴

手少陽之正當有循字指天天當作表別於巔巔當作肩乃肩髎之次入缺盆下走三焦關元之次散於胷中也膻中穴心當作散於胷中下走三焦

足少陽之正繞髀中瀆風市環跳之次入毛際合於厥陰氣街之分

別者環跳之分入季脇之間帶脈章門之分

悬颅穴。

手太阳之正当有循字，指地地当端字，别于肩解肩解穴名，入腋云门、天府穴走心膻中之分，系小肠也下脘之分。

足太阳之正，别入于腘中委中穴，其一道下尻五寸承扶之次，别入于肛，属于膀胱，散之之当作于肾肾俞，循膂，当心膻中之分入散。直者，从膂上出于项，复属于太阳也。

足少阴之正，至腘中委中穴，别走太阳当作别走太阳至腘中而合，上至肾，当十四椎出属带脉带脉穴之次。直者，系舌本廉泉穴，复出于项，合于太阳也。

手心主之正，别下渊腋天府穴三寸天池穴，入胸中膻中穴，别属三焦关元之次，出循喉咙缺盆、天鼎、天窗之次，出耳后，合少阳当有于字完骨之下也天牖穴。

手少阳之正当有循字，指天天当作表，别于巅巅当作肩乃肩髎之次，入缺盆，下走三焦关元之次，散于胸中也膻中穴。当作散于胸中，下走三焦。

足少阳之正，绕髀中渎、风市、环跳之次入毛际，合于厥阴气街之分，别者环跳之分入季胁之间带脉、章门之分，循胸里气街、府舍、腹结，大横、腹哀、日月、期门、食窦、天溪、胸乡、周荣、中府次属胆气街、归来、水道、大巨、外陵、天枢、滑肉门、太乙、建里、中脘之分，散之之当作于上肝建里之分。当作散于肝，属胆上，贯心膻中之分以上挟咽水突、人迎之次，出颐颔中大迎穴，散于面地仓、角孙之次，系目系悬颅穴，合少阳于外眦也大迎、瞳子髎穴。

足厥阴之正，别跗上太冲之次，上至毛际急脉之分，合于少阳气街之分，与别俱行也归来、水道、云云之分。

奇经

《骨空论》督脉者《考二记》：凡人注督，旁之修。《疏》云：中央爲督，督者，所以督率四旁，起于少腹乃胞宫之所居以下骨中央。女子入系廷孔，其孔廷孔其孔四字疑衍文溺孔之端也。其络循阴器，合篡间会阴之分，绕篡后，别绕臀长强、会阳之次，至少阴与巨阳中络者中，谓腰中也。络谓络肾也，合少阴上股内后廉贯当有臀挟二字脊属肾。与太阳起于目内眦，上额交巅，上入络脑，还出别下项，循肩髆内。侠脊抵腰中，入循膂络肾此所谓中络者也。其男子循茎下至篡，与女子等。其少腹胞中之分直上者，贯脐中央，上贯心，入喉上颐，环唇承浆、地仓之分上角孙之次，系两目之下中央四白、承泣穴。《甲乙经》无下央二字。

任脉者壬象人怀妊之形，起于中极极当作曲，指曲骨而言之下溺孔之次，以上毛际，循腹里，上关元，至咽喉，上颐循面入目。

冲脉者《说文》：衝，通道也。徐曰：南北东西各有道相冲。《说文》：衠，四通，从行圭声。《集韵》：都邑中道，起于气街，并少阴之经，侠脐脐当作脊，带脉十四椎之次上行，至胸中而散膻中之分。

《五音五味》冲脉、任脉《甲乙经》有者字，皆起于胞中，上循脊里曲骨、气街、带脉、十四椎之次，为经络之海。

其浮而外外当升字者，循腹右右当作里上行，会于咽咙，别而络口唇。

《痿论》冲脉者，经脉之海也。主渗灌溪谷，与阳明合于宗筋，阴阳总宗筋之会，会于气街，而阳明为之长阳明者，五脏六腑之海，主润宗筋。宗筋，主束骨而利机关也，皆属于带脉，而络于督脉。

《动输篇》冲脉者，十二经之海也，与少阴之大络，起于肾肾俞下带脉之次，出于气街，循阴股内廉阴廉之次，邪入腘中委中穴，循胫骨内廉，并少阴之经，下入内踝之后太溪穴，入足下涌泉穴。其别者，邪踝上八寸之次入踝中封穴，出属跗上太冲之分，入大指之间行间穴，注诸络以温足胫《甲乙经》作跗。

《逆顺肥瘦篇》夫冲脉者，五脏六腑之海也，五脏六腑皆禀焉。其上者，出于颃颡，渗诸阳，灌诸精《甲乙经》作阴。其下者，注少阴之大络，出于气街，循阴股内廉《甲乙经》有斜字，入腘中，伏行骭骨内，下至内踝之后属太溪穴而别。其下者，并于少阴之经，渗三阴内踝上八寸之次。其前者伏行出跗属中封穴。《甲乙经》作属跗，下循跗太冲之次，入大指间行间穴。

渗诸络而温肌肉，故别络结则跗上不动《水热穴论篇》曰：三阴之所交结于脚也，踝上各一行行大者，此肾脉之下行也，名曰太冲。

《举痛论》冲脉者起于关元，循腹直上。

《上古天真论》女子二七，而天癸至，任脉通，太太字疑衍冲脉盛，月事以时下，故有子。七七，任脉虚，太《甲乙经》作伏冲脉衰少，天癸竭，地道不通，故形坏而无子也。

丈夫二八，肾气盛，天癸至，精气溢泻，阴阳和，故能有子。七八天癸竭，精少，肾脏衰。八八五脏皆衰，天癸尽矣，故无子耳。

《海论》冲脉者，为十二经之海，其输上在于大杼，下出于巨虚之上下廉。

《阴阳离合论》圣人南面而立，前曰广明，后曰太冲。太冲之地，名曰少阴。

《卫气篇》气在腹者，止之背腧与冲脉于脐当作腹左右之动脉者。

《海论》脑为髓之海，其输上在于其盖下在风府。

《岁露论》卫气之行风府，日下一节，二十一日下至尾底《疟论》作骶，二十二日入脊内，注于伏冲之脉《疟论》作腹膂之脉，校正云伏膂之脉。《甲乙经》作太冲之脉，巢元方作伏冲。

《百病始生篇》虚邪之中人也，始于皮肤云云，留而不去，传舍于伏

衝之脉

衝脉與陽明合於宗筋皆屬於帶脉而絡於督脉故陽明虚則宗筋縱帶脉不引故足痿不用也

足少陰之正至膕中別走太陽而合上至腎當十四顀出屬帶脉

脉癲疾灸帶脉於腰相去三寸當腎俞

陽維之脉令人腰痛痛上怫然腫刺陽維之脉脉與太陽合腨下間去地一尺所飛陽穴

飛陽之脉令人腰痛痛上怫怫然甚則悲以恐刺飛陽之脉在内踝上五五當作八○甲乙經作二寸少陰之前與陰維之會内踝上寸之分

黄帝當有問字曰蹻脉安起安止

岐伯荅曰當有陰字蹻脉者少陰之別起於然骨經脉篇有之下循内踝五字之後太谿穴上内踝之上直上循陰股入陰脉經篇無入陰二字○衛氣行篇有之口傳上循胷裏入鈌盆上出人迎之前甲乙經有上字入頄屬目内眥合於太陽陽蹻而上行氣并相還則爲濡目氣不榮則目不合

平旦陰盡陽氣出於目目張則氣上行於頭循項下足太陽循背下至小指之端云云

其至於足也入足心出内踝下行陰分復合於目云云

冲之脉。

《痿论》冲脉与阳明合于宗筋，皆属于带脉而络于督脉。

故阳明虚则宗筋纵，带脉不引，故足痿不用也。

《经别篇》足少阴之正至腘中，别走太阳而合上至肾，当十四椎，出属带脉。

《癫狂篇》脉癫疾，灸带脉于腰相去三寸当肾俞。

《刺腰痛篇》阳维之脉令人腰痛，痛上怫然肿，刺阳维之脉，脉与太阳合腨下间，去地一尺所飞扬穴。

飞阳之脉令人腰痛，痛上怫怫然，甚则悲以恐。刺飞阳之脉，在内踝上五五当作八《甲乙经》作二寸，少阴之前，与阴维之会内踝上寸之分。

《脉度篇》黄帝当有问字曰：跷脉安起安止。

岐伯答曰：当有阴字跷脉者，少阴之别，起于然骨《经脉篇》有之下循内踝五字之后太溪穴。上内踝之上，直上循阴股，入阴《脉经篇》无入阴二字。《卫气行篇》有之口传，上循胸里，入缺盆，上出人迎之前《甲乙经》有上字，入頄，属目内眦，合于太阳，阳跷而上行，气并相还，则为濡，目气不荥，则目不合。

《卫气行篇》平旦阴尽，阳气出于目，目张则气上行于头，循项下足太阳，循背下至小趾之端云云。其至于足也，入足心，出内踝，下行阴分，复合于目云云。

其始入於陰常從足少陰注於腎腎注於心心注於肺肺注於肝肝注於脾脾復注於腎

寒熱病篇 足陽明有挾鼻入於面者名曰懸顱屬口對入繫目本

足太陽有通項入於腦者正屬目本名曰眼系在項中兩筋間入腦乃別陰蹻陽蹻陰陽相交陽入陰陰出陽交於目銳眥陽氣盛則瞋目瞋脹目也陰氣盛則瞑目

繆刺篇 邪客於足陽蹻之脉令人目痛從內眥始刺外踝之下半寸所申脉穴

熱病篇 目中赤痛從內眥始取之陰蹻 瘇取之陰蹻及三毛上

經筋篇 足少陽之筋病右目不開上過右角並蹻脉而行

大惑論 岐伯曰衛氣不得入於陰常留於陽留於陽則陽氣滿陽氣滿則陽蹻盛不得入於陰則陰氣虛故目不瞑矣衛氣留於陰不得行當作入於陽當作不得入於陽常留於陰留於陰則陰氣盛陰氣盛則陰蹻滿不得入於陽則陽氣虛故目閉也

邪客篇 厥氣客於五藏六府則衛氣獨衛其外行於陽不得

其始入于阴，常从足少阴注于肾，肾注于心，心注于肺，肺注于肝，肝注于脾，脾复注于肾。

《寒热病篇》足阳明有挟鼻入于面者，名曰悬颅。属口，对入系目本。

足太阳有通项入于脑者，正属目本，名曰眼系。在项中两筋间。入脑乃别阴跷、阳跷，阴阳相交，阳入阴，阴出阳，交于目锐眦，阳气盛则瞋目瞋胀目也，阴气盛则瞑目。

《缪刺篇》邪客于足阳跷之脉，令人目痛，从内眦始刺外踝之下半寸申脉穴。

《热病篇》目中赤痛从内眦始，取之阴跷；瘇，取之阴跷及三毛上。

《经筋篇》足少阳之筋病，右目不开，上过右角并跷脉而行。

《大惑论》岐伯曰：卫气不得入于阴，常留于阳。留于阳则阳气满，阳气满则阳跷盛，不得入于阴则阴气虚，故目不瞑矣。卫气留于阴，不得行当作入于阳当作不得入于阳，常留于阴，留于阴则阴气盛，阴气盛则阴跷满，不得入于阳则阳气虚，故目闭也。

《邪客篇》厥气客于五脏六腑，则卫气独卫其外，行于阳，不得入于阴。行于阳则阳气盛，阳气盛则阳跷陷当作沟，不得入于阴当有则字，阴当有气字虚，故目不瞑。

《二十七难》曰：脉有奇经八脉者，何谓也？然有阳维，有阴维，有阳跷，有阴跷，有冲，有督，有任，有带之脉。凡此八脉者，皆不拘于经，故曰奇经八脉也。

《二十八难》曰：其奇经八脉者，皆何起何继也？然督脉者，起于下极之俞长强穴，并于脊里《脉经》有循背二字，上至风府，入属于脑吕注及《脉经》曰：督脉者，阳脉之海也。《甲乙经》曰：上巅循额至鼻柱，阳脉之海也。

任脉者，起于中极之下，以上毛际，循腹里，上关元，至咽喉《脉经》曰：任脉者，起于胞门、子户，夹脐上行至胸中。

冲脉者，起于气冲，并足阳明之经口传，夹脐当作脊上行，至胸中而散吕注及《脉经》曰：冲脉者，阴脉之海也。冲脉者，起于关元，循腹里直上至咽喉中。

带脉者，起于季胁带脉穴，回身一周。

阳跷脉者，起于跟中申脉穴，循外踝上行，入风池当作风府。

阴跷脉者，亦起于跟中太溪穴，循内踝上行，至咽喉，交贯冲脉。

阳维、阴维者，维络于身，溢蓄，不能环流灌溉诸经者也

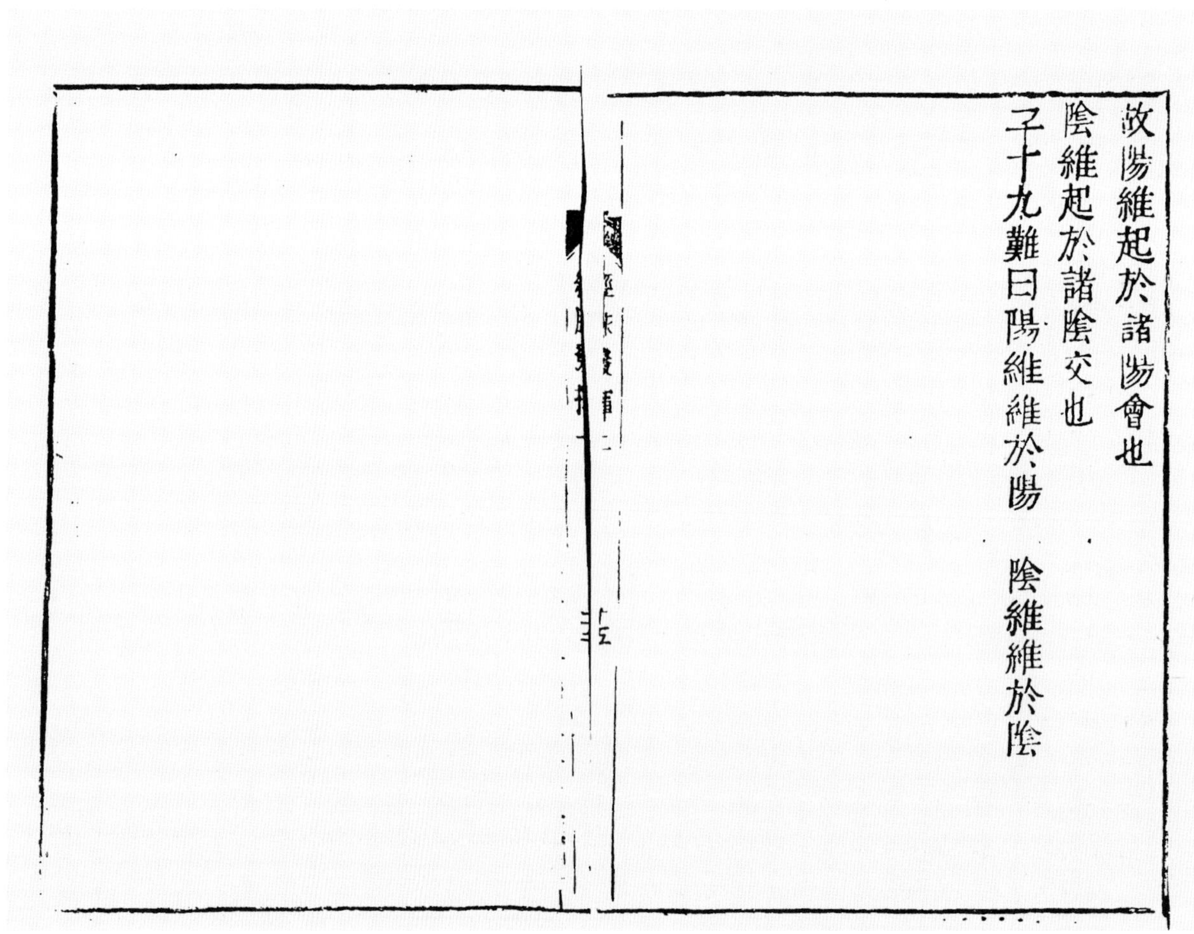
故陽維起於諸陽會也
陰維起於諸陰交也
二十九難曰陽維維於陽　陰維維於陰

故阳维起于诸阳会也，阴维起于诸阴交也。

《二十九难》曰：阳维维于阳，阴维维于阴。

黄帝秘传经脉发挥卷之三

骨度

《骨度篇》黄帝问于伯高曰：愿闻众人之度。伯高当有答字曰：发以下至颐，长一尺此下言仰人之纵度也，君子终折君子终折，当作舌下络折，疑传写之误也。结喉以下至缺盆中，长四寸《本输篇》曰：缺盆之中，任脉也，名曰天突。缺盆以下至髑骬，长九寸，过则肺大，不满则肺小《经脉篇》曰：任脉之别名为尾翳，下鸠尾散于腹。《九针十二原篇》曰：膏之原，出于鸠尾，鸠尾一，《气府论》曰：鸠尾下三寸胃脘。《本脏篇》曰：无髑骬者，心高。髑骬小短举者，心下。髑骬长者，心下坚。髑骬弱小以薄者，心脆。髑骬直下不举者，心端正。髑骬倚一方者，心偏倾也。髑骬以下至天枢，长八寸，过则胃大，不及则胃小天枢开脐中也。《至真要大论》曰：身半以上其气三矣，天之分也，天气主之；身半以下，其气三矣，地之分也，地气主之。以名命气，以气命处，而言其病半，所谓天枢也。天枢以下至横骨，长六寸半半字疑衍，过则回肠广长，不满则狭短。横骨，长六寸半半字疑衍。《甲乙经》曰：天突结喉下中央宛宛中，璇玑、天突下一寸，华盖、璇玑下一寸，紫宫、华盖下一寸六分，玉堂、紫宫下一寸六分，膻中、玉堂下一寸六分，中庭、膻中下一寸六分，凡八寸四分。《甲乙经》曰：鸠尾、蔽骨下五分，巨阙、鸠尾下一寸，上脘巨阙下一寸五分、去蔽骨三寸，中脘、上脘下一寸，居心蔽骨与脐之中，建里中脘下一寸，下脘建里下一寸，水分、下脘下一寸、脐上一寸。脐中。凡八寸。《甲乙经》曰：阴交、脐下一寸，气海、脐下一寸五分，石门、脐下二寸。关元脐下三寸，中极脐下四寸。曲骨、横骨上、中极下毛际陷者中。凡五寸。《甲乙经》曰：腹自幽门侠巨阙两旁，各半寸至横骨。凡二十二穴。腹自不容，挟幽门两旁各一寸五分，至气冲凡二十四穴。腹自期门上直两乳，挟不容两旁，各一寸五分，下行至冲门，凡十四穴。冲门、横骨两端约文中动脉。凡相去七寸。《千金方·肾藏卷》曰：幽门夹巨关各一寸。凡相去八寸。《明堂灸经》曰：在巨阙旁各一寸半。凡相去九寸。张氏曰：一日九寸半。横骨上廉以下至内辅之之字疑衍上廉，长一尺八寸。内辅之之字疑衍上廉以下至下廉，长三寸半。内辅下廉当有以字，下至内踝当有下廉二字，长一尺三寸当有半字。内踝当有下廉二字以下至地，长三寸发以下至地，凡七尺五寸。膝腘以下至跗属，长一尺六寸。跗属以下至地，长三寸。

发所覆者，颅至项《甲乙经》有一字尺二寸此下言伏人之纵度也。项发以下至背骨，长二《甲乙经》作三寸半背骨以大椎为言也，膂骨以下至尾骶，二十一节，长三尺膂骨、脊骨、背骨、柱骨、椎骨其名虽不同于处，无有别也。项脊共二十四椎。内除项骨三节，自大椎之尖至尾骶之尖，计二十一节，共三尺。《甲乙经》曰：腰俞在第二十一椎节下间，长强在脊骶端，上节长一寸四分分之一，奇分在下，故上七节至于膂骨，九寸八分分之七。

角角当作项以下至柱骨，长一尺此下言侧人之纵度也。项谓百会也。柱骨谓脊骨以大椎为言也。行腋中不见者，长四寸。腋以下至季胁，长一尺二寸当作七寸。季胁以下至髀枢，长六寸，髀枢以下至膝中，长一尺九寸。膝以下至外踝当有下廉二字，長一尺六寸外踝當有下廉二字以下至京骨長三寸京骨謂足外側大骨也京骨以下至地長一寸京骨以下九字疑後人添之○頂以下至京骨凡七尺五寸

頭之大骨圍二尺六寸此下言橫度之數也張氏曰頭骨謂之髑髏男子自項及耳并腦後共八片惟蔡州人多一共九片腦後一橫縫當正直下至髮際別有一直縫女人頭骨止六片亦腦後一橫縫當正直下則無縫也此男女頭骨之別故骨圍大則大過小則不及胸圍四尺五寸張氏曰胸前橫骨三條左右肋骨各十二條八長四短女人多欒夫骨二條左右各十四條也腰圍四尺二寸張氏曰平臍周圍曰腰人之肥瘦不同腰之大小亦異

耳後當完骨者廣九寸耳前當耳門者廣一尺三

寸耳門者即當耳缺處也兩顴之間相去七寸兩乳之間廣九寸當作六寸半半字疑衍○血氣形志篇曰欲知背俞先度其兩乳間中折之更以他草度去半已即以兩隅相拄也背腧篇曰皆挾脊相去三寸所○甲乙經曰胸自輸府俠任脈兩傍各二寸下行至步廊凡十二穴胸自氣戶俠輸府兩傍各二寸下行至乳根凡十二穴○凡廣八寸兩髀當作髆之間廣六寸半半字疑衍足長一尺二寸謂足掌長也廣四寸半謂京骨與核骨之間也

肩至肘長一尺七寸此下言手之度也肩謂頸項之根也肘至腕長一尺二寸半半字疑衍腕至中指本節長四寸本節至其末長四寸半肩至中指之末各三尺七寸半左右共七尺五寸此衆人骨之骨之當作之骨度也

长一尺六寸。外踝当有下廉二字以下至京骨，长三寸京骨谓足外侧大骨也。京骨以下至地，长一寸京骨以下九字疑后人添之。顶以下至京骨，凡七尺五寸。

头之大骨围，二尺六寸此下言横度之数也。张氏曰：头骨谓之髑髅男子自项及耳并脑后，共八片。惟蔡州人多一，共九片。脑后横一缝，当正直下至发际，别有一直缝。女人头骨止六片，亦脑后一横缝，当正直下则无缝也。此男女头骨之别，故骨围大则大，过小则不及。胸围四尺五寸张氏曰：胸前横骨三条，左右肋骨各十二条，八长四短，女人多欒夫骨二条，左右各十四条也。腰围四尺二寸张氏曰：平脐周围曰腰，人之肥瘦不同，腰之大小亦异。

耳后当完骨者，广九寸。耳前当耳门者，广一尺三寸耳门者即当耳缺处也。两颧之间，相去七寸。两乳之间，广九当作六寸半半字疑衍。《血气形志篇》曰：欲知背俞，先度其两乳间，中折之，更以他草度去半已，即以两隅相拄也。《背腧篇》曰：皆挟脊相去三寸所。《甲乙经》曰：胸自输府侠任脉两旁各二寸，下行至步廊。凡十二穴。胸自气户侠输府两旁各二寸，下行至乳根。凡十二穴。凡广八寸。两髀当作髆之间，广六寸半半字疑衍。

足长一尺二寸谓足掌长也，广四寸半谓京骨与核骨之间也。

肩至肘，长一尺七寸此下言手之度也。肩谓颈项之根也；肘至腕，长一尺二寸半半字疑衍。腕至中指本节，长四寸。本节至其末长四寸半肩至中指之末各三尺七寸半，左右共七尺五寸。此众人骨之骨之当作之骨度也。

骨空

《骨空论》辅骨上横骨下为楗王注曰：由是则开，膝辅骨上腰髋骨下为楗。马注曰：言股外之中，辅骨之上，横骨之下，即髀枢中也。张注曰：辅骨膝，辅骨横骨前阴，横骨是楗，为股骨也，楗音健刚木，侠髋为机王注曰：楗上为机。马注曰：谓髋骨两旁相接处也。张注曰：髋，尻也，即脽臀也，一曰两股间也，机枢机也。侠臀之外即楗骨，上运动之机。故曰侠髋为机。当环跳穴处是也。髋音宽，脽音谁，膝解为骸关王注曰：膝外为骸关。马注曰：言膝骨之分解处也。张注曰：该《说文》云：胫骨也，胫骨之上，膝之节解也，是为骸关，骸音鞋，侠膝之骨为连骸王注曰：辅骨上为连骸，连骸者，是骸骨相连接处也。马注曰：膝下解骨即为骸关，则侠膝之骨当为连骸也。张注曰：膝上两侧皆有侠膝高骨与骸骨相为接连，故曰连骸，骸下为辅王注曰：腘下为辅骨。马注曰：连骸之上为辅骨。张注曰：连骸下高骨，是为内外辅骨，辅上为腘王注曰：关下为腘。马注曰：辅骨之上为腘中，腘中者，即委中也。张注曰：辅骨上向膝后曲处为腘，即委中穴也。腘音国。腘上为关王注曰：楗后为关。马注曰：关在腘上，当楗之后。张注曰：腘上骨节动处，即所谓骸关也。头横骨为枕王注曰：头上之横骨为枕骨。张注曰：脑后横骨为枕骨。髓空在脑后五分在字之上当有一字。一本五分作三分。王注曰：是谓风府通脑中也。马注曰：即项后入发际一寸，乃风府穴也。张注曰：髓脑，髓也，髓空即风府也。在脑后入发际一寸，在颅际锐骨之下在字之上当有一字，即山根也。一在龈基下王注曰：当椎下骨陷中有穴，容豆。《中诰图经》名下颐，龈音银。马注曰：龈交在唇内上齿缝中，则下齿之下，乃龈基也。今居龈基之下者，当椎下骨陷中有穴，夫是之谓龈基之下也。张注曰：唇内上齿缝中，曰龈交，则下齿缝中当为龈基，今曰龈基下者，乃颐下正中骨罅也。一在项后中复骨下王注曰：谓瘖门也，在项发际宛宛中入系舌本。马注曰：在项后之中，复有骨之下，即瘖门穴也。张注曰：即大椎上骨节空也，复当作伏，盖项骨三节不甚显，故云伏骨下也。一在脊骨上空谓大椎也，在风府上在字之上当有一字。王注曰：上谓脑户穴也，在枕骨上大羽后一寸五分，此别脑之户也。脊骨下空在尻骨下空新校正云：按《甲乙经》，长强在脊骶端，正在尻骨下。张注曰：脊骨之末为尻骨，尻骨下空，长强也，数髓空在面侠鼻王注曰：谓颧髎等穴经不二指，陈其处小，小者尔。张注曰：数数处也在面者，如足阳明之承泣、巨髎，手太阳之颧髎，足太阳之睛明，手少阳之丝竹空，足少阳之瞳子髎，听会侠鼻者，如手阳明之迎香等处，皆在面之骨空也。或骨空在口下，当两肩王注曰：谓大迎穴也。两髆骨空在髆中之阳王注曰：近肩髃穴也。马注曰：在髆中之表后，凡言阳者，仿此。即近肩髃穴之处也。张注曰：髆肩，髆也。中之阳，肩中之上嵎也，即手阳明肩髃之次。臂骨空在臂阳，去踝四寸两骨空空字疑衍之间王注曰：在支沟上一寸，是谓通间。新校正云：按《甲乙经》支沟上一寸名三阳络通间，岂其别名与。张注曰：臂阳，臂外也。去踝四寸，两骨之间。手少阳通间之次也，亦名三阳络。股骨上空在股阳出，上膝四寸王注曰：在阴市上伏兔穴下在承楗也。张注曰：股阳，股面也。出上膝四寸，当足阳明伏兔，阴市之间，胻骨空在辅骨之上端王注曰：谓犊鼻穴也。张注曰：胻，足胫骨也，胻骨之上为辅骨，辅骨之上端，即足阳明犊鼻之次。胻，形敬切，又音杭，股际骨空，在毛中动下王注曰：经阙其名。马注曰：疑是任脉经曲骨穴。张注曰：毛中动下谓曲骨，两旁，股际，足太阴冲门、动脉之下也，尻骨空在髀髀当作踝骨之后，相去四寸王注曰：是谓尻骨上八髎穴也，扁骨有渗理凑，无髓孔易髓无空王注曰：扁骨谓尻间扁戾骨也，其骨上有渗灌纹理，归凑之无别髓孔也，易亦也，骨有空则髓有孔，骨若无孔，髓亦无孔也。张注曰：扁骨者，对圆骨而言。凡圆骨内，皆有髓，有髓则有髓孔。若扁骨，则但有血脉渗灌之理凑而内无髓，故凡诸扁骨以渗灌，易髓者则无髓，亦无空矣。此胁肋诸骨之类是也。风府在上椎，八髎在腰尻分间王注曰：八或为九。《验真骨》及《中诰孔穴经》正有八髎，无九髎也。分谓腰尻筋肉分间陷下处。

骨節

令將人之周身總三百六十五骨節開列于後

人身總有三百六十五骨節以一百六十五字都關次之首自鈴骨之上爲頭左右前後至轅骨以四十九字共關七十二骨巔中爲都顱骨者一有勢微有髓及有液次顱爲髏骨者一有勢微有髓髏前爲頂威骨者一微有髓女人無此骨髏後爲腦骨者一有勢微有髓腦左爲枕骨者一有勢無液枕就之中附下爲天盖骨者一下爲肺系之本盖骨之後爲天柱骨者一下屬脊窳有髓盖前爲言骨者一言上復合於髏骨有勢無髓言下爲舌本骨者左右共

經脈發揮 三

二勢有無髓髏前爲顖骨者一無勢無液顖下爲伏委骨者一俚人訛爲伏犀骨是也無勢髓伏委之下爲俊骨者一附下即眉字之分也無勢髓眉上左爲天賢骨者一無勢髓下同眉上右爲天貴骨者一眉上直目睛也左睛之上爲智宮骨者一無勢髓右睛之上爲命門骨者一兩睛之下中爲鼻鼻之前爲梁骨者一無勢髓梁之左爲顴骨者一有勢無髓下同梁之右爲紏骨者一顴紏之後即耳之分梁之端爲嵩柱骨者一無勢髓左耳爲司正骨者一無勢髓右耳爲納邪骨者一同上正邪之後爲完骨者左右共二無勢無髓正邪上附內爲嚏骨者一無勢少液嚏後之上爲通骨者左右

骨节

令将人之周身，总三百六十五骨节开列于后。

人身总有三百六十五骨节，以一百六十五字都关次之。首自铃骨之上为头，左右前后至辕骨，以四十九字共关七十二骨。巅中为都颅骨者一有势微有髓及有液，次颅为髅骨者一有势微有髓，髅前为顶威骨者一微有髓，女人则无此骨，髅后为脑骨者一有势微有髓，脑左为枕骨者一有势无液，枕就之中附下为天盖骨者一下为肺系之本，盖骨之后为天柱骨者一下属脊，窳有髓，盖前为言骨者一言上复合于髅骨，有势无髓，言下为舌本骨者，左右共二势有无髓，髅前为囟骨者一无势无液，囟下为伏委骨者一俚人讹为伏犀骨是也，无势髓，伏委之下为俊骨者一附下即眉字之分也，无势髓，眉上左为天贤骨者一无势髓下同，眉上之右为天贵骨者一眉上直目睛也，左睛之上为智宫骨者一无势髓，右睛之上为命门骨者一两睛之下中为鼻，鼻之前为梁骨者一无势髓，梁之左为颧骨者一有势无髓，下同，梁之右为纠骨者一颧扎之后即耳之分，梁之端为嵩柱骨者一无势髓，左耳为司正骨者一无势髓，右耳为纳邪骨者一同上，正邪之后为完骨者左右共二无势无髓，正邪之上附内为嚏骨者一无势少液。嚏后之上为通骨者，左右前後共四有勢少液噫上爲咢骨者一無勢多液其咢後連屬爲頷也左頷爲乘骨者一有勢多液右頷爲車骨者一同上乘車之後爲轅骨者左右共二有勢有液乘車上下出齒牙三十六事無勢髓臚下就一則不滿其數復次鈴骨之下爲膻中左右前後至蓧以四十字關九十七骨轅骨之下左右爲鈴骨者二多液鈴中爲會厭骨者一無勢髓鈴中之下爲咽骨者左中及右共三無髓咽下爲喉骨者左中及右共三同上喉下爲嚨骨者環次共十事同上嚨下之內爲肺系骨者累累然共十二無勢髓肺系之後爲谷骨者一無髓谷下

經脉發揮 三

爲鬲追骨者左右共二同上嚨外次下爲順骨者共八少液順骨之端爲順隱骨者共八同上順下之左爲洞骨者一女人無此順下之右爲棚骨者一女人無此洞棚之下中央爲髑骬骨者一無髓俚人呼爲鳩尾髑骬直下爲天樞骨者一無髓鈴下之左右爲缺盆骨者二有勢多液左缺盆前之下爲下厭骨者一無髓右缺盆前之下爲分膳骨者一同上厭膳之後附下爲倉骨者一同上倉之下左右爲髎骨者共八有勢無液髎下之左爲胸骨者一男子此骨大則好勇髎下之左右爲蕩骨者一女子此骨大則多夫胸之下爲烏骨者一男子此骨滿者髮早白

前后共四有势少液。噫上为咢骨者一无势多液，其咢后连属为颔也。左颔为乘骨者一有势多液，右颔为车骨者一同上，乘车之后为辕骨者左右共二有势有液。乘车上下出齿牙三十六事无势髓，膚下就一，则不满其数，复次，铃骨之下为膻中，左右前后至蓧，以四十字关九十七骨，辕骨之下左右为铃骨者二多液，铃中为会厌骨者一无势髓，铃中之下为咽骨者左中及右共三无髓，咽下为喉骨左中及右共三同上，喉下为咙骨者环次共十事同上，咙下之内为肺系骨者累累然共十二无势髓，肺系之后为谷骨者一无髓，谷下为鬲追骨者左右共二同上，咙外次下为顺骨者共八少液，顺骨之端为顺隐骨者共八同上，顺下之左为洞骨者一女人无此，顺下之右为棚骨者一女人无此，洞棚之下中央为髑骬骨者一无髓，俚人呼为鸠尾，髑骬直下为天枢骨者一无髓，铃下之左右为缺盆骨者二有势多液，左缺盆前之下为下厌骨者一无髓，右缺盆前之下为分膳骨者一同上，厌膳之后附下为仓骨者一同上，仓之下左右为髎骨者共八有势无液，髎下之左为胸骨者一男子此骨大则好勇，髎下之左右为荡骨者一女人此骨大则多夫，胸之下为乌骨者一男女此骨满者，发早白，臆骨者一此骨高多詭妄鈐中之後爲脊窳骨者共二十二上接天柱有髓脊窳次下爲大動骨者一上通天柱共成二十四椎大動之端爲歸下骨者一道家謂之尾閭下之後爲篡骨者一此骨能限精液歸下之前爲蔭骨者一此骨薄者多處貧下復次缺盆之下左右至襯以二十五字關六十骨此下止分兩手臂至十指之端衆骨支其缺盆之後爲傴甲骨者左右共二有勢多液傴中之端爲甲隱骨者左右共二此骨長則至賢前支缺盆爲飛動骨左右共二此骨消病痱緩次飛動之左爲龍臑骨者一有勢無髓無液次飛動之右爲虎衝骨者一同上龍臑之下爲龍本骨者一虎衝之下

經脉發揮 三

爲虎端骨者一並有勢有髓本端之下爲腕也龍本上内爲進賢骨者一男子此骨隆爲名臣虎端上内爲及爵骨者一女人此骨高爲命婦腕前左右爲上力骨者共八有勢多液次上力爲駐骨者左右共十同上次駐骨爲搦骨者左右共十同上次搦爲肋勢骨者左右共十左肋外爲爪右肋外爲甲爪甲之下各有襯骨左右共十無勢無液復次髑骭之下左右前後至初步以五十一字關一百三十六骨此下至兩乳下分左右自兩足心衆骨所會處也髑骭之下爲心蔽骨者一無髓髑骭之左爲脇骨者上下共十二居小腸之分也左脇之各有脇

臆骨者一此骨高则多讹妄，铃中之后为脊窳骨者共二十二上接天柱有髓，脊窳次下为大动骨者一上通天柱共成二十四椎，大动之端为归下骨者一道家谓之尾闾，下之后为篡骨者一此骨能限精液，归下之前为蔭骨者一此骨薄者多处贫下。复次，缺盆之下左右至衬，以二十五字关六十骨此下止分两手臂至十指之端众骨，支其缺盆之后为伛甲骨者左右共二有势多液，伛甲之端为甲隐骨者左右共二此骨长则至贤，前支缺盆为飞动骨者左右共二此骨消病痱缓，次飞动之左为龙臑骨者一有势无髓无液，次飞动之右为虎冲骨者一同上，龙臑之下为龙本骨者一，虎冲之下为虎端骨者一并有势有髓，本端之下为腕也，龙本上内为进贤骨者一男子此骨隆为名臣，虎端上内为及爵骨者一女人此骨高为命妇，腕前左右为上力骨者共八有势多液，次上力为驻骨者左右共十同上，次驻骨为搦骨者左右共十同上，次搦为肋势骨者左右共十左肋外为爪，右肋外为甲，爪甲之下各有衬骨者左右共十无势无液。复次，髑骭之下，左右前后至初步，以五十一字关一百三十六骨，此下自两乳下分左右至两足心，众骨所会处也，髑骭之下为心蔽骨者一无髓，髑骭之左为胁骨者上下共十二居小肠之分也，左胁之各有胁隱骨者分次亦十二無髓脇骨之下爲季脇骨者共二多液季脇之端爲季隱骨者共二無髓髃骭之右爲肋骨者共十二處大腸之分也肋骨之下爲䏚肋骨者共二各無隱骨准獸有之右肋之端爲肋隱骨者共十二無髓蓧骨之前爲大横骨者一有勢少髓横骨之前爲白環骨者共二有勢有液白環之前爲内輔骨者左右共二有勢多液内輔之後爲骸關骨者左右共二同上骸關之下爲揵骨者左右共二同上揵骨之下爲髀樞骨者左右共二有勢多髓髀樞下端爲膝盖骨者左右共二無勢多液膝盖左右各有俠升骨者共二有勢多液髀樞之

下爲骱骨者左右共二有勢有髓骱骨之外爲外輔骨者左右共二有勢有液骱骨之下爲立骨者左右共二同上立骨左右各有内外踝骨者共四有勢少液踝骨之前各有下力骨者左右共十有勢多液踝骨之後各有京骨者左右共二有勢少液下力之前各有釋欹之前各有起什骨者共十有勢起什之前各有平助骨者左右共十有勢平肋之前各有襯甲骨者左右共十無勢少液釋欹兩傍各有核骨者左右共二有勢多液起什之下各有初步骨者左右共二有勢無髓有液女人則無此骨凡此三百六十五骨也天地相乘惟人至靈其女

隐骨者分次亦十二无髓，胁骨之下为季胁骨者共二多液，季胁之端为季隐骨者共二无髓，髃骭之右为肋骨者共十二处大肠之分也，肋骨之下为眇肋骨者共二各无隐骨，准兽有之，右肋之端为肋隐骨者共十二无髓，蓧骨之前为大横骨者一有势少髓，横骨之前为白环骨者共二有势有液，白环之前为内辅骨者左右共二有势多液，内辅之后为骸关骨者左右共二同上，骸关之下为楗骨者左右共二同上，楗骨之下为髀枢骨者左右共二有势多髓，髀枢下端为膝盖骨者左右共二无势多液，膝盖左右各有侠升骨者共二有势多液，髀枢之下为骱骨者左右共二有势有髓，骱骨之外为外辅骨者左右共二有势有液，骱骨之下为立骨者左右共二同上，立骨左右各有内外踝骨者共四有势少液，踝骨之前各有下力骨者左右共十有势多液，踝骨之后各有京骨者左右共二有势少液，下力之前各有释欹，释欹之前各有起仆骨者左右共十有势，起仆之前各有平助骨者左右共十有势，平肋之前各有衬甲骨者左右共十无势少液，释欹两傍各有核骨者左右共二有势多液，起仆之下各有初步骨者左右共二有势无髓有液，女人无此骨，凡此三百六十五骨也，天地相乘，惟人至灵，其女人則無頂威左洞右棚及初步等五骨止有三百六十骨又男子女人一百九十骨或隱或襯或無髓勢餘二百五十六骨並有髓液以藏諸筋以會諸脉谿谷相需而成身形謂之四大此骨度之常也

人则无顶威、左洞、右棚及初步等五骨，止有三百六十骨，又男子女人一百九十骨，或隐或衬，或无髓势，余二百五十六骨，并有髓液，以藏诸筋，以会诸脉，溪谷相需，而成身形，谓之四大，此骨度之常也。

脉度

《脉度篇》黄帝曰当有问于岐伯四字：愿闻脉度。岐伯答曰：手之六《难经》作三，下同阳，从手至头，长五尺，五六三丈。手之六阴，从手至胸中，《难经》有长字三尺五寸，三六一丈八尺，五六三尺，合二丈一尺。足之六阳，从足上上字疑衍至头《难经》有长字，八尺，六八四丈八尺《经水篇》岐伯曰八尺之士。《周礼考工记》曰：人长八尺。足之六阴，从足至胸中，《难经》有长字，六尺五寸，六六三丈六尺，五六三尺，合三丈九尺。跷脉从足至目，《难经》有长字七尺五寸，二七一丈四尺，二五一尺，合一丈五尺。督脉、任脉，各《难经》有长字四尺五寸，二四八尺，二五一尺，合九尺。凡都合《难经》都合作脉长一十六丈二尺手之六阳三丈，手之六阴二丈一尺，足之六阳四丈八尺，足之六阴三丈九尺，跷脉一丈五尺，督脉任脉九尺，凡一十六丈二尺，此气之大经隧也《难经》作此所谓十二经脉长短之数也。

黄帝当有问字曰：跷脉有阴阳，何脉当其数？岐伯答曰：男子数其阳，女子数其阴，当数者为经，其不当数者为络也脉度之义于理不通，恐后人依托轩岐者矣。

逆顺

《逆顺肥瘦篇》黄帝曰：脉行之逆顺奈何？岐伯曰：手之三阴，从脏走手，手之三阳，从手走头，足之三阳，自头走足，足之三

陰從足走腹

氣血多少

五音五味篇 夫人之常數太陽常多血少氣少陽常多氣少血陽明常多血多氣厥陰常多氣少血少陰常多血少氣太陰常多血少少當作多字氣此天天當作人之常數也

血氣形志 夫人之常數太陽常多血少氣少陽常少血多氣陽明常多氣多血少陰常少血多氣厥陰常多血少氣太陰常多多當作少氣少血此天天當作人之常數當有也字○刺陽明出血氣刺太陽出血惡氣刺少陽出氣惡血刺太陰出氣惡血刺少陰出氣惡血刺厥陰出血惡氣也

九鍼論 陽明多血多氣太陽多血少氣少陽多氣少血太陰多血少氣厥陰多血少氣少陰多氣少血○故曰刺陽明出血氣刺太陽出血惡氣刺少陽出氣惡血刺太陰出血惡氣刺厥陰出血惡氣刺少陰出氣惡血也

經水篇 十二經之多血少氣與其少血多氣與其皆多血氣與其皆少血氣皆有大數其治以鍼艾各調其經氣

○足陽明五藏六府之海也其脉大血多氣盛熱壯

阴，从足走腹。

气血多少

《五音五味篇》夫人之常数，太阳常多血少气，少阳常多气少血，阳明常多血多气，厥阴常多气少血，少阴常多血少气，太阴常多血少少当作多气，此天天当作人之常数也。

《血气形志》夫人之常数，太阳常多血少气，少阳常少血多气，阳明常多气多血，少阴常少血多气，厥阴常多血少气，太阴常多多当作少气少血。此天天当作人之常数当有也字。刺阳明出血气，刺太阳出血恶气，刺少阳出气恶血，刺太阴出气恶血，刺少阴出气恶血，刺厥阴出血恶气也。

《九针论》阳明多血多气，太阳多血少气，少阳多气少血，太阴多血少气，厥阴多血少气，少阴多气少血。故曰刺阳明出血气，刺太阳出血恶气，刺少阳出气恶血，刺太阴出血恶气，刺厥阴出血恶气，刺少阴出气恶血也。

《经水篇》十二经之多血少气，与其少血多气，与其皆多血气，与其皆少血气，皆有大数。其治以针艾，各调其经气。

足阳明，五脏六腑之海也，其脉大，血多气盛，热壮，刺此者不深弗散不留不寫也足陽明刺深六分留十呼足太陽深五分留七呼足少陽深四分留五呼足太陰深三分留四呼足少陰深二分留三呼足厥陰深一分留二呼手之陰陽其受氣之道近其氣之來疾其刺深者皆無過二分其留皆無過一呼其少長大小肥瘦以心撩之命曰法天之常灸之亦然灸而過此者得惡火則骨枯脉濇刺而過此者則脫氣

黄帝（當有問字）曰夫經脉之小大血之多少膚之厚薄肉之堅脆及膕（膕當作䐃）之小大可爲量度乎

岐伯荅曰其可爲度量者取其中度也不甚脫肉而

經脉發揮 十四

血氣不衰也若夫度之人痟瘦而形肉脫者惡可以度量刺（刺字疑衍）乎審切循捫按視其寒溫盛衰而調之是謂因適而爲之眞也○甲乙經十二經水第七曰足陽明多血氣足少陽少血氣足太陽多血氣足太陰多血少氣足少陰少血多氣足厥陰多血少氣（血氣形志篇新校正云按甲乙經十二經水篇云太陽太陰血氣多少與素問不同又陰陽二十五人形性血氣不同篇與素問同蓋皇甫疑而兩存之也）○甲乙經陰陽二十五人形性血氣不同第十六曰夫人之常數太陽常多血少氣少陽常多氣少血陽明常多血多氣厥陰常多氣少血少陰常多血少氣太陰常多血少氣此天之常

刺此者不深弗散，不留不泻也。足阳明刺深六分，留十呼。足太阳深五分，留七呼。足少阳深四分，留五呼。足太阴深三分，留四呼。足少阴深二分，留三呼。足厥阴深一分，留二呼。手之阴阳，其受气之道近，其气之来疾，其刺深者，皆无过二分，其留，皆无过一呼。其少长、大小、肥瘦，以心撩之，命曰法天之常，灸之亦然。灸而过此者，得恶火则骨枯脉涩，刺而过此者，则脱气。

黄帝当有问字曰：夫经脉之大小，血之多少，肤之厚薄，肉之坚脆及腘当作䐃之大小，可为量度乎？岐伯答曰：其可为度量者，取其中度也。不甚脱肉，而血气不衰也。若夫度之人，消瘦而形肉脱者，恶可以度量刺刺字疑衍乎。审、切、循、扪、按，视其寒温盛衰而调之，是谓因适而为之真也。《甲乙经·十二经水第七》曰：足阳明多血气，足少阳少血气，足太阳多血气，足太阴多血少气，足少阴少血多气，足厥阴多血少气《血气形志篇》、新校正云：按《甲乙经·十二经水篇》云：太阳、太阴血气多少与《素问》不同。又《阴阳二十五人形性血气不同篇》与素问同。盖皇甫疑而两存之也。《甲乙经·阴阳二十五人形性血气不同第十六》曰：夫人之常数，太阳常多血少气，少阳常多气少血，阳明常多血多气，厥阴常多气少血，少阴常多血少气，太阴常多血少气，此天之常數也血氣形志篇新校正云按太素云刺陽明出血氣刺太陰出血氣楊上善注云陽明太陰雖爲表裏其血氣俱盛故並寫血氣如是則太陰與陽明等俱爲多血多氣前文太陰一云多血少氣二云多氣少血莫可的知詳太素血氣並寫之陽明同尒古今醫統經度篇云人身之經絡氣血多少與天道○寒熱盛衰相應氣爲陽而配乎熱血爲陰而配乎寒夫太陽爲大之六氣斯時天氣寒盛而熱衰應人手足太陽二經多血而少氣少陽爲天之三氣斯時天氣熱盛而寒衰應人手足少陽二經少血而多氣陽明爲天之五氣斯時天氣先熱而後寒應人手足陽明二經多氣而多血少陰爲天之二氣斯時天氣寒少而熱多應人手足少陰二經少血而多氣厥陰爲天之初氣斯時天氣寒盛而熱衰應人手足厥陰二經多血而少氣太陰爲天之四氣斯時天氣熱盛而寒衰應人手足太陰二經多氣而少血故曰天道之常數云尒

經脉發揮卷三

数也《血气形志篇》、新校正云：按《太素》云：刺阳明出血气，刺太阴出血气。杨上善云：阳明、太阴虽为表里，其血气俱盛。故并泻血气，如是则太阴与阳明等俱为多血多气。前文太阴一云多血少气。二云多气少血。莫可的知详。太素血气并泻之，阳明同尔。《古今医统》《经度篇》云：人身之经络气血，多少与天道寒热盛衰相应。气为阳而配乎热，血为阴而配乎寒。夫太阳为大之六气，斯时天气寒盛而热衰应之手足太阳二经，多血而少气；少阳为天之三气，斯时天气热盛而寒衰，应人手足少阳二经，少血而多气；阳明为天之五气，斯时天气先热而后寒，应人手足阳明二经，多气而多血；少阴为天之二气，斯时天气寒少而热多，应人手足少阴二经，少血而多气；厥阴为天之初气，斯时天气寒盛而热衰，应人手足厥阴二经，多血而少气；太阴为天之四气，斯时天气热盛而寒衰，应人手足太阴二经，多气而少血，故曰:天道之常数云尔。

黄帝秘傳經脉發揮卷之四

饗庭　東庵　立伯　著

氣穴

黄帝問曰余聞氣穴三百六十五以應一歳未知其所願卒聞之

岐伯對曰臣請言之

手太陰脉氣所發者十三穴

中府　天府　俠白　尺澤　孔最　經渠

神門　太淵　人迎　氣口　列缺　魚際　少商

中府 一名膺中俞

脉經二卷曰灸中府○脉經三卷曰肺募在中府○甲乙經曰中府肺之募也一名膺中俞在雲門下一寸乳上三肋間陷者中動脉應手仰而取之手太陰之會○明堂下經曰中府二穴在雲門下一寸六分乳上三肋間動脉應手○氣府論曰任脉之氣所發膺中骨陷中各一王註云謂璇璣華蓋紫宮玉堂膻中中庭六穴也○刺禁論曰刺膺中陷中肺為喘逆仰息○水熱穴論曰大杼膺俞缺盆背俞此八者以寫胷中之熱也王註云膺俞者膺中之俞也正名中府在胷中行兩傍相去同身寸之六寸雲門下一寸手足太陰脉之會○氣穴論曰膺俞十二穴王註云謂雲門中府周榮胷俞天谿食竇也雲門中府相去同身寸之一寸

黄帝秘传经脉发挥卷之四

气穴

黄帝问曰：余闻气穴三百六十五以应一岁，未知其所，愿卒闻之。岐伯对曰：臣请言之。

手太阴脉气所发者十三穴：中府、天府、侠白、尺泽、孔最、经渠、神门、太渊、人迎、气口、列缺、鱼际、少商。

中府　一名膺中俞

中府之出书也，内经不出，虽有不穴也。《脉经·二卷》曰：灸中府。《脉经·三卷》曰：肺募在中府。《甲乙经》曰：中府，肺之募也。一名膺中俞，在云门下一寸，乳上三肋间陷者中动脉。应手仰而取之，手太阴之会。《明堂下经》明堂灸经也曰：中府二穴在云门下一寸六分，乳上三肋间动脉应手。《气府论》曰：任脉之气所发，膺中骨陷中各一王注云：谓璇玑、华盖、紫宫、玉堂、膻中、中庭六穴也。《刺禁论》曰：刺膺中、陷中肺为喘逆仰息。《水热穴》曰：大杼、膺俞、缺盆、背俞，此八者，以泻胸中之热也王注云：膺俞者，膺中之俞也。正名中府，在胸中行两旁相去同身寸之六寸。云门下一寸，手足太阴脉之会。《气穴论》曰：膺俞十二穴王注云：谓云门、中府、周荣、胸俞、天溪、食窦也。云门、中府相去同身寸之一寸。

天府　一名渊腋，一名极泉，一名胸门，一名泉脉

《本输篇》曰：腋内动脉，手太阴也，名曰天府。《寒热篇》曰：腋下动脉，臂太阴也，名曰天府。《气穴论》曰：天府二穴。《至真要大论》曰：少阳司天病本于肺天府，绝死不治。少阴之复，甚则入肺天府绝，殆不台《甲乙经》曰：天府在腋下三寸《本输篇》曰：腋内动脉，手太阴也，名曰天府。腋下三寸，手心主也，名曰天地。臂臑内廉动脉中，手太阴脉气所发。《明堂下经》曰：天府在腋下三寸。《铜人经》曰：天府在腋下三寸，动脉中以鼻取之。《甲乙经》曰：极泉在腋下，筋间动脉入胸中，手少阴脉气所发。《经别篇》曰：手心主之别下渊腋三寸入胸中。手少阴之正别入于渊腋两筋之间。《经脉篇》曰：脾之大络，名曰大包。出渊腋下三寸布胸胁。手厥阴之脉，循胸出胁下腋三寸上抵腋下。少阴之脉上肺下出腋下。《本输篇》曰：腋下三寸，手心主也，名曰天地。《甲乙经》曰：渊腋在腋下三寸宛宛中，举臂取之。《千金方》曰：泉腋在腋下三寸宛宛中，举臂得之。《中风卷》曰：腋门在腋下攒毛中，一名泉腋，即渊腋是也。《气府论》曰：足少阳脉气所发腋下三寸王注云：腋下三寸，同身寸也。腋下谓渊腋取筋，天池渊腋在腋下同身寸之三寸，足少阳

脉气所发，举臂得之。

侠白

《甲乙经》曰：侠白在天府下，去肘五寸动脉中，手太阴之别。

尺泽

《本输篇》曰：入于尺泽，尺泽当有者在字肘中之动脉也，为合。《至真要大论》曰：少阴司天病本于肺，尺泽绝死不治。少阳之复，甚则入肺尺泽，绝死不治。《甲乙经》曰：尺泽者，水也。在肘中约上动脉，手太阴之所入也，为合。《明堂上下经》曰：尺泽二穴，在肘中约上两筋动脉中。《下经》曰：尺泽在肘中横文约上动脉中。甄权云：在臂屈伸横文中，筋骨罅陷中。《刺禁论》曰：刺肘中内陷，气归之为不屈伸王注曰：肘中谓肘屈折之中，尺泽穴中也。《铜人经》曰：在肘中约上动脉中。

孔最　《内经》不出

《甲乙经》曰：孔最，手太阴之郄，去腕七寸，专专当前。注云：此处缺文金二七二七二字疑当题一字，水之父母。《明堂下经》曰：在腕上七寸，陷者宛宛中。《铜人经》曰：在腕上七寸，手太阴。

经渠

《本输篇》曰：行于经渠，经渠当有者在字，寸口当有陷者二字中也。动而不居为经。《甲乙经》曰：经渠者，金也。在寸口陷者中，手太阴之所行也，为经。

神門　脉經一卷曰神門訣斷兩在關後○太淵一名太泉本輸篇曰注於太淵太淵當有者在字魚後一寸陷者中也爲腧○九鍼十二原篇曰陽中之少陰肺也其原出於太淵太淵二○氣交變大論曰歲火太過肺金受邪太淵絶者死不治○四十五難曰脉會太淵○一難曰寸口者脉之大會手大陰之脉動也　寸口者五藏六府之所終始○動輸篇曰黄帝曰氣之過於寸口也上十當作寸爲息下八當作尺爲休何道從還不知其極岐伯曰人一呼脉再動一吸脉亦再動呼吸不已故動而不止經渠之分氣之離藏也卒然如弓弩之發如水之下岸上於魚以反衰其餘氣衰散以逆上故其行微○甲乙經曰太淵者土也在掌後陷者中手太陰脉之所注也爲俞○銅人經曰太淵二穴在掌後陷中○明堂下經曰太泉在手中掌後横文頭陷者中○資生經曰銅人曰大淵明堂曰太泉疑是二穴也予按千金方注云太泉即太淵也避唐祖名改之於此書以示世醫泉腋清冷泉同○千金方曰太泉在手掌後陷者中此即太淵也避唐祖名當時改正今存此名不改正恐後人將爲實是一穴也

神门

《脉经·一卷》曰：神门决断两在关后。太渊一名太泉。《本输篇》曰：注于太渊，太渊当有者在字鱼后一寸陷者中也，为腧。《九针十二原篇》曰：阳中之少阴，肺也。其原出于太渊，太渊二。《气交变大论》曰：岁火太过，肺金受邪。太渊绝者死不治。《四十五难》曰：脉会太渊。《一难》曰：寸口者，脉之大会，手太阴之脉动也。寸口者，五脏六腑之所终始。《动输篇》曰：黄帝曰气之过于寸口也，上十当作寸为息，下八当作尺为休，何道从还，不知其极。岐伯曰：人一呼，脉再动，一吸脉亦再动，呼吸不已，故动而不止经渠之分。气之离脏也，卒然如弓弩之发，如水之下岸，上于鱼以反衰，其余气衰散以逆上，故其行微。《甲乙经》曰：太渊者，土也。在掌后陷者中，手太阴脉之所注也，为俞。《铜人经》曰：太渊二穴在掌后陷中。《明堂下经》曰：太泉在手中掌后横文头陷者中。《资生经》曰：铜人曰太渊，明堂曰太泉，疑是二穴也。予按《千金方》注云：太泉即太渊也。避唐祖名改之，于此书以示世医泉腋清冷泉同。《千金方》曰：太泉在手掌后陷者中此即太渊也，避唐祖名。当时改正，今存此名不改正。恐后人将为实是一穴也。

人迎气口

《脉经》一卷曰：关前一分，人命之主。左为人迎，右为气口。

列缺

《经脉篇》曰：手太阴之别，名曰列缺。起于腕上分间，并太阴之经直入掌，散入于鱼际，取之于去腕半寸《脉经》半寸作一寸半别走阳明也。《甲乙经》曰：列缺，手太阴之络，去腕上一寸五分，别走阳明者。《明堂下经》曰：列缺二穴，在腕上一寸，筋骨罅间宛宛中。《刺疟篇》：王注曰：列缺在手腕后一寸半，手太阴络也。《铜人经》曰：列缺二穴，在腕侧上一寸半，以手交叉头，指末两筋两骨罅中。

鱼际

《本输篇》曰：溜于鱼际，鱼际者，手鱼也，为荥。《经脉篇》曰：胃中有寒，手鱼之络多青矣，胃中有热，鱼际络赤。《二难》曰：从关至鱼际是寸，内阳之所治也。《脉经》二卷曰：手太阴经在鱼际间。注云即太渊穴也。《甲乙经》曰：鱼际者，火也。在手大指本节后内侧散脉中，手太阴脉之所溜也，为荥。

少商

《本输篇》曰：肺出于少商，少商者当有在字，手大指当有之字端内侧也，为井木。《缪刺篇》曰：刺手大指内侧，去端如韭叶。《口问篇》曰：补手大指爪甲上与肉交者也。《甲乙经》曰：肺出于少商，少商者，木也。

在手大指端內側去爪甲如韭葉手太陰脉之所出也爲井○明堂上經曰白肉際宛宛中○明堂下經曰陷者中○氣穴論王註曰手大指之端內側去爪甲角如韭葉

資生經曰審方書經云爪甲與爪甲角內間與外間內側與外側與夫陷中宛宛中要精審如某穴去某處幾寸與某穴去處同者自各有經絡

在手大指端内侧，去爪甲如韭叶。手太阴脉之所出也，为井。《明堂上经》曰：白肉际宛宛中。《明堂下经》曰：陷者中。《气穴论》王注曰：手大指之端内侧去爪甲角如韭叶。《资生经》曰：《审方书经》云爪甲与爪甲，角内间与外间，内侧与外侧，与夫陷中，宛宛中，要精审，如某穴去某处几寸，与某穴去处同者，自各有经络。

手阳明脉气所发者二十二穴　今存十七穴

商阳　二间　三间　合谷　阳溪　偏历　温溜　下廉　上廉　三里　曲池　臂臑　肩髃　天鼎　扶突　禾髎　水沟

商阳一名绝阳《气府论》曰：肘以下至手大指次指本各六俞王注云：谓三里、阳溪、合谷、三间、二间、商阳六穴也。六俞所起于指端。经言至小指。本则以端为本，言上之本也。新校正云：按《气穴论》注有曲池而无三里。曲池，手阳明之合也，此误。出三里而遗曲池也。手太阳、阳明、少阳三经各言至手某指本。王注以端为本者，非也。详手三阳之井穴尽出手某指之端，爪甲下际，此言本者是，逐指爪甲之本也，安得以端为本哉。《本输篇》曰：大肠出于商阳。商阳当有者在字，大指次指之端也，为井金。《缪刺论》曰：邪客于手阳明之络，刺手大指次指爪甲上，去端如韭叶，各一痏。《甲乙经》曰：大肠出于商阳，商阳者，金也。一名绝阳，在手大指次指内侧去爪甲《气穴论》王注有角字如韭叶，手阳明脉之所出也，为井。《明堂下经》曰：商阳二穴在手大指次指内侧，去爪甲如韭叶。

二间　一名间谷

《本输篇》曰：溜于本节之前二间当作溜于二间。二间者，在本节之前也。为荥。《甲乙经》曰：二间者，水也，一名间谷。在手大指次指本节前内侧陷者中，手阳明脉之所溜也，为荥。《明堂下经》曰：二间二穴在手大指次指本节前陷者中。

三间　一名少谷

《本输篇》曰：注于本节之后，三间当作注于二间、三间者。在本节之后也。为腧。《甲乙经》曰：三间者，木也，一名少谷。在手大指次指本节后内侧陷者中，手阳明脉之所注也，为俞。

合谷　一名虎口

《本输篇》曰：过于合谷。合谷当有者字，在大指当有次指二字、岐骨之间当有也字，为原。《甲乙经》曰：合谷一名虎口在手大指、次指《气穴论》王注有岐骨二字间，手阳明脉之所过也，为原。《明堂下经》曰：在手大指两骨罅间宛宛中。《千金方》曰：在手大指、次指、岐骨间。又曰手大指虎口两骨间。《铜人经》曰：在手大指、次指、岐骨间陷中。

阳溪　一名中魁，一名河口

《本输篇》曰：行于阳溪。阳溪当有者字，在两筋当有之字间陷者中也，为经。《甲乙经》曰：阳溪者，火也，一名中魁。在腕中上侧两筋间陷者中，手阳明脉之所行也，为经。《千金翼方》曰：河口在手腕后陷中动脉。

偏历

《经脉篇》曰：手阳明之别，名曰偏历。去腕三寸，别入太阴疑偏字当是遍字。《甲乙经》曰：偏历，手阳明络，在腕后三寸，别走太阴者。《明堂下经》曰：偏历二穴在腕后三寸陷者中。

温溜　一名逆注，一名蛇头

《甲乙经》曰：温溜，一名逆注，一名蛇头。手阳明郄在腕后小士五寸，大士六寸注云：大士小士谓大人小儿也。《千金方》注一作小上大上。《明堂上下经》曰：在腕后五六寸间，动脉中是穴也。《铜人经》曰：在腕后大士五寸小士六寸。

下廉

《甲乙经》曰：下廉在辅骨下，去上廉一寸，恐注云疑衍辅齊兑肉其分外邪。《铜人经》曰：在辅骨下，去上廉一寸，辅兑肉其分外斜。《资生经》曰：此有下廉，足阳明亦有下廉，盖在足者乃下巨虚也。

上廉

《甲乙经》曰：上廉在三里下一寸，其分《铜人经》有独字抵阳《铜人经》有明字之会外斜。《资生经》曰：此有上廉，足阳明亦有上廉。盖在足者，乃上巨虚也。

三里　一名手三里

《甲乙经》曰：手三里在曲池下二寸，按之肉起，兑肉之端。《明堂上下经》曰：三里一名手三里，在曲池下二寸。《铜人经》曰：在曲池下三寸手阳明穴云二寸。《资生经》曰：三里有二，有手三里，有足三里，此手三里也。故明堂云：一名手三里是也，铜长云：三里在曲池下三寸。明堂乃云：二寸在手阳明穴亦云二寸。恐铜人本误二字作三字也。

曲池　本輸篇曰入於曲池當有曲池者三字在肘外輔骨陷者中屈臂而得之爲合○甲乙經曰曲池者土也在肘外輔骨氣穴論王注作屈肘氣穴論王注有曲字骨之中手陽明脉之所入也爲合以手按氣穴論王注作拱胸取之○明堂上經曰在肘外輔骨曲肘橫文頭陷中○明堂下經曰在肘外輔屈肘曲骨之中文頭陷者是穴也○千金方曰在肘後輔屈肘曲骨之中○又曰肘外曲頭中

臂臑一名頭衝　甲乙經曰臂臑在肘上七寸䐃肉端手陽明絡之會○千金方名頭衝○明堂上經曰在肩髃下一夫兩筋兩骨罅宛宛中平手取之不得拏手令急其穴即閉

肩髃一名中肩井一名扁骨　經脉篇曰乘肩髃○經別篇曰別於肩髃○經筋篇曰從肩髃上頸結於肩髃○氣府論曰髃骨之會各一王注云謂肩髃二穴也○水熱穴論曰雲門髃骨委中髓空此八者以寫四支之熱也○骨空論曰灸寒熱之法舉臂肩上陷者灸之○甲乙經曰肩髃在肩端兩骨間手陽明蹻脉之會○明堂下經曰扁骨二穴在肩端上兩骨間陷者中○千金方曰肩頭正中兩骨間一名中肩

曲池

《本输篇》曰：入于曲池当有曲池者三字，在肘外辅骨陷者中，屈臂而得之，为合。《甲乙经》曰：曲池者土也。在肘外辅骨《气穴论》王注作屈，肘《气穴论》王注有两字骨之中，手阳明脉之所入也，为合，以手按《气穴论》王注作拱胸取之。《明堂上经》曰：在肘外辅骨曲肘横文头陷中。《明堂下经》曰：在肘外辅屈肘曲骨之中文头陷者，是穴也。《千金方》曰：在肘后辅屈肘曲骨之中。又曰肘外曲头中。

臂臑　一名头冲

《甲乙经》曰：臂臑在肘上七寸，䐃肉端手阳明络之会。《千金方》名头冲。《明堂上经》曰：在肩髃下一夫，两筋两骨罅宛宛中，平手取之不得，拏手令急，其穴即闭。

肩髃　一名中肩井，一名肩骨

《经脉篇》曰：乘肩髃。《经别篇》曰：别于肩髃。《经筋篇》曰：从肩髃上颈，结于肩髃。《气府论》曰：髃骨之会各一王注云谓肩髃二穴。《水热穴论》曰：云门、髃骨、委中、髓空此八者以泻四支之热也。《骨空论》曰：灸寒热之法，举臂肩上陷者灸之。《甲乙经》曰：肩髃在肩端两骨间，手阳明跷脉之会。《明堂下经》曰：肩骨二穴，在肩端上两骨间陷者中。《千金方》曰：肩头正中两骨间，一名中肩井。《脉极篇》曰：在肩外头，近后以手按之有解宛宛中。《外台秘要》名肩骨。《铜人经》曰：在膊骨头肩端两骨间，陷宛宛中，举臂取之。

天鼎　一名天顶

《甲乙经》曰：天鼎在《气府论》王注有颈字缺盆上直扶突气舍后一寸五分，手阳明脉气所发《气府论》王注云：气舍后半寸。《明堂下经》曰：天顶二穴，在项缺盆直扶突气舍后一寸陷者中。《千金方》曰：在颈缺盆直扶突曲颊下一寸，人迎后。《铜人经》曰：在颈缺盆直扶突后一寸。

扶突　一名水穴

《本输篇》曰：足阳明次脉，手阳明也，名曰扶突。又曰：手阳明在不至曲颊一寸。《寒热病篇》曰：婴筋之后，手阳明也，名曰扶突。《气穴论》曰：扶突二穴王注云：在颈当曲颊下同身寸之一寸人迎后，手阳明脉气所发，仰而取之。《气府论》曰：项上各一。《甲乙经》曰：扶突在人迎后一寸五分，手阳明脉气所发注云：《针经》云在气舍后一寸五分。《千金方》曰：在气舍后一寸半。《铜人经》曰：一名水穴，在人迎后一寸半。

禾髎　一名长频

《甲乙经》曰：禾窌在直鼻孔下，侠水沟旁五分，手阳明脉气所发。《明堂上经》曰：和窌在鼻孔下，夹水沟旁五分。《明堂下经》曰：禾窌一本作聊在鼻孔下，侠水沟旁五分。《铜人经》曰：禾髎二穴在鼻孔下夹水沟旁五分。又手阳明穴云禾髎一名长频，直鼻孔夹水沟旁五分。《资生经》曰：《铜人经》禾髎二穴，在鼻孔下夹水沟旁五分。《明堂下经》曰：作禾窌，窌即髎也。上经乃作禾窌。皆云在鼻孔下，夹水沟旁五分，则是一穴也。而铜人手少阳穴，复有和窌二穴。在耳前兑发陷者中，其穴相去远矣。恐《明堂上经》误写禾字作和字也今以诸经校勘，禾髎穴者是。

水沟　一名人中

《经脉篇》曰：交人中。又曰：人中满。《甲乙经》曰：水沟在鼻柱下人中，督脉手足阳明之会《气府论》王注云督脉、手阳明之会，直唇取之。《明堂下经》曰：在鼻柱下宛宛中。又曰人中鼻下。《铜人经》曰：水沟一名人中，在鼻柱下。

足阳明脉气所发者，六十八穴　今存五十二穴

山根　角孙　地仓　承浆　大迎　颊车　下关　上关　悬厘　颔厌　头维　本神

曲差　神庭　廉泉　人迎　水突　缺盆　俞府　彧中　神藏　灵墟　神封　步廊

不容　承满　梁门　关门　太乙　滑肉　天枢　外陵　大巨　水道　归来　气街

髀关　伏兔　阴市　梁丘　犊鼻　膝关　三里　上廉　条口　丰隆　下廉　解溪

冲阳　陷谷　内庭　厉兑

山根　一名下极

《五色篇》曰：王宫在于下极。《经脉篇》曰：足阳明之脉起于鼻之交頞中。《骨空论》曰：髓空在颅际锐骨之下。

角孙　一名巨髎，一名迎香，一名冲阳

《寒热病篇》曰：足太阳有入頄遍齿者，名曰角孙疑孙当系字。上齿龋取之在鼻与頄前，一曰取之出鼻外。《气府论》曰：面鼽骨空各一王注云：谓四白穴也。《骨空论》曰：髓空在面侠鼻王注云：谓颧髎等穴。《甲乙经》曰：巨窌在鼻孔旁八分，直瞳子跷脉，足阳明之会。《明堂上经》曰：在鼻孔下夹水沟旁八分，跷脉足阳明之会。《千金方》曰：侠鼻旁八分，直瞳

子○銅人經曰夾鼻孔旁八分直目瞳子蹻脉足陽明之會○氣府論曰手陽明脉氣所發鼻空外廉各一王注云謂迎香也○甲乙經曰迎香一名衝陽在禾窌上鼻下孔傍手足陽明之會○千金方曰在和窌上一寸鼻孔傍○銅人經曰在禾髎上一寸鼻下孔旁五分

地倉一名會維一名燕門 甲乙經曰地倉一名會維俠口傍四分如近下是蹻脉手足陽明之會○銅人經曰夾口吻旁四分外如近下有脉微微動是也○千金翼曰燕口在口吻兩邊燕口處赤白肉際

承漿一名天池一名懸漿 氣府論曰在脉氣所發下脣一○甲乙經曰承漿一名天池在頤前脣之下足陽明任脉之會開口取之○明堂上經及千金方曰在頤前下脣之下○明堂下經曰在下脣稜下宛宛中○銅人經曰承漿一名懸漿在頤前脣下宛宛中

大迎一名髓孔 寒熱病篇曰臂陽明有入頄徧齒者名曰大迎下齒齲取之○氣穴論曰大迎二穴○氣府論曰手陽明脉氣所發大迎骨空各一○又曰足陽明脉氣所發大迎之骨空各一○骨空論曰

子。《铜人经》曰：夹鼻孔旁八分，直目瞳子跷脉，足阳明之会。《气府论》曰：手阳明脉气所发，鼻空外廉各一王注云：谓迎香也。《甲乙经》曰：迎香一名冲阳，在禾窌上鼻下孔旁，手足阳阴之会。《千金方》曰：在禾窌上一寸鼻孔旁。《铜人经》曰：在禾髎上一寸，鼻下孔旁五分。

地仓 一名会维，一名燕门

《甲乙经》曰：地仓一名会维，侠口旁四分，如近下是跷脉，手足阳明之会。《铜人经》曰：夹口吻旁四分外，如近下，有脉微微动是也。《千金翼》曰：燕口在口吻两边燕口处，赤白肉际。

承浆 一名天池，一名悬浆

《气府论》曰：在脉气所发下唇一。《甲乙经》曰：承浆一名天池，在颐前唇之下，足阳明任脉之会，开口取之。《明堂上经》及《千金方》曰：在颐前下唇之下。《明堂下经》曰：在下唇棱下宛宛中。《铜人经》曰：承浆一名悬浆，在颐前唇下宛宛中。

大迎 一名髓孔

《寒热病篇》曰：臂阳明，有入頄遍齿者，名曰大迎。下齿龋，取之。《气穴论》曰：大迎二穴。《气府论》曰：手阳明脉气所发，大迎、骨空各一。又曰：足阳明脉气所发，大迎之骨空各一。《骨空论》曰：

其病上冲喉者，治其渐，渐者，上侠颐也。又曰：数髓空，在面侠鼻。或骨空在口下，当两肩。又曰：扁骨有渗理凑无髓孔，易髓无空。《甲乙经》曰：大迎，一名髓孔。在曲颔前一寸三分，骨陷者中动脉。足阳明脉气所发。《千金方》作一寸二分。《铜人经》曰：在曲颔前一寸二分骨陷中动脉，又以口下当两肩。

颊车　一名机关，一名曲牙，一名牙车

《经筋篇》曰：手少阳之筋上曲牙。《气穴论》曰：曲牙二穴。《气府论》曰：足少阳脉气所发，耳下牙车之后各一。《甲乙经》曰：颊车在耳下曲颊端陷者中，开口有孔《气穴论》王注作空。足阳明脉气所发。《明堂下经》曰：在耳下二韭叶，陷者宛宛中。又曰：在耳下曲颊骨后。《千金方》曰：一名机关，在耳下八分小近前。《铜人经》曰：在耳下曲颊端陷中。

下关

《气穴论》曰：下关二穴。《气府论》曰：足少阳脉气所发，下关各一。《本输篇》曰：刺下关者，欠欠当作合不能呿。《甲乙经》曰：下关在客主人《气穴论》王注作上关下，耳前动脉下空，下廉合口有孔《千金方》及王注作空，张口即《千金方》作则，王注作而闭。足阳明少阳王注有二脉二字之会。

上关　一名客主人

《气穴论》曰：上关二穴。《气府论》曰：足少阳脉气所发，客主人各一。《本输篇》曰：刺上关者，呿不能欠欠当作合。《甲乙经》曰：上关一名客主人，在耳前上廉起骨端《气穴论》《气府论》王注无端字，闭口有孔《气穴论》王注作空。手少阳足阳明之会《气府论》王注云：手足少阳足阳明三脉之会。《明堂下经》曰：在耳前上廉起骨，开口有穴，陷者宛宛中是也。《千金方》曰：在耳前上廉起骨，开口取之。《铜人经》曰：上关二穴，一名客主人，在耳前起骨上廉，开口有空，动脉宛宛中。

悬厘

《气府论》曰：足少阳脉气所发，耳前角下各一王注云：谓悬厘二穴也。《甲乙经》曰：悬厘在曲周颞颥下廉，手足少阳、阳明之会。《气府论》王注曰：在曲角上颞颥之下廉，手足少阳、阳明四脉之交会。《铜人经》曰：在曲周上足少阳穴无上字脑空下廉。

颔厌　一名曲鬓

《气府论》曰：足少阳脉气所发，耳前角上各一王注云：谓颔厌二穴也。手少阳脉气所发，角上各一。《杂病篇》曰：顑痛刺足阳明曲周动脉。不已，按人迎于经，立已。《热病篇》曰：头痛，颞颥，目瘈脉痛，善衄，厥热病也。《甲乙经》曰：颔厌，在曲周颞颥上廉，手少阳、足阳明之会。《气府论》王注曰：在曲角下，颞颥之上上廉，手足少阳、足阳明三脉之会。刺深令人耳无所闻。《铜人经》曰：在曲周下足少阳穴无下字，《明堂》同空上廉。《甲乙经》曰：曲鬓《明堂下经》作曲发，在耳上入《千金方》《下经》《铜人经》无入字发际，曲髃陷者中，鼓颔有空《下经》作穴。足太阳、少阳《气府论》王注有二脉二字之会。《资生经》曰指迷在耳上，将耳掩前正尖上：铜人云曲鬓，足少阳穴同《素问》，亦同《明堂下经》云曲发，疑发字误也曲鬓穴是曲发字误。

头维

《气府论》曰：足阳明脉气所发，额颅发际旁各三谓头维、本神、曲差也。足少阳脉气所发，两角上各二谓曲尖、头维二穴也。《甲乙经》曰：头维在额角发际，侠本神两旁各一寸五分，足少阳、阳维之会。禁不可灸。《气府论》王注曰：足少阳、阳维二脉之交会。《铜人经》曰：在额角入发际，本神旁一寸半。

本神

《甲乙经》曰：本神在曲差旁各一寸五分，在发际注云：一曰直耳上入发际四分，足少阳阳维之会。《千金方》曰：耳正直上入发际二分。《铜人经》曰：在曲差旁一寸半。一云直耳上入发际四分《资生经》云：二说相去远矣，可疑。

曲差　一名鼻冲，一名眉冲，一名小竹

《甲乙经》曰：曲差，一名鼻冲，侠神庭两旁各一寸五分，在发际，足太阳脉气所发，正头取之。《铜人经》曰：在神庭两旁一寸半，入发际。《明堂下经》曰：眉冲二穴，一名小竹，当两眉头，直上入发际《资生经》云：《明堂上经》有眉冲穴。而《铜人经》无之其穴，与曲差相近，故附于此也。《气府论》曰：足太阳脉气所发，入发至项三寸半，旁五相去三寸三寸半当作一尺二寸。新校正云：按别本云入发至项三寸，但以顶误作项，剩半字耳。其浮气在皮中者，凡五行，行五五五二十五。《气穴论》曰：头上五行，行五，五五二十五穴。《水热穴》曰：头上五行，行五者，以越诸阳之热逆也。

神庭

《热病篇》曰：发际一。《气府论》曰：督脉气所发，发际中八。《甲乙经》曰：神庭在发际直鼻，督脉足太阳阳明《气府论》王注有三脉二字之会。《明堂下经》曰：在鼻柱上发际中。《铜人经》曰：在鼻，直入发际五分。

廉泉　一名舌本

《刺疟篇》曰：舌下两脉者，廉泉也。《气府论》曰：足少阴当有脉气所发等字舌下各一。《气街篇》曰：足少阴之标在背腧与舌下两脉。《根结篇》曰：少阴结于廉泉。《热论》曰：少阴脉系舌本。《口问篇》曰：胃缓则廉泉开，故涎下补足少阴。《胀论》曰：廉泉玉英者，津液之道也。

人迎　一名天五会

《本输篇》曰：任脉侧之动脉，足阳明也，名曰人迎。又曰：足阳明挟喉之动脉也，其腧在膺中○寒熱病篇曰頸側之動脉人迎人迎足陽明也在嬰筋之前○氣府論曰人迎各一○通評虛實論曰纓脉各二○甲乙經曰人迎一名天五會在頸大脉動應手俠結喉以候五藏氣足陽明脉氣所發○千金方曰在頸大脉應手俠結喉○氣府論王注曰在頸俠結喉傍大脉動應手○陰陽類論王注曰在結喉旁一寸五分動脉應手○銅人經曰一名五會在頸大筋動脉應手俠結喉旁仰而取之

水突 一名水門

甲乙經曰水突一名水門在頸大筋前直人迎下氣舍上足陽明脉氣所發○千金方注曰一本云水突在曲頰下一寸近後

缺盆 一名天益

氣府論曰缺盆外骨空各一足少陽脉氣所發缺盆各一○骨空論曰失枕在肩上橫骨間灸寒熱之法缺盆骨上切之堅動如筋者灸之○水熱穴論曰缺盆以寫胷中之熱也○甲乙經曰缺盆一名天益在肩上橫骨陷者中骨空論王注云手陽明脉氣所發○氣府論王注云足陽明脉氣所發新校正云詳二經俱發於此故王注兩言之○銅人經曰一名天蓋在肩下橫骨陷中○明堂上經曰肩上橫骨陷中一名天蓋肩上是穴資生經云銅人

膺中。《寒热病篇》曰：颈侧之动脉人迎，人迎足阳明也，在婴筋之前。《气府论》曰：人迎各一。《通评虚实论》曰：缨脉各二。《甲乙经》曰：人迎，一名天五会，在颈大脉动应手，侠结喉以候五脏气足，阳明脉气所发。《千金方》曰：在颈大脉应手，侠结喉。《气府论》王注曰：在颈，侠结喉旁大脉动应手。《阴阳类论》王注曰：在结喉旁一寸五分，动脉应手。《铜人经》曰：一名五会，在颈大筋动脉，应手侠结喉旁，仰而取之。

水突　一名水门

《甲乙经》曰：水突，一名水门，在颈大筋前，直人迎下气舍，上足阳明脉气所发。《千金方》注曰：一本云水突在曲颊下一寸近后。

缺盆　一名天益

《气府论》曰：缺盆外骨空各一，足少阳脉气所发，缺盆各一。《骨空论》曰：失枕在肩上，横骨间，灸寒热之法，缺盆骨上切之坚动如筋者灸之。《水热穴论》曰：缺盆以泻胸中之热也。《甲乙经》曰：缺盆一名天益，在肩上横骨陷者中《骨空论》王注云：手阳明脉气所发。《气府论》王注云：足阳明脉气所发。新校正云：详二经俱发于此。故王注两言之。《铜人经》曰：一名天盖，在肩下横骨陷中。《明堂上经》曰：肩上横骨陷中，一名天盖，肩上是穴《资生经》云：铜人云在肩下横骨陷中。《明堂》乃云：在肩上横骨陷中。又云：肩上是穴，恐铜人误下字也。

俞府

《气府论》曰：足阳明脉气所发膺中骨间。《气穴论》曰：膺俞十二穴。《水热穴论》曰：膺俞以泻胸中之热也。《甲乙经》曰：输府在巨骨下，去璇玑旁各二寸陷者中，足少阴脉气所发，仰而取之《气穴论》王注云：俞府在巨骨下，侠任脉两旁，横去任脉各同身寸之二寸陷者中。《明堂下经》曰：输府在璇玑旁各二寸陷者中，仰而取之《明堂上经》云：仰卧取之。《铜人经》曰：腧府在巨骨下，璇玑旁各二寸，陷中仰而取之。

彧中

《甲乙经》曰：彧中，在输府下一寸六分陷者中，足少阴脉气所发，仰而取之。《明堂下经》曰：彧中在输府下一寸陷者中，仰而取之《明堂上经》及《千金方》云：仰卧取之。

神藏

《甲乙经》曰：神藏，在彧中下一寸六分陷者中。足少阴脉气所发，仰而取之。

灵墟

《甲乙经》曰：灵墟，在神藏下一寸六分陷者中。足少阴脉气所发，仰而取之《千金方》云：仰卧取之墟或作墙。

神封

《甲乙经》曰：神封，灵墟下一寸六分陷者中。足少阴脉气所发，仰而取之。

步廊

《甲乙经》曰：步廊在神封下一寸六分陷者中。

足少陰脉氣所發仰而取之

不容　氣府論曰俠鳩尾之外當乳下三寸俠胃脘各五○甲乙經曰不容在幽門傍各一寸五分去任脉二寸至兩肋端相去四寸足陽明脉氣所發○明堂上下經曰在上管兩傍各一寸○千金方曰去任脉二寸直四肋端相去四寸○王注曰在第四肋端下至太乙各上下相去同身寸一寸並足陽明脉氣所發　不容承滿梁門關門太乙俠腹中行兩傍相去各同身寸之四寸新校正云按甲乙經云各二寸疑此注剩各字○銅人經曰在幽門兩傍各一寸半

經脈發揮　四

承滿　甲乙經曰承滿在不容下一寸明堂下經有陷者中三字○千金方曰夾巨闕兩傍各一寸半○翼二十七曰俠巨闕相去五寸名承滿

梁門一名胞門一名少陽　脉經一卷曰肝部在左手關上合於中焦名曰胞門一作少陽在太倉左右三寸○甲乙經曰梁門在承滿下一寸足陽明脉氣所發

關門　甲乙經曰關門在梁門下千金方銅人經有一寸二字太乙上足陽明脉中間穴外延足陽明脉氣所發

太乙　甲乙經曰太乙在關門下一寸足陽明脉氣所發

足少阴脉气所发，仰而取之。

不容

《气府论》曰：侠鸠尾之外，当乳下三寸，侠胃脘各五。《甲乙经》曰：不容在幽门旁各一寸五分，去任脉二寸，至两肋端相去四寸，足阳明脉气所发。《明堂上下经》曰：在上管两旁各一寸。《千金方》曰：去任脉二寸，直四肋端相去四寸。王注曰：在第四肋端下至太乙，各上下相去同身寸一寸，并足阳明脉气所发。不容、承满、梁门、关门、太乙侠腹中，行两旁，相去各同身寸之四寸新校正云：按《甲乙经》云各二寸，疑此注剩各字。《铜人经》曰：在幽门两旁各一寸半。

承满

《甲乙经》曰：承满在不容下一寸《明堂下经》有陷者中三字。《千金方》曰：夹巨阙两旁各一寸半。《翼二十七》曰：侠巨阙相去五寸，名承满。

梁门　一名胞门，一名少阳

《脉经》一卷曰：肝部在左手关上，合于中焦，名曰胞门一作少阳，在太仓左右三寸。《甲乙经》曰：梁门在承满下一寸，足阳明脉气所发。

关门

《甲乙经》曰：关门在梁门下《千金方》《铜人经》有一寸二字，太乙上足阳明脉中间穴外延，足阳明脉气所发。

太乙

《甲乙经》曰：太乙在关门下一寸，足阳明脉气所发。

滑肉門　甲乙經曰滑肉門在太乙下一寸足陽明脉氣所發

天樞（一名長谿一名穀門一名長谷一名循際一名谷門）　氣府論曰俠齊廣三寸各三○雜病篇曰腹痛刺臍左右動脉不已刺氣街○脉經二卷曰灸天樞○三卷曰大腸募在天樞（注云俠臍旁各一寸半）○甲乙經曰天樞大腸募也一名長谿一名谷門去肓俞一寸五分俠臍兩傍各二寸陷者中足陽明脉氣所發○明堂下經曰夾臍兩傍各二寸陷者中○千金方曰直臍傍二寸○脾卷曰一名長谷俠臍相去五寸一名循際○又曰合齊相去可三寸○婦人病第八曰去肓腧一寸半○王注曰廣謂去齊橫廣也各三者謂滑肉門天樞外陵也天樞在滑肉門下同身寸之一寸當於齊（新校正云按甲乙經天樞在齊傍各二寸上曰滑肉門下曰外陵是三穴者去齊各二寸也今此經注云廣三寸素問甲乙經不同然甲乙經分寸與諸書同特此經為異也）○銅人經曰一名長谿一名穀門大腸之募也去肓俞一寸半夾臍傍各二寸陷中（資生經曰素問云夾鳩尾外當乳下三寸夾胃管各五不容至太一也夾臍廣三寸各三滑肉門天樞外陵也下臍二寸夾之各三大巨水道歸來也皆腹第三行穴也新校正云甲乙經天樞在臍傍各二寸與諸書同特此經為異信若是則其穴不當乳下可也必當乳下則廣三寸之說為當）

滑肉门

《甲乙经》曰：滑肉门在太乙下一寸，足阳明脉气所发。

天枢　一名长溪，一名穀门，一名长谷，一名循际，一名谷门

《气府论》曰：侠脐广三寸各三。《杂病篇》曰：腹痛刺脐，左右动脉不已，刺气街。《脉经》二卷曰：灸天枢。三卷曰：大肠募在天枢注云：侠脐旁各一寸半。《甲乙经》曰：天枢，大肠募也。一名长溪，一名谷门，去肓俞一寸五分，侠脐两旁各二寸陷者中，足阳明脉气所发。《明堂下经》曰：夹脐两旁各二寸陷者中。《千金方》曰：直脐旁二寸。《脾卷》曰：一名长谷，侠脐相去五寸，一名循际。又曰合脐相去可三寸。《妇人病第八》曰：去肓腧一寸半。王注曰：广谓去脐，横广也，各三者，谓滑肉门、天枢、外陵也。天枢在滑肉门下同身寸之一寸，当于脐新校正云：按《甲乙经》天枢在脐旁各二寸，上曰滑肉门，下曰外陵是三穴者，去脐各二寸也。今此经注云：广三寸，《素问》《甲乙经》不同，然《甲乙经》分寸与诸书同，特此经为异也。《铜人经》曰：一名长溪，一名穀门，大肠之募也。去肓俞一寸半，夹脐旁各二寸陷中《资生经》曰：《素问》云夹鸠尾外，当乳下三寸，夹胃管各五。不容至太一也，夹脐广三寸各三，滑肉门、天枢、外陵也，下脐二寸夹之各三。大巨、水道、归来也，皆腹第三行穴也。新校正云：《甲乙经》天枢在脐旁各二寸，与诸书同，特此经为异。信若是则其穴。不当乳下可也，必当乳下则广三寸之说为当。

外陵　甲乙經曰外陵在天樞下大巨上足陽明脈氣所發○千金方曰在天樞下半寸大巨上○氣府論王注曰在天樞下一寸○水熱穴論王注曰在臍下一寸兩傍去衝脈各一寸五分○銅人經曰在天樞下一寸

大巨一名腋門　甲乙經曰大巨一名腋門在長谿下二寸足陽明脈氣所發○千金方曰在臍下一寸兩傍各二寸長谿下二寸○氣府論王注曰在外陵下一寸

水道　氣府論曰下齊二寸疑當作三寸挾之各三當作二

經脈發揮　四

○甲乙經曰水道在大巨下三寸足陽明脈氣所發

歸來一名谿穴　甲乙經曰歸來一名谿穴在水道下二寸水熱穴論王注云水道下同身寸之三寸足陽明脈氣所發○外臺秘要曰水道下三寸資生經云今校勘歸來二穴在水道下二寸爲是

氣街一名氣衝一名衝門一名慈宮一名泉陰　氣府論曰氣街動脈各一○刺禁論曰刺氣街中脈血不出爲腫鼠僕○水熱穴論曰氣街以寫胃中之熱也○雜病篇曰腹痛不已刺氣街○骨空論曰衝脈起於氣街○二十八難曰起於氣衝○骨空論曰股際骨空在毛

外陵

《甲乙经》曰：外陵在天枢下，大巨上，足阳明脉气所发。《千金方》曰：在天枢下半寸大巨上。《气府论》王注曰：在天枢下一寸。《水热穴论》王注曰：在脐下一寸两旁去冲脉各一寸五分。《铜人经》曰：在天枢下一寸。

大巨　一名腋门

《甲乙经》曰：大巨一名腋门，在长溪下二寸，足阳明脉气所发。《千金方》曰：在脐下一寸两旁各二寸，长溪下二寸。《气府论》王注曰：在外陵下一寸。

水道

《气府论》曰：下脐二寸疑当作三寸，挟之各三当作二。《甲乙经》曰：水道在大巨下三寸，足阳明脉气所发。

归来　一名溪穴

《甲乙经》曰：归来一名溪穴，在水道下二寸《水热穴论》王注云：水道下同身寸之三寸，足阳明脉气所发。《外台秘要》曰：水道下三寸《资生经》云：今校勘归来二穴在水道下二寸为是。

气街　一名气冲，一名冲门，一名慈宫，一名泉阴

《气府论》曰：气街动脉各一。《刺禁论》曰：刺气街中脉，血不出为肿鼠仆。《水热穴论》曰：气街以泻胃中之热也。《杂病篇》曰：腹痛不已，刺气街。《骨空论》曰：冲脉起于气街。《二十八难》曰：起于气冲。《骨空论》曰：股际骨空在毛

中动脉下。又曰：灸寒热之法，毛际动脉灸之。《甲乙经》曰：气冲在归来下鼠鼷上一寸动脉应手，足阳明脉气所发。《明堂下经》曰：在归来下一寸，鼠鼷上一寸，动脉宛宛中。《千金方》曰：在归来下一寸，鼠鼷上一寸。《刺禁论》王注曰：在腹下侠脐，两旁相去四寸，鼠仆上一寸，动脉应手新校正云：按别本仆一作鼷。《刺热篇》及《水热穴论》注曰：在腹脐下，横骨两端鼠鼷上一寸。《骨空论》注曰：在毛际两旁鼠鼷上一寸。《水热穴论》注曰：各横相去同身寸之二寸。《铜人经》曰：气冲一名气街，在归来下鼠鼷上一寸，动脉应手宛宛中。《资生经》曰：以上二十六穴，去腹中行当各三寸。《甲乙经》曰：冲门一名慈宫，上去大横五寸，在府舍下横骨两端，约文中动脉，足太阴厥阴之会。《资生经》曰：以上十四穴，去腹中行各当为四寸半。《千金翼》曰：泉阴在横骨旁三寸。

髀关

《甲乙经》曰：髀关在膝上伏兔后交分中。

伏兔

《寒热病篇》曰：伏兔一。《气府论》曰：伏兔上各一。《水热穴论》曰：伏兔上各二行行五者，此肾之街也。《甲乙经》曰：伏兔在膝上六寸起肉间，足阳明脉气所发。《千金方·二十二卷》曰：伏兔穴令病人累，夫端坐以病人手夫掩横《千金翼·二十六》作横掩膝上，夫下旁与曲膝头，脐上旁侧毛际当中央是。《铜人经》曰：伏兔二穴，在膝上六寸起肉间，正跪坐而取之，一云在膝盖上七寸。《骨空论》曰：股骨之上空，在股阳出上膝四寸王注云：在阴市上，伏兔穴下，在承楗也。

阴市　一名阴鼎

《甲乙经》曰：阴市一名阴鼎，在膝上三寸伏兔下，若拜而取之。足阳明脉气所发。《明堂下经》曰：在膝上三寸，伏兔穴下宛宛陷者中。《千金方·二十卷》曰：在膝上，当伏兔下行二寸。又云：在膝内辅骨后大筋下小筋上，屈膝得之。《刺腰痛篇》注曰：伏兔下陷者中。《铜人经》曰：在膝上三寸，伏兔下陷中，拜而取之。

梁丘

《甲乙经》曰：梁丘，足阳明郄，在膝上二寸。《明堂上经》曰：在膝上三寸。《千金方》曰：在膝上二寸两筋间注云：或云三寸，足阳明郄也《资生经》云：《明堂》作三寸，《铜人》《千金》皆作二寸。《千金》注谓或云二寸，姑两有之。

犊鼻　一名膝眼

《气穴论》曰：犊鼻二穴。《本输篇》曰：刺犊鼻者，屈不能伸。《杂病篇》曰：膝中痛，取犊鼻。《刺腰痛篇》曰：散脉在膝前骨肉分间，络外廉束脉。

《骨空论》曰：骭骨空在辅骨之上端当是阳关穴。《禁刺论》曰：刺膝髌，出液为跛。《甲乙经》曰：犊鼻在膝《千金方》《气穴论》《骨空论》王注《铜人经》有髌字。下胻《骨空论》王注有骨字上《铜人经》无上字侠解《明堂上经》作蛘大筋中，足阳明脉气所发。《千金方》二十二卷曰：犊鼻穴在膝头盖骨上际外骨《千金翼·二十六》作角边《翼》无边字平处，以手按之得节解则《翼》无则字是。一《翼》有法字云在膝头下近外三骨箕肿中，动脚以手按之，得窟解是。《明堂上经》曰：膝眼在膝头骨下两旁陷中，禁灸《资生经》云：《铜人》无此四穴。《明堂》有之，故附入于此。《千金方·二十二卷》曰：膝眼《千金翼·二十六》作目穴，在膝头骨《翼》无骨字下两旁陷者宛宛中是。

膝关

《甲乙经》曰：膝关在犊鼻下二寸陷中，足厥阴脉气所发。《千金方》曰：在犊鼻下三寸陷者中，足厥阴郄也《资生经》云：《甲乙》《铜人经》云二寸穴分，又以中郄为厥阴郄。

三里　一名下陵

《气府论》曰：足阳明脉气所发，三里以下至足中指中指当作次指各八俞。《本输篇》曰：入于下陵，下陵膝下三寸胻骨外，三里为合。《邪气脏腑病形篇》曰：胃合入于三里。取之三里者，低跗取之。《针解篇》曰：所谓三里者，下膝三寸也。所谓当有低字跗当有取字之者，举膝分易见也。《九针十二原篇》

曰：阴有阳疾者取之下陵三里。《水热穴论》曰：三里以泻胃中之热也。《骨空论》曰：灸寒热之法，膝下三寸分间灸之。《甲乙经》曰：三里，土也。在膝下三寸，胻外廉，足阳明脉气所入也为合。《明堂下经》曰：在膝下三寸，胻骨外大筋内筋骨之间陷者宛宛中。《千金方》曰：在膝下三寸胻骨外。《千金方·二十二卷》曰：三里穴在膝头，骨节下一夫，附胫骨外是。一《千金翼》二十六有法字云在膝头骨节下三寸，人《翼》有有字长短、大小，当以病人手夫度取。《气穴论》王注曰：在膝下三寸，胻骨外廉两筋肉分间。《铜人经》曰：在膝下三寸，胻外廉两筋间，当举足取之《资生经》云：手有三里。此亦曰三里，盖足三里也。《铜人》云：在膝下三寸。《明堂》《素问》注皆同人多不能求其穴，每以大拇指、次指圈其膝盖，以中指住处为穴，或以最小指住处为穴，皆不得真穴所在也。予按《明堂》有膝眼四穴，盖在膝头骨下两旁陷中也。又按《铜人》等经有犊鼻穴，盖在膝髌下骭侠罅大筋中也。又按《铜人》有膝关二穴，盖在犊鼻下二寸陷中也。而新校正、《素问》注巨虚、上廉云三里在犊鼻下三寸，则是犊鼻之下三寸方是三里，不可便从膝头下去三寸为三里穴也。若如今人之取穴，恐失之大高矣。

上廉　一名巨虚上廉，一名上巨虚

《本输篇》曰：复下三里三寸为巨虚上廉，大肠属上。《邪气脏腑病形篇》曰：大肠合入于巨虚上廉。巨虚者，举足取之。《针解篇》

曰：巨虚者，跷足胻独陷者。《水热穴论》曰：巨虚上下廉以泻胃中热也。《气穴论》曰：巨虚上下廉四穴。《海论》曰：冲脉者，其输下出于巨虚之上下廉。《甲乙经》曰：巨虚上廉，足阳明与大肠合在三里下三寸。《明堂上经》曰：在三里下三寸，在两筋两骨罅陷宛宛中。《明堂下经》曰：在三里穴下三寸，骺骨外大筋内，筋骨之间陷者中。《千金方·二十二卷》曰：上廉穴在三里下一夫，亦附胫骨外是。《气穴论》王注曰：在膝犊鼻下骺外廉同身寸之六寸，足阳明脉气所发新校正云：按《甲乙经》并《刺热篇》注、《水热穴论》注：上廉在三里下三寸，此云犊鼻下六寸者。盖三里在犊鼻下三寸。上廉又在三里下三寸，故云六寸。《铜人经》曰：上廉二穴，一名上巨虚，在三里下三寸，举足取之《资生经》云：手阳明亦有上廉，此乃足上廉也。

条口

《甲乙经》曰：条口在下廉上一寸《铜人经》有举足取之四字。足阳明脉气所发。《明堂上经》曰：在上廉下一寸。

丰隆

《经脉篇》曰：足阳明之别名曰丰隆，去踝八寸，别走太阴。《甲乙经》曰：丰隆足阳明络也。在外踝上八寸，下廉胻外廉陷者，别走太阴者。《明堂下经》曰：外踝上八寸陷者中。

下廉 正名巨虚下廉，一名下巨虚

《本输篇》曰：复下上廉三寸为

巨虚下廉也，小肠属下。大肠小肠皆属于胃。《邪气脏腑病形篇》曰：小肠合入于巨虚下廉。巨虚者，举足取之。《针解篇》曰：下廉者，陷下者也。《甲乙经》曰：巨虚下廉，足阳明与小肠合在上廉下三寸。《明堂上经》曰：在上廉下三寸，两筋骨罅陷宛宛中，蹲地坐取之。《千金方》曰：下廉一名下巨虚，在上廉下三寸。《千金方·二十二卷》曰：下廉穴在上廉下一夫。一云《千金翼·二十六》一云二字作亦字附胫骨外是。《气血论》王注曰：足阳明脉气所发。《铜人经》曰：下廉一名下巨虚，在上廉下三寸，当举足取穴《资生经》云：手阳明亦有下廉，此乃足下廉也。

解溪

《本输篇》曰：行于解溪，解溪上冲阳一寸半，陷者中也为经。《甲乙经》曰：解溪者，火也，在冲阳后一寸五分《气穴论》王注作二寸半。《刺疟篇》王注作三寸半。新校正云：按《甲乙经》作一寸半。《素问》二，注不同，当从《甲乙经》之说。腕上陷者中，足阳明脉气之所行也为经。《明堂下经》曰：在系鞋处陷者中。

冲阳 一名趺阳，一名会原

《本输篇》曰：过于冲阳，冲阳，足跗上五寸陷者中也，为原，摇足而得之。《骨空论》曰：灸寒热之法，足阳明跗上动脉灸之。《刺禁论》曰：刺跗上中大脉，血出不止死。《气交变大论》曰：岁木太过，脾土受邪，冲阳绝者死不治。《至真要大论》曰：厥阴司天病本于脾，冲阳绝死不治。厥阴之复，甚则入脾，食痹而吐，冲阳绝死不治。《甲乙经》曰：冲阳一名会原，在足跗上五寸，骨间动脉上，去陷谷三寸，足阳明脉之所过也，为原张仲景《伤寒论》名趺阳。《千金方》曰：足跗上五寸骨间，去陷谷三寸注云：一云二寸。《铜人经》曰：在足跗上，去陷谷三寸。

陷谷

《本输篇》曰：注于陷谷，陷谷者，上中指内间上行二寸陷者中也，为腧。《甲乙经》曰：陷谷者，木也。在足大指次指《千金方》及《气穴论》王注有外字间本节后陷者中，去内庭二寸，足阳明脉之所注也，为俞《明堂下经》作陷骨。

内庭

《本输篇》曰：溜于内庭，内庭次指外间也，为荥。《甲乙经》曰：内庭者，水也。在足大指次指外间陷者中，足阳明脉气之所溜也，为荥。

厉兑

《本输篇》曰：胃出于厉兑，厉兑者，足大指内疑误次指之端也，为井金。《缪刺篇》曰：邪客于足阳明之经新校正云：按全元起本与《甲乙经》，阳明之经作阳明之络。刺足中王注云中当为大，亦传写中大之误也。指次指爪甲上与肉交者。《甲乙经》曰：胃出于厉兑，厉兑者，金也。在足大指次指之端，

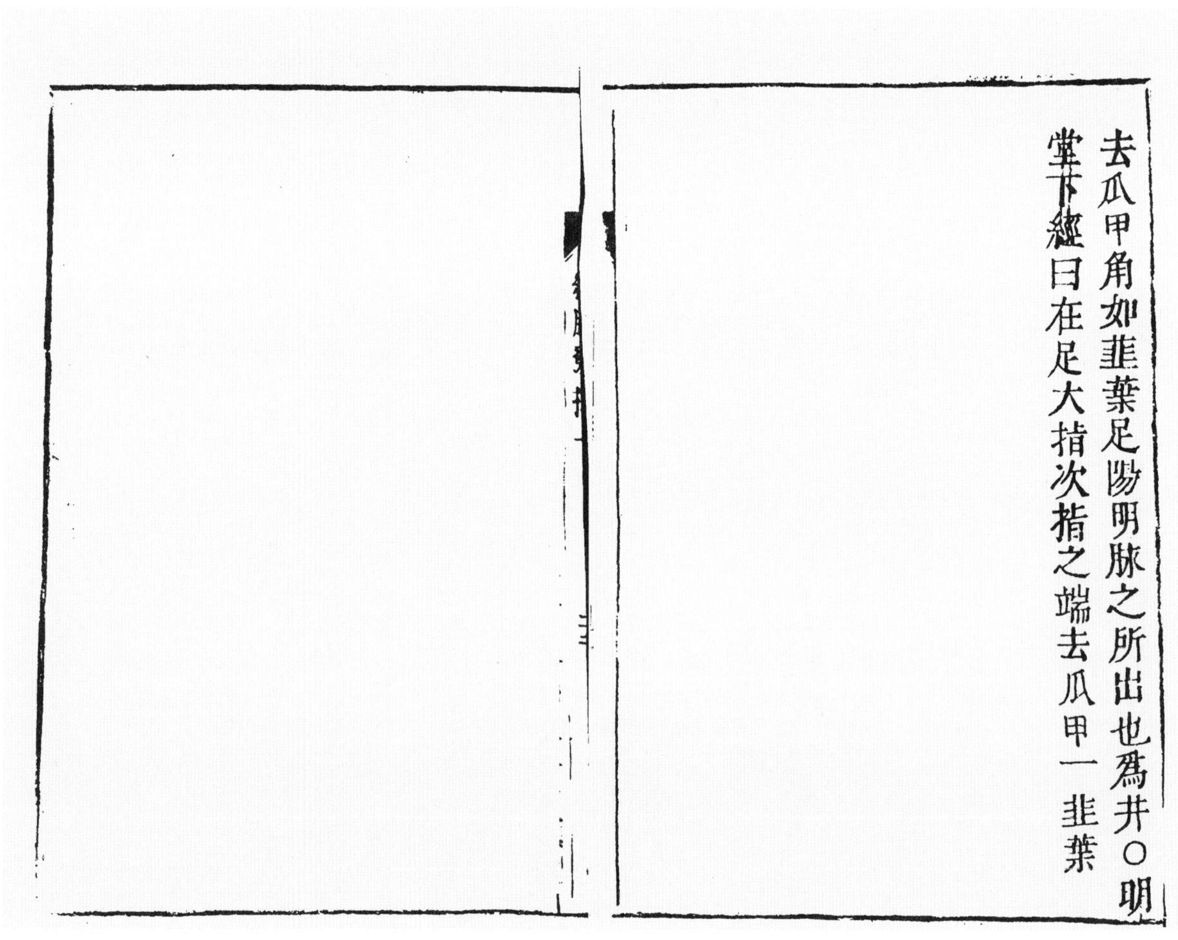
去瓜甲角如韭葉足陽明脉之所出也爲井○明
堂下經曰在足大指次指之端去瓜甲一韭葉

去爪甲角如韭叶，足阳明脉之所出也，为井。《明堂下经》曰：在足大指次指之端，去爪甲一韭叶。

足太陰脉氣所發者十二穴
隱白 大都 公孫 太白 商丘 交儀
漏谷 三陰交 地機 陰陵泉 血海
箕門
隱白 本輸篇曰脾出於隱白隱白者當有在字足大指之端内側也爲井木○熱病篇曰氣滿胷中喘息取足太陰大指之端去爪甲如韭葉○繆刺論曰邪客於足太陰之絡刺其足大指内側爪甲上去端如韭葉○甲乙經曰脾出於隱白隱白者木也在足大指氣穴論王注有之字端内側去爪甲王注有角字如韭葉足太陰脉之所出也爲井○銅人經曰宛宛中
大都 本輸篇曰溜於大都大都當有者在二字本節之後下陷者之中也爲滎○甲乙經曰大都者火也在足大指本節後陷者中足太陰脉之所溜也爲滎○千金方曰在足大趾内本節後陷中○肝藏卷曰在足大趾本節内側白肉際
公孫 經脉篇曰足太陰之別名曰公孫去本節之後一寸別走陽明○甲乙經曰公孫在足大指本節後一寸別走陽明太陰之絡也
太白 本輸篇曰注於太白太白當有者在二字腕腕當作核骨

足太阴脉气所发者十二穴：

隐白　大都　公孙　太白　商丘　交仪　漏谷　三阴交　地机　阴陵泉　血海　箕门

隐白

《本输篇》曰：脾出于隐白。隐白者当有在字，足大指之端内侧也，为井木。《热病篇》曰：气满胸中喘息，取足太阴大指之端，去爪甲如韭叶。《缪刺论》曰：邪客于足太阴之络，刺其足大指内侧爪甲上去端，如韭叶。《甲乙经》曰：脾出于隐白。隐白者，木也。在足大指《气穴论》王注有之字端内侧去爪甲王注有角字如韭叶。足太阴脉之所出也，为井。《铜人经》曰：宛宛中。

大都

《本输篇》曰：溜于大都，大都当有者在二字本节之后，下陷者中也，为荥。《甲乙经》曰：大都者，火也，在足大指本节后陷者中，足太阴脉之所溜也，为荥。《千金方》曰：在足大趾内本节后陷中。《肝藏卷》曰：在足大趾本节内侧白肉际。

公孙

《经脉篇》曰：足太阴之别，名曰公孙。去本节之后一寸，别走阳明。《甲乙经》曰：公孙在足大指本节后一寸，别走阳明、太阴之络也。

太白

《本输篇》曰：注于太白。太白当有者在二字腕腕当作核骨之下也，为腧。《九针十二原篇》曰：阴中之至阴，脾也。其原出于太白，太白二。《甲乙经》曰：太白者，土也。在足内侧核骨下陷者中，足太阴脉之所注也，为俞。《千金方》曰：足大指内侧核骨下陷中。

商丘

《本输篇》曰：行于商丘。商丘当有者在二字，内踝之下陷者之中也，为经。《甲乙经》曰：商丘者，金也。在足内踝下微前陷者中，足太阴脉之所行也，为经。

交仪

《明堂下经》曰：交仪在内踝上五寸陷者中。《千金方》曰：在内踝上五寸。《资生经》云、《明下》云：交仪在内踝上五寸，恐即蠡沟穴。但别出蠡沟，故不可晓。蠡沟二穴，一名交仪。

漏谷

《甲乙经》曰：漏谷《铜人经》云：一名太阴络，在内踝上六寸骨下《明堂下经》无骨下二字陷者中，足太阴络《明堂下经》及《铜人经》无足太阴络四字。

三阴交

《水热穴论》曰：三阴之所交结于脚也。踝上各一行，行六穴，此肾脉之下行也，名曰太冲口传。《甲乙经》曰：三阴交在内踝上三寸，骨下陷者中，足太阴、厥阴、少阴之会。《明堂上经》曰：内踝上八寸陷中。《明堂下经》曰：在内踝上三寸陷者中。《千金方》曰：在内踝上八寸骨下陷中。《千金翼·二十七》曰：胆虚灸组内踝上一夫，名三阴交。

地机　一名脾舍

《甲乙经》曰：地机一名脾舍，足太阴郄，别走上一寸，空在膝下五寸。《明堂上下经》曰：在膝内侧转当是辅字骨下陷者中，伸足取之。

阴陵泉

《本输篇》曰：入于阴之陵泉，阴之陵泉当有者在二字辅骨之下陷者之中也，伸而得之，为合。《九针十二原篇》曰：疾高而内者，取之阴之陵泉。《甲乙经》曰：阴陵泉者，水也。在膝下内侧辅骨下陷者中，伸足乃得《铜人经》作取之，足太阴脉之所入也，为合。

血海　一名百虫窠

《甲乙经》曰：血海在膝髌上内廉，白肉际二寸半，足太阴脉气所发。《千金方》曰：白肉际二寸半注云一作三寸。

箕门

《甲乙经》曰：箕门在鱼腹上，越两筋间动脉应手，太阴内布，足太阴脉气所发。《千金方》曰：在鱼腹上筋间，动应手阴市内。《三部九侯论》王注曰：在鱼腹上越筋间，直五里下宽巩足单衣，沉取乃得之，而动应于手也。《铜人经》曰：在鱼腹上越筋间，动脉应手，在阴股内，一云股上起筋间。

黄帝秘传经脉发挥卷之五

补

黄帝秘传经脉发挥卷之五

鄮庭　東庵　立伯

手少陰脉氣所發者七穴《氣府論》曰：手少陰各一

青靈　少海　通里　靈道　神門　少府　少衝

青靈　《明堂下經》及《銅人經》曰：青靈二穴在肘上三寸，伸肘舉臂取之。

少海一名曲節　《甲乙經》曰：少海者，水也，一名曲節。在肘内廉筋《千金方》作節後陷者中，動脉應手，手少陰脉之所入也，為合。○《明堂上經》曰：在肘内横紋頭，屈手向頭取之陷宛中。○《明堂下經》曰：少海在肘大骨外，去肘端五分陷者中，屈肘乃得之。○甄權曰：屈手向頭取之。○《銅人經》曰：在肘内廉節後，又云肘内大骨外，去肘端五分，屈肘得之。

通里　《經脉篇》曰：手少陰之别，名曰通里。去腕一寸半云云，取之掌後，别走太陽也疑一寸二字衍文。○《甲乙經》曰：通里，手少陰絡，在腕後一寸，别走太陽。○《明堂下經》及《銅人經》曰：在腕後一寸陷者中。

靈道　《甲乙經》曰：靈道者，金也，在掌後一寸五分或曰一寸，手少陰脉之所行也，為經。○《銅人經》曰：去

黄帝秘传经脉发挥卷之五

手少阴脉气所发者七穴　《气府论》曰：手少阴各一

青灵　少海　通里　灵道　神门　少府　少冲

青灵

《明堂下经》及《铜人经》曰：青灵二穴在肘上三寸，伸肘举臂取之。

少海　一名曲节

《甲乙经》曰：少海者，水也，一名曲节。在肘内廉筋《千金方》作节后陷者中，动脉应手，手少阴脉之所入也，为合。《明堂上经》曰：在肘内横纹头，屈手向头取之陷宛中。《明堂下经》曰：少海在肘大骨外，去肘端五分陷者中，屈肘乃得之。甄权曰：屈手向头取之。《铜人经》曰：在肘内廉节后，又云肘内大骨外，去肘端五分，屈肘得之。

通里

《经脉篇》曰：手少阴之别，名曰通里。去腕一寸半云云，取之掌后，别走太阳也疑一寸二字衍文。《甲乙经》曰：通里，手少阴络，在腕后一寸，别走太阳。《明堂下经》及《铜人经》曰：在腕后一寸陷者中。

灵道

《甲乙经》曰：灵道者，金也，在掌后一寸五分或曰一寸，手少阴脉之所行也，为经。《铜人经》曰：去

掌后一寸半或一寸。

神门　一名兑冲，一名中都，一名阴郄，一名手少阴郄

《邪客篇》曰：取其经于掌后锐骨之端。《缪刺论》曰：刺手少阴锐骨之端王注云：谓神门穴在掌后锐骨之端陷者中，手少阴之俞也。《论疾诊尺篇》曰：女子手少阴脉动甚者妊子。《阴阳别论》曰：妇人手少阴脉动甚者妊子王注云：手少阴脉谓掌后陷者中，当小指动而应手者也。《阴阳类论》曰：少阴脉王注云：少阴脉谓手掌后同身寸之五分，当小指神门之脉也。《气交变大论》曰：岁水太过，邪害心火，神门绝者死不治。《至真要大论》曰：太阳司天病本于心，神门绝死不治王注云：神门在手之掌后锐骨之端，动脉应手，真心气也。太阳之复，甚则入心，神门绝死不治。《六十六难》曰：少阴之原，出于兑骨。《甲乙经》曰：神门者，土也，一名兑冲，一名中都，在掌后锐骨之端陷者《铜人经》无之者二字中，手少阴脉之所注也，为俞。《甲乙经》曰：手少阴郄在掌后《千金方》有动字脉中，去腕五分。

少府

《甲乙经》曰：少府者，火也。在《明堂下经》《千金方》《铜人经》有手字小指本《千金方》作大节后陷者中直劳宫，手少阴脉之所溜也，为荥。

少冲　一名经始

《甲乙经》曰：心出于少冲。少冲者，木也。一名经始，在手《铜人经》无手字小指内廉之《铜人经》无之字端《明堂下经》

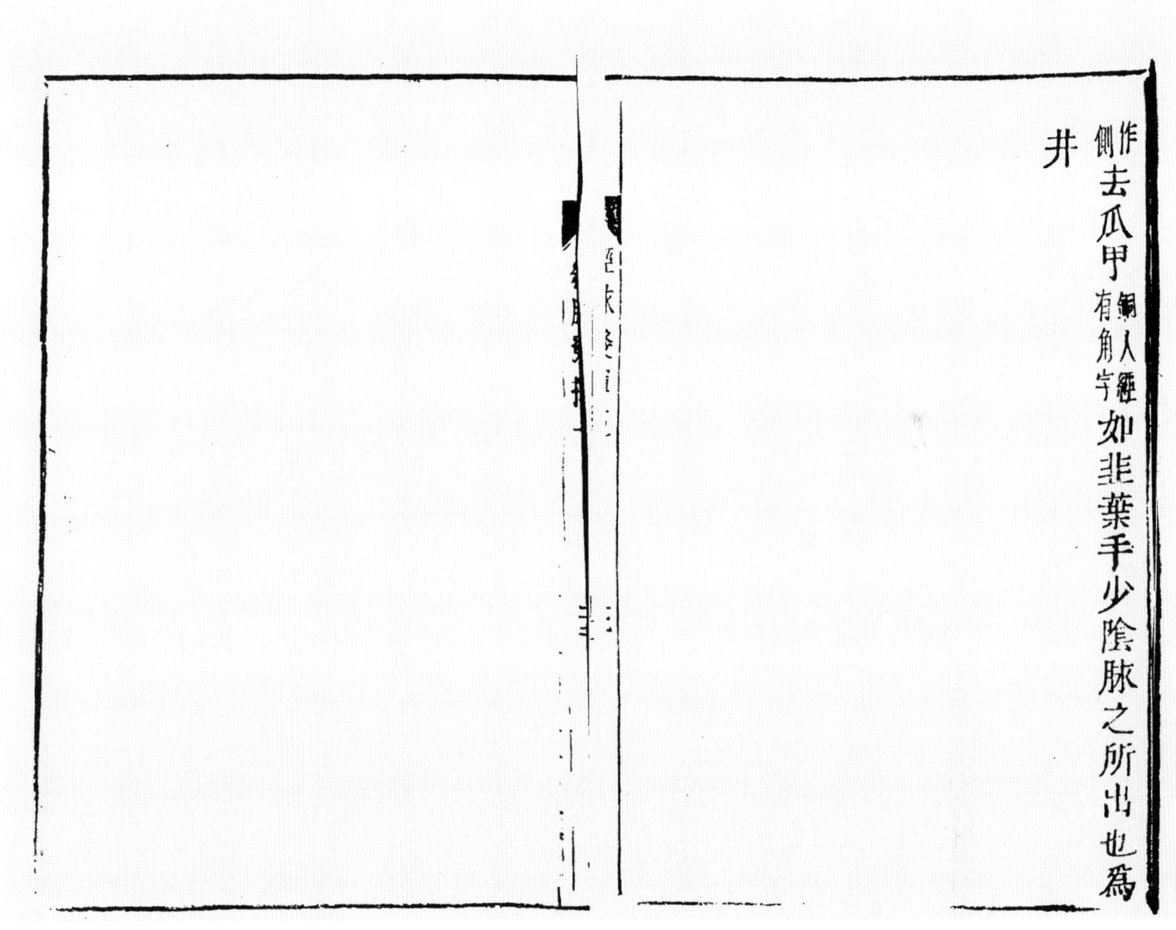

作側去爪甲《铜人经》有角字如韭叶，手少阴脉之所处也，为井。

手太阳脉气所发者三十六穴 今存十六穴

少泽　前谷　后溪　腕骨　阳谷　养老　支正　小海　臑俞　肩解　巨骨　云门　天窗　听会　听宫　阳白

少泽 一名小吉

《气府论》曰：肘以下至手小指本各六俞。《本输篇》曰：小肠出于少泽。少泽当有者在二字小指之端也，为井金。《甲乙经》曰：小肠出于少泽。少泽者，金也，一名小吉。在手小指之端，去爪甲《气穴论》王注有下字一分陷者中，手太阳脉之所出也，为井。

前谷

《本输篇》曰：溜于前谷。前谷当有者字在手外廉本节前陷者中也，为荥。《甲乙经》曰：前谷者，水也。在手小指外侧本节前陷者中，手太阳脉之所溜也，为荥。

后溪

《本输篇》曰：注于后溪，后溪者，在手外侧本节之后也，为腧。《甲乙经》曰：后溪者，木也，在手小指外侧本节后陷者中，手太阳脉之所注也，为腧《脉经》二卷云：太阳在手小指外侧本节陷中。《明堂上下经》曰：在手外侧腕前起骨下陷者中。

腕骨

《本输篇》曰：过于腕骨，腕骨当有者字，在手外侧腕骨之前当有也字，为原。《甲乙经》曰：腕骨在手外侧，腕前起骨下陷者中，手太阳脉之所过也，为原。

阳谷

《本输篇》曰：行于阳谷，阳谷当有者字，在锐骨之下陷者中也，为经。《甲乙经》曰：阳谷者，火也，在手外侧腕中兑骨《千金方》《气穴论》王注有之字下陷者中，手太阳脉之所行也，为经。

养老

《甲乙经》曰：养老，手太阳郄，在手踝骨上一空，腕后一寸陷者中。《明堂下经》曰：在手太阳《铜人经》无太阳二字踝骨上一《铜人经》无一字空后《铜人经》无后字一寸陷者中。

支正

《经脉篇》曰：手太阳之别，名曰支正，上腕五寸，内注少阴。《甲乙经》曰：支正，手太阳络，在肘后《千金方》作腕后五寸，别走少阴者。《明堂上下经》曰：在手太阳腕后五寸，去养老穴四寸陷者中。

小海

《本输篇》曰：入于小海，小海当有者字，在肘内大骨之外，去端半寸，陷者中也，伸臂而得之，为合。《甲乙经》曰：小《明堂下经》作少海者，土也。在肘内《下经》无内字大骨外，去肘端五分陷者中，屈肘乃得之，手太阳脉之所入也，为合。甄权曰：屈手向头取之。

臑俞

《气府论》曰：肩解下三寸各一。《甲乙经》曰：臑俞在肩臑后大骨下胛上廉陷者中，手太阳、阳维、跷脉《气府论》王注有三经二字之会，举臂取之《千金方》属手少阳。新校正云：

按《甲乙经》作手足太阳。《千金方》曰：在肩髎后大骨下胛上廉陷中。

肩解

《气府论》曰：肩解各一。《甲乙经》曰：肩贞在肩曲《铜人经》无曲字胛下两骨解间，肩髃后陷者中，手太阳脉气所发《外台秘要》在三焦经。《气府论》曰：曲腋上骨穴各一。

巨骨

《气府论》曰：巨骨穴各一。《甲乙经》曰：巨骨在肩端上，行两叉骨间陷者中，手阳明、跷脉《气府论》王注有二经二字之会。《明堂上经》曰：巨骨一穴在心脾骨头。《下经》曰：巨骨二穴在肩端上两行骨陷者中《资生经》云、《铜人经》云：云门在巨骨下，夹气户旁各二寸。俞府在巨骨下，璇玑旁各二寸。气户在巨骨下，俞府两旁各二寸。《铜人》云：巨骨一穴，在肩端上两叉骨间。《明堂下经》亦同。但《明堂上经》云：巨骨一穴在心脾骨头，不特一穴，字不同，而穴在心脾骨头亦异。岂其所谓一穴，在心脾头者，非巨骨耶。不然即是误写，二字作一字，肩胛为心脾也。

云门

《气穴论》曰：胸俞十二穴。《水热穴论》曰：云门、髃骨、委中、髓空此八者以泻四肢之热也。《经别篇》曰：别于肩解入腋。《经脉篇》曰：走肘络肩髃。《脉经·一卷》曰：肺部在右手关前寸口，合于上焦，名呼吸之府，在云门。《甲乙经》曰：云门在巨骨下，气户两旁各二寸陷者中，动脉应手当有手字，太阴脉气所发，举臂取之《明堂上经》同此。《铜人经》雲门作云门，气户上有侠字无两字。《山眺经》曰：在人迎下第二骨间，相去二寸三分。《气穴论》王注曰：在巨骨下侠任脉旁，横去任脉各同身寸之六寸新校正方：按《水热穴》注作胸中行两旁，与此文虽异，处所无别。陷者中动脉应手，云门、中府相去同身之一寸，手太阴脉气所发，举臂取之。《水热穴论》王注曰：在巨骨下胸中行两旁相去同身寸六寸，动脉应手当有手字，足太阴脉气所发也，举臂取之新校正云：按《甲乙经》同《气穴》注作手太阴，《刺热》注亦作手太阴。

天窗　一名窗笼

《本输篇》曰：手阳明次脉，手太阳也，名曰天窗。手太阳当曲颊。《气穴论》曰：天窗二穴。《气府论》曰：上天窗四寸各一。《根结篇》曰：少阳根于窍阴，结于窗笼，窗笼者，耳中也。《卫气篇》曰：足少阳之本在窍阴之间，标在窗笼之前，窗笼者，耳也《千金方》云：窗笼者，耳前上下脉，以手按之，动者是也。《甲乙经》曰：天窗一名窗笼，在曲颊下伏兔后，动脉应手陷者中，手太阳脉气所发。《铜人经》曰：天牕，一名牕笼，在颈大筋前曲颊下，扶突后动脉应手陷中。

听会　一名听呵，一名机关，一名听河，一名后关

《气府论》曰：耳郭上疑上字当下字各一。《甲乙经》曰：听会在耳前陷者中，张口得

之。动脉应手少阳脉气所发。《明堂下经》曰：在耳微前陷者中，张口有穴，动脉应手。《千金翼》曰：机关在耳下八分近前。《缪刺论》曰：耳聋，刺手阳明不已，刺其通，脉出耳前者王注云：耳前通脉，手阳明脉正当听会之分。《铜人经》曰：在耳微前陷中上关下一寸，动脉宛宛中，张口得之，一名听呵《资生经》云：一云听呵，前一云后名听会。《甲乙经》曰：翳风在耳后陷者中，按之引耳中，手足少阳《气府论》王注有二脉二字之会。《明堂下经》曰：在耳后尖角陷者中，按之引耳是也。《气府论》曰：足少阳脉气所发，耳后陷中各一。风池穴也。王注云：谓翳风二穴也。

听宫一名多所闻，一名窗笼

《刺节真邪论》曰：刺其听宫中，其眸子声闻于耳，此其输也。《气穴论》曰：耳中多所闻二穴。《气府论》曰：耳中各一。《缪刺论》曰：邪客于手足少阴、太阴、足阳明之络，此五络皆会于耳中上络左当作于角。《根结篇》曰：窗笼者，耳中也。《气街篇》曰：窗笼者耳也。《甲乙经》曰：听宫在耳中，珠子大明《千金方》《气穴论》王注、《铜人经》无明字如赤小豆，手足少阳、手太阳王注有三脉二字之会。

阳白

《卫气篇》曰：手太阳之本，在外踝之后，标在命门之上一寸也。《口问篇》曰：阳气和利，满于心，出於鼻故爲噫補足太陽榮（榮字疑衍）眉本（下文云噫者補足太陽眉本）一曰眉上也○甲乙經曰陽白在眉上一寸直（銅人經有目字）瞳子足少陽陽維之會（氣府論注云足陽明陰維二脈之會今詳陽明之經不到於此又陰維不與陽明會疑素問注非是）○氣府論王注曰在眉上同身寸之一寸直瞳子足陽明陰維二脈之會（新校正云按甲乙經陽白足少陽陽維之會今王氏注云足陽明陰維之會詳此在足陽明脈氣所發中則足陽明近是然陽明經不到此又不與陰維會疑王注非甲乙經爲得矣）

于鼻，故为噫，补足太阳荣荣字疑衍。眉本下文云噫者，补足太阳眉本一曰眉上也。《甲乙经》曰：阳白在眉上一寸直《铜人经》有目字瞳子，足少阳阳维之会《气府论》注云：足阳明、阴维二脉之会。今详阳明之经不到于此。又阴维不与阳明会。疑《素问》注非是。《气府论》王注曰：在眉上同身寸之一寸，直瞳子，足阳明、阴维二脉之会新校正云：按《甲乙经》阳白、足少阳、阳维之会。今王氏注云：足阳明、阴维之会详此。在足阳明脉气所发中，则足阳明近是然。阳明经不到此，又不与阴维会。疑王注非，《甲乙经》为得矣。

足太阳脉气所者七十八穴　今存六十四穴

悬颅　攒竹　五处　承光　通天　百会　络却　玉枕　天柱　肩中　大杼　风门

肺俞　厥阴　心俞　督俞　膈俞　肝俞　胆俞　脾俞　胃俞　小肠　肾俞　膀胱

大肠　上髎　次髎　中髎　下髎　白环　肩外　附分　魄户　膏肓　神堂　譩譆

膈关　魂门　阳纲　意舍　胃仓　肓门　京门　志室　胞肓　秩边　承扶　殷门

浮郄　委阳　委中　合阳　承筋　承山　飞扬　附阳　昆仑　仆参　申脉　金门

京骨　束骨　通谷　至阴

悬颅一名命门，一名睛明，一名泪孔

《寒热病篇》曰：足阳明有挟鼻入于面者，名曰悬颅，属口对入系目本。《根结篇》《卫气篇》曰：命门者目也。《脉要精微论》曰：视睛明王注云：睛明穴名也。在明堂左右两目内眦也，以近于目，故曰睛明。《气府论》曰：手太阳脉气所发，目内眦各一王注云：手足太阳、足阳明、阴跷、阳跷五脉之会。《甲乙经》曰：睛明一名泪孔，在目内眦外，手足太阳、足阳明之会。《明堂上经》曰：目内眦头外畔陷宛宛中。《铜人经》曰：一名泪孔，在目内眦。《资

生經曰一云在目内眥外一分
攢竹一名員柱一名始光一名夜光一名光明 氣穴論曰眉本二穴○
氣府論曰两眉頭各一○骨空論曰從風憎風刺
眉頭○口問篇曰噫者補足太陽眉本○甲乙經
曰攢竹一名員柱一名始光一名夜光又名明光
在眉頭陷者中足太陽脉氣所發氣府論王注云脉動應手○
銅人經曰一名始光一名光明一名員柱在两眉
頭少陷宛宛中
五處 甲乙經曰五處在督脉傍去上星一寸五分
足太陽脉氣所發○千金方曰在頭上去上星傍
一寸半○銅人經曰在上星兩傍一寸半
承光 甲乙經曰承光在五處後二寸千金方作一寸注云一本言一寸半○水熱穴論王注作一寸○銅人經作一寸半○明堂上經作二寸○足太陽脉
氣所發
通天一名天臼 甲乙經曰通天一名天臼在承光後一
寸五分足太陽脉氣所發
百會一名巔上一名天滿一名三陽五會 骨空論曰灸寒熱之法巔
上一灸之○甲乙經曰百會一名三陽五會史記扁鵲列傳正義曰素問云手足各有三陰三陽太陰少陰厥陰太陽少陽陽明也五會謂百會胸會聽會氣會臑會也在前頂後一寸五分頂中央旋毛中陷可

生经》曰：一云在目内眦外一分。

攒竹 一名员柱，一名始光，一名夜光，一名光明

《气穴论》曰：眉本二穴。《气府论》曰：两眉头各一。《骨空论》曰：从风、憎风刺眉头。《口问篇》曰：噫者，补足太阳眉本。《甲乙经》曰：攒竹一名员柱，一名始光，一名夜光，又名明光，在眉头陷者中，足太阳脉气所发《气府论》王注云：脉动应手。《铜人经》曰：一名始光，一名光明，一名员柱，在两眉头少陷宛宛中。

五处

《甲乙经》曰：五处在督脉旁去上星一寸五分，足太阳脉气所发。《千金方》曰：在头上去上星旁一寸半。《铜人经》曰：在上星两旁一寸半。

承光

《甲乙经》曰：承光在五处后二寸《千金方》作一寸。注云：一本言一寸半。《水热穴论》王注作一寸。《铜人经》作一寸半。《明堂上经》作二寸，足太阳脉气所发。

通天 一名天白

《甲乙经》曰：通天，一名天臼。在承光后一寸五分，足太阳脉气所发。

百会 一名巅上，一名天沟，一名三阳五会

《骨空论》曰：灸寒热之法，巅上一灸之。《甲乙经》曰：百会一名三阳五会《史记·扁鹊列传》《正义》曰：《素问》曰手足各有三阴三阳。太阴、少阴、厥阴。太阳、少阳、阳明也。五会谓百会、胸会、听会、气会、臑会也。在前顶后一寸五分，顶中央旋毛中，陷可

容指。督脉、足太阳之《气府论》王注有交字会。《明堂下经》曰：在头中心陷者中。《千金方》曰：顶中心。《铜人经》曰：一名三阳五会，在前顶后一寸半，顶中央旋毛中，可容豆。

络却　一名强阳，一名脑盖

《甲乙经》曰：络却一名强阳，一名脑盖，在通天后一寸三分《千金方》《铜人经》作一寸半。《水热穴论》《刺热篇》王注作一寸五分，足太阳脉气所发。

玉枕　一名枕骨

《气穴论》曰：枕骨二穴。《甲乙经》曰：玉枕在络却后七分《明堂上下经》《千金方》作七分半。《铜人经》作一寸半。侠脑户旁一寸三分起肉，枕骨《下经》无起肉枕骨四字。《千金方》有上字入发际《铜人经》有上字三寸，足太阳脉气所发。《资生经》曰：《铜人》云玉枕在络却后一寸半。《明堂上下经》皆云七分半。若以《铜人》为误，则足太阳穴亦同。若以《明堂》为误，不应《上下经》皆误也小大《明堂》亦同。予按《素问》注云：玉枕在络却后七分，则与《明堂》之七分半相去不远矣，故当从《素问》为准。然而玉枕二穴既夹脑户矣，不应止七分则至于脑盖也。《铜人》之一寸半。盖有说焉识者，当有以辨之卒以诸经校勘，在络却后寸半者是。《气府论》曰：项中瘖门穴大筋两旁各一。

天柱

《气府论》曰：风府两旁各一。《气穴论》曰：天柱二穴。《热病篇》曰：天柱二。《本输篇》曰：手少阳次脉足太阳也，名曰天柱。足太阳挟项。《寒热病篇》曰当有手少阳三字：次脉足太阳也，名曰天柱。《口问篇》曰：泣出补天柱经侠颈，侠颈者，头中分也。《甲乙经》曰：天柱在侠项后发际大筋外廉陷者中，足太阳脉气所发。《明堂下经》曰：在项后大筋外宛宛中。

肩中俞

《气穴论》曰：大椎上两旁各一，凡二穴。《气府论》曰：手太阳脉气所发，柱骨上陷者各一。手阳明脉气所发，柱骨之会各一。《甲乙经》曰：肩中俞在肩胛内廉，去脊二寸陷者中《千金方》属手少阳。

大杼　正名背俞

《气府论》曰：侠背以下至尻尾，二十一节，十五间各一。《气穴论》曰：背俞二穴王注云大杼也。《水热穴论》曰：大杼、膺俞、缺盆、背俞此八者，以泻胸中之热也疑八字当六字。王注云：背俞即风门，热府俞也。今《中诰孔穴图经》虽不名之即曰风门，热府即治热之背俞也。《刺热篇》王注云：今《明堂》《中诰图经》不言背俞，未详果何处也。新校正云：按王注云：《水热穴论》以风门、热府为背俞，又注《气穴论》以大杼为背俞，此注云未详。三注不同，盖疑之也。《甲乙经》：大杼在项《气穴论》王注作脊。《明堂下经》有后字。第一椎下两旁各一寸五分陷者中足太阳、手太阳之会《气穴论》王注云：督脉别络手足太阳，三脉之会。《铜人经》曰：在项后第一椎下两旁相去各一寸半。

风门　一名热府

《甲乙经》曰：风门、热府在第二椎下两旁各一寸五分，督脉、足太阳之会。《明堂下经》曰：风门二穴在第二椎下两旁各一寸半陷者中。《铜人经》曰：一名热府，《千金方》有第字在二椎下两旁相去《千金方》无相去字各一寸半。

肺俞

《气府论》曰：五脏之俞各五。《背腧篇》曰：黄帝问于岐伯曰：愿闻五脏之腧，出于背者。岐伯当有答字曰：背中大腧，在杼骨之端，肺腧在三焦疑焦当椎字，下同之间，心腧在五焦之间，膈腧在七焦之间，肝腧在九焦之间，脾腧在十一焦之间，肾腧在十四焦之间。皆挟脊相去三寸所《癫狂篇》云：相去三寸。《骨空论》云：相去四寸。《骨度篇》云：广六寸半，则欲得而验之，按其处，应在中而痛解，乃其腧也。灸之则可，刺之则不可。气盛则泻之，虚则补之。以火补者，毋吹其火，须自灭也；以火泻者，疾吹其火，传其艾，须其火灭也。《血气形志篇》曰：欲知背俞，先度其两乳间，中折之，更以他草度去半已，即以两隅相拄也，乃举以度其背，令其一隅居上，齐脊大椎，两隅在下，当其下隅者，肺之俞也。复下一度，心之俞也。复下一度，左角肝之俞也。右角脾之俞也，复下一度，肾之俞也，是谓五脏之俞，灸刺之度也王注云：《灵枢经》及《中诰》咸云：肺俞在三椎之旁，心俞在五椎之旁，肝俞在九椎之旁，脾俞在十一椎之旁，肾俞在十四椎之旁，寻此经草量之法，则合度之人。其初度两隅之下，约当肺俞；再度两隅之下，约当心俞；三度两隅之下，约当七椎，七椎之旁乃膈俞之位。此经云：左角肝之俞，右角脾之俞，殊与《中诰》等经不同。又四度则两隅之下约当九椎，九椎之旁乃肝俞也。经云肾俞未究其源。《气穴论》曰：中膂两旁各五，凡十穴王注云：五脏腧者，各侠脊相去同身寸之一寸半，并足太阳脉之会。《气府论》注同此。《伤寒论·四卷》曰：当刺肺俞。《脉经·三卷》曰：肺俞在背第三椎。《甲乙经》曰：肺俞在第三椎下两旁各一寸五分《明堂下经》云：各一寸半宛宛中。《甄权针经》曰：在三椎下两旁，以搭手一本作以手搭背左取右，右取左，当中指末是穴。《千金方》八卷曰：肺俞对乳，以绳度之。《铜人经》曰：在三椎下两旁，相去各一寸半。

厥阴俞　一名阙俞

《长刺节论》曰：病在少腹有积，刺挟脊两旁四椎间。《中晀经》《铜人经》曰：厥阴俞二穴在四椎下两旁，相去各一寸半。《千金方》曰：扁鹊曰名阙俞。

心俞

《脉经》三卷曰：心俞在背第五椎。《甲乙经》曰：心俞在第五椎下两旁各一寸五分《明堂下经》云：各一寸半陷者中。《铜人经》曰：在五椎下两旁，相去各一寸半。

督俞　一名高盖

《明堂上经》曰：督俞二穴，一名高盖，在六椎下两旁各一寸半《资生经》云：《铜人经》缺此穴，《明堂经》有之。今依《明堂》入在此，恐《铜人》本不全也。

膈俞

《背腧篇》曰：膈俞在七焦之间，挟脊相去三寸所。《四十五难》曰：血会膈俞。《甲乙经》曰：膈俞在第七椎下两旁各一寸五分《明堂下经》云：各一寸半陷者中。《铜人经》曰：在七椎下两旁，相去各一寸半。《资生经》曰：八椎下两旁。《铜人》《明堂》并缺俞穴。

肝俞

《伤寒论·四卷》曰：当刺肝俞。《脉经·三卷》曰：肝俞在背第九椎。《甲乙经》曰：肝俞在第九椎下两旁各一寸五分《明堂下经》云：各一寸半陷者中。《千金方·八卷》曰：第九椎节脊中。《铜人经》在九椎下两旁相去各一寸半。

胆俞

《气府论》曰：六府之俞各六。《脉经·三卷》曰：胆俞在背第十椎。《甲乙经》曰：胆俞在第十椎下，两旁各一寸五分《明堂下经》云：各一寸半，正坐取之，陷者中。《气府论》王注云：正坐取之。《痹论》王注云：胆、胃、三焦、大小肠、膀胱俞，并足太阳脉气所发。《铜人经》曰：在十椎下两旁相去各一寸半，正坐取之。

脾俞

《脉经》三卷曰：脾俞在背第十一椎。《甲乙经》

曰：脾俞在第十一椎下，两旁各一寸五分《明堂下经》云：各一寸半陷者中。《千金方·八卷》曰：脾腧无定所，随四季月应病，即灸脏腧是脾穴。《铜人经》曰：在十一椎下，两旁相去各一寸半。

胃俞

《脉经·三卷》曰：胃俞在背第十二椎。《甲乙经》曰：胃俞在第十二椎下，两旁各一寸五分《明堂下经》云：各一寸半宛宛中。《铜人经》曰：在十二椎下，两旁下去各一寸半。

小肠俞

《脉经·三卷》曰：小肠俞在背第十八椎。《甲乙经》曰：小肠俞在第十八椎下，两旁各一寸五分。《铜人经》曰：在十八椎下，两旁相去各一寸半。

肾俞

《脉经·三卷》曰：肾俞在背第十四椎。《甲乙经》曰：肾俞在第十四椎下，两旁各一寸五分《明堂下经》云：各一寸半陷者中。《铜人经》曰：在十四椎下两旁，相去各一寸半，与脐平。

膀胱俞

《脉经·三卷》曰：膀胱俞在背第十九椎。《甲乙经》曰：膀胱俞在第十九椎下两旁，各一寸五分《明堂下经》云：各一寸半陷者中。《铜人经》曰：在十九椎下两旁，相去各一寸半。《甲乙经》曰：三焦俞在第十三椎下两旁，各一寸五分，足太阳脉气所发《明堂下经》云：各一寸半，正坐取之陷者中。《铜人经》曰：在十三椎下两旁，相去各一寸半。《明堂上经》曰：气海俞二穴在十五椎下两旁，相去各一寸半《资生经》云：按《明堂》有气海俞，而《铜人》无之。恐《铜人》本不全，故依《明堂》附入于此。

大肠俞

《脉经》三卷曰：大肠俞在背第十六椎。《甲乙经》曰：大肠俞在第十六椎下两旁，各一寸五分《水热穴论》王注云：侠督脉两旁，去督脉各同身寸之一寸半。《铜人经》曰：在十六椎下两旁，相去各一寸半。

上髎

《水热穴论》曰：尻上五行，行五者，此肾俞。《骨空论》曰：尻上五行行五。腰痛不可以转摇，急引阴卵刺八髎与痛上八髎，在腰尻分间王注云：八或为九。《验真骨》及《中诰孔穴经》正有八髎无九髎也，分谓腰尻筋肉分间陷下处。尻骨空在髀髀当作髁骨之后相去四寸王注云：是谓尻骨上八髎穴也。《刺腰痛篇》曰：腰痛引少腹，控眇不可以仰《甲乙经》作不可以俯仰。刺腰尻交者两髁胂上王注云：腰尻交者，谓髁下尻骨两旁四骨空，左右八穴，俗呼此骨为八髎骨也。此腰痛取腰髁下第四髎，即下髎穴也。足太阴、厥阴、少阳三脉左右交结于中，故曰腰尻交者也。两髁胂谓两髁骨下坚起肉也。胂上非胂之上巅，正当刺胂肉矣。直刺胂肉，即胂上也，何者胂之上巅，别有中膂肉俞、白环俞，虽并主腰痛，考其形证经不想应矣。髁骨即腰脊两旁起骨也，侠脊两旁腰髁之下，各有胂肉隆起而斜趋于髁骨之后内承其髁。故曰两髁胂也，下承髁胂肉，左右两胂各有四骨空，故曰上髎、次髎、中髎、下髎。上髎当髁骨下陷者中，余三髎少斜下，按之陷中是也。四空悉主腰痛。惟下髎所主文与经同，即太阴、厥阴、少阳所结者也。《缪刺论》曰：邪客于足太阴之络，令人腰痛引少腹，控胗不可以仰息王注云：足太阴之络，从髀合阳明，上贯尻骨，中与厥阴、少阳结于下髎而循尻骨内，上入腹，上络嗌，贯舌中，故腰痛则引少腹控于胗中也。《刺腰痛篇》中无息字。新校正云，详王注云足太阴之络按《甲乙经》乃太阴之正，非络也。王氏谓之络者，未详其旨。刺腰尻之解两胂之上是腰俞王注云：腰尻骨间曰解，当中有腰俞。新校正云：按全元起本旧无此三字，王氏颇加腰俞，无左右取之理而注之，而不如全元起本旧无。《长刺节论》曰：病在少腹，腹痛不得大小便，病名曰疝，刺腰髁骨间王注云：腰髁骨者，腰旁侠脊，平立陷者中，按之有骨处也。《刺腰痛篇》曰：厥阴之脉，令人腰痛，腰中如张弓弩弦王注云：足厥阴脉自阴股，环阴器抵少腹，其支别者与太阴、少阳结于腰髁下，侠脊第三、第四骨空中，其穴即中髎、下髎。《甲乙经》曰：上窌在第一空，腰髁下一寸《铜人经》无一寸二字，侠脊陷者中，足太阳、少阳之络《千金方·八十七》云侠脊两旁。《资生经》云、《千金方》云：八髎在腰目下三寸，侠脊相去四寸，其曰夹脊四寸，是除脊各一寸半也，两各四穴，故名八髎。凡大杼下穴皆当除脊各一寸半。《千金方·六十三》云：腰目在肾腧下三寸，亦侠脊骨两旁各一寸半。《千金方·四十八》云：八髎在腰目下三寸，侠脊相去四寸，两旁各四穴，计八穴，故名八髎。《千金翼·二十七》曰：八髎在腰目下三寸，侠脊相去四寸，两旁各四穴。又曰：腰目髎在尻上约左右是。《明堂上经》曰：关元俞二穴在十七椎下两旁，相去各一寸半《资生经》云：按《明堂》有关元俞，而《铜人》无之，恐《铜人》本不全。故依《明堂》附入于此。

次髎

《甲乙经》曰：次髎在第二空，侠脊陷者中。

中髎

《甲乙经》曰：中髎在第三空，侠脊陷者中。

下髎

《甲乙经》曰：下髎在第四空，侠脊陷者中。《甲乙经》曰：中膂俞在第二十椎下两旁，各一寸五分，侠脊胛而起《明堂下经》云：中膂俞二穴，在第二十椎下两旁，各一寸半。《水热穴论》王注云：侠脊膂胂起肉。《铜人经》曰：中膂内俞二穴，一名脊内俞，在二十椎下两旁，相去各一寸半，侠脊起肉《千金翼·二十七》注云中膂肉俞。

白环俞

《甲乙经》曰：白环俞在第二十一椎下两旁，各一寸五分，足太阳脉气所发，伏而取之《水热穴论》王注云：自大肠俞至此五穴，并足太阳脉气所发。《铜人经》曰：在二十一椎下两旁，相去各一寸半。

肩外俞

《甲乙经》曰：肩外俞在肩胛上廉去脊《铜人经》有骨字三寸陷者中《千金方》：属手少阳。

附分

《甲乙经》曰：附分在第二椎下，附项内廉两旁各三寸，足太阳之会。《气府论》王注云：各相去侠脊同身寸之三寸，足太阳脉气所发。下十二穴并同，正坐取之。《铜人经》曰：在第二椎下，附项内廉两旁相去侠脊各三寸。

魄户

《水热穴论》曰：五脏俞旁口传五，此十者以泻五脏之热也。《甲乙经》曰：魄户在第三椎下两旁各三寸，足太阳脉气所发《气府论》王注云：上直附分。《水热穴论》注云：正坐取之。《明堂下经》曰：魄户在第三椎下两旁，各三寸陷者中。魄户在第三椎下两旁，各三寸，正坐取之宛宛中。《铜人经》曰：在三椎下两旁，相去各三寸，正坐取之《资生经》云：《铜人》有魄户穴，《明堂上经》亦同。而《下经》既有魄户穴，又有魂户穴，皆云在三椎下。若谓误写魄字作魂，不应两处魄户穴也。考之《下经》，既有悬钟矣，后又有悬钟。既有天突矣，其治小儿，又有天突。意者。魂户即魄户。误魂作而两出之，不然何其穴皆在三椎旁欤？。

膏肓

《九针十二原篇》曰：膏之原出于鸠尾，鸠尾一肓之原出于脖胦，脖胦一。《刺禁论》曰：膈肓之上，中有父母口传。《左传·成公十年》：傅晋侯景公有疾。公疾病，求医于秦。秦伯使医缓为之，未至，公梦疾为二竖子，曰：“彼良医也。惧伤我，焉逃之?”其一曰：“居肓之上、膏之下，若我何?”医至，曰：“疾不可为也。在肓之上、膏之下，攻之不可，达之不及，药不至焉，不可为也!”公曰：“良医也!”厚为之礼而归之。六月丙午，晋侯欲麦周六月，今四月麦始熟，将食，张，如厕，陷而卒张，腹满也。《千金方·九十三卷·杂病第七》曰：膏肓腧无所不治，主羸瘦虚损，梦中失精，上气咳逆，狂惑忘误，取穴之法，《翼》有先字令《翼》有病字人正坐曲脊，伸两手以臂著膝前，令正直手大指与膝头齐，以物支肘，勿令臂得动摇《翼》作也，从胛骨上角摸索至胛骨下头，其间当有四肋三间，灸中间，依胛骨之里肋间空《翼》无肋间空三字去胛骨，容侧指许，摩服《翼》作膂肉之《翼》作去表肋间空处，按之自觉牵引胸《翼》无胸字肩中，灸两胛中《翼》作内各一处至六百壮，多至千壮《翼》有数百壮三字，当觉《翼》作览气下砻砻然如流水状。亦《翼》无状亦二字当有所下出《翼》无出字，若无《翼》无无字停痰宿疾则无所《翼》则无所三字作亦必二字下也。若病人已困，不能正坐，当令侧卧，挽上臂令前求取《翼》作索孔穴灸之也《翼》无也字。求穴大较以右手从左肩上拄《翼》作住，指头表所不及者是也。左手亦然，乃《翼》作及以前法灸之《翼》无之字。若不能久正坐，当《翼》无当字伸两臂者，亦可伏衣襆上伸两臂，令人挽两胛骨，使相离《翼》作远，不尔胛骨覆穴不可得也。所伏衣襆当令大小常定《翼》作有常，不尔则《翼》有前却二字失其穴也。此《翼》有穴字灸讫后令人阳气壮《翼》作盛旺《翼》无旺字，当消息以《翼》无以字自补《翼》无补字养，取身体《翼》取身体三字作令得二字平复，其穴近第五椎相准望取之《翼》作求索。论曰：昔秦缓不灸晋侯之疾，以其在膏之下，肓之上，针药所不及者，此穴是也。时人拙不能求得此穴，所以宿疴难遣，若能用心方便求得，灸之无疾不愈矣。又法：如其人骨節分明則以椎數爲準若脊背肥厚骨節難尋須以大椎至尾骶量分三尺折取之不然則以平臍十四椎命門爲則逐椎分寸取之則穴無不真然取大椎之法除項骨三節不在內或人亦有項骨短而無可尋者但當以平肩之處爲第一椎以次求之可無差也○○捷徑曰灸膏肓功效諸書資生經作經例能言之而取穴則未也千金等方之外莊綽論之最詳然繁而無統不能歸資生經無歸字定於一余嘗以意取之令病人兩手交在兩膊上灸時亦然胛骨遂開其穴立見以手指摸索第四椎下兩旁各三寸四肋三間之中資生經有間字按之痠疼是穴灸至千壯少亦七七壯當依千金立點立灸坐點坐灸臥點臥灸資生經有云字爲的資生經無爲的二字有若只爪在兩膝頭中點穴亦得劉瑾云取膏肓二穴當除第一椎小骨不筭若連第一椎數下當在五椎下兩旁各三寸半共折七寸分兩旁按其痠疼處乃是真穴每依此灸療多獲全愈○○銅人經曰膏肓俞二穴在四椎下明堂上經云近五椎兩旁各三寸○資生經曰灸膏肓云其間當有四肋三間灸中間者謂四肋必有三間當中間灸不灸邊兩間也

其人骨节分明，则以椎数为准；若脊背肥厚，骨节难寻，须以大椎至尾骶，量分三尺折取之；不然则以平脐十四椎命门为则，逐椎分寸取之，则穴无不真。然取大椎之法，除项骨三节不在内，或人亦有项骨短而无可寻者，但当以平肩之处为第一椎，以次求之，可无差也。《捷径》曰：灸膏肓功效，诸书《资生经》作经例能言之，而取穴则未也。千金等方之外，庄绰论之最详，然繁而无统，不能归《资生经》无归字定于一。余尝以意取之，令病人两手交在两膊上，灸时亦然，胛骨遂开，其穴立见，以手指摸索第四椎下，两旁各三寸，四肋三间之中《资生经》有间字，按之酸疼是穴，灸至千壮，少亦七七壮，当依千金立点立灸，坐点坐灸，卧点卧灸《资生经》有云字为的《资生经》无为的二字，有若只爪，在两膝头中点穴亦得。刘瑾云：取膏肓二穴，当除第一椎小骨不算，若连第一椎数下，当在五椎下两旁各三寸半，共折七寸，分两旁，按其酸疼处，乃是真穴。每依此灸疗，多获痊愈。《铜人经》曰：膏肓俞二穴，在四椎下《明堂上经》云近五椎两旁各三寸。《资生经》曰：灸膏肓云其间，当有四肋三间，灸中间者，谓四肋必有三间，当中间灸，不灸旁两间也。

神堂

《甲乙经》曰：神堂在第五椎下两旁，各三寸陷者中，足太阳脉气所发《气府论》王注云：上直魄户。《明堂下经》云：正坐取之。《铜人经》曰：在五椎下两旁，相去各三寸陷中，正坐取之。

譩譆

《骨空论》曰：大风汗出，灸譩嘻，譩嘻在背下侠脊傍三寸所，压之令病人呼譩嘻，譩嘻应手王注云：譩譆穴也，在肩膊内廉侠第六椎下两旁，各同身寸之三寸，以手压之令病人呼譩譆之声，则指下动矣。足太阳脉气所发，譩譆者，因取为名耳。《甲乙经》曰：譩譆在肩膊内廉侠第六椎下两旁各三寸，以手痛按之，病者言譩譆是穴，足太阳脉气所发《气府论》王注云上直神堂。《明堂下经》曰：在第六椎下两旁各三寸陷者中。《铜人经》曰：在肩膊内廉侠六椎下两旁相去各三寸，正坐取之，以手痛按之，病者言譩譆。

膈关

《甲乙经》曰：膈关在第七椎下两旁各三寸陷者中，足太阳脉气所发，正坐开肩取之《气府论》王注云：上直譩譆。《铜人经》曰：在七椎下两旁相去各三寸，陷中正坐取之。

魂门

《甲乙经》曰：魂门在第九椎下两旁各三寸陷者中，足太阳脉气所发，正坐取之《外台秘要》云：十椎下。《气府论》王注云：上直膈关。《铜人经》曰：在九椎下两旁相去各三寸陷中，正坐取之。

阳纲

《甲乙经》曰：阳纲在第十椎下两旁各三寸陷者中，足太阳脉气所发，正坐取之《外台秘要》云十一椎下。《气府论》王注云：上直魂门。《明堂下经》曰：各三寸半陷者中，正坐微俯而取之。又云十一椎下各三寸陷者中。《铜人经》曰：在十椎下两旁，相去各三寸陷中，正坐阔肩取之。

意舍

《甲乙经》曰：意舍在第十一椎下两旁各三寸陷者中，足太阳脉气所发《外台秘要》云：九椎下。《气府论》王注云：上直阳纲。《水热穴论》王注云：正坐取之。《明堂下经》云：在第九椎下两旁各三寸陷者中，正坐阔肩取之。《铜人经》曰：在十一椎下两旁相去各三寸陷中，正坐取之。

胃仓

《甲乙经》曰：胃仓在第十二椎下两旁各三寸陷者中，足太阳脉气所发《气府论》王注云：上直意舍。《铜人经》曰：在十二椎下两旁，相去各三寸。

肓门

《甲乙经》曰：肓门在第十三椎下两旁各三寸叉肋间，足太阳脉气所发《气府论》王注云：上直胃仓。《铜人经》曰：在十三椎下两旁，相去各三寸，叉肋间，其《明堂上经》作异经云：与鸠尾相直。《资生经》云：《铜人》云肾俞在十四椎下两旁各寸半，与脐平。肓门在十三椎下，相去各三寸，与鸠尾相直，肾俞既与脐平，肓门乃与鸠尾相直，亦可疑也。

京门　一名气府，一名气俞

《脉经·二卷》曰：针京门。《三卷》曰：肾募在京門○甲乙經曰京門腎募也一名氣府一名氣俞在監骨下腰中挾脊季肋下一寸八分○骨空論曰兩季脇之間灸之王注云京門穴腎募也在髂骨與腰中季脇本俠脊○千金方云京門在監骨腰中季肋本俠脊○銅人經曰京門二穴一名氣腧一名氣府腎之募在監骨腰中季脇本夾脊一云在臍上五分旁九寸半季肋本夾脊側卧屈上足伸下足舉臂取之

志室　甲乙經曰志室在第十四椎下兩傍各三寸陷者中足太陽脉氣所發正坐取之氣府論王注云上直肓門○明堂下經曰志室在第十四椎下兩傍各三寸半陷者中正坐微俛而取之○銅人經曰在十四椎下兩旁各三寸陷中正坐取之○資生經曰明下云兩旁各三寸半明堂上經作兩旁各三寸與銅人經同而下經乃作三寸半必是分外半字也

胞肓　骨空論曰尻上五行行五○水熱穴論曰尻上五行行五者此腎俞○甲乙經曰胞肓在第十九椎下兩傍各三寸陷者中足太陽脉氣所發伏而取之氣府論王注云上直志室○明堂下經曰胞肓在第十九椎下兩傍各三寸陷者中俛而取之○銅人經曰在十九椎下兩旁各三寸陷中伏而取之

募在京门。《甲乙经》曰：京门，肾募也。一名气府，一名气俞，在监骨下腰中，侠脊季肋下一寸八分。《骨空论》曰：两季胁之间灸之王注云：京门穴，肾募也，在髂骨与腰中季胁本侠脊。《千金方》云：京门在监骨腰中季胁本侠脊。《铜人经》曰：京门二穴，一名气腧，一名气府。肾之募在监骨腰中季胁本夹脊，一云在脐上五分旁九寸半，季肋本夹脊侧卧，屈上足伸下足，举臂取之。

志室

《甲乙经》曰：志室在第十四椎下两旁各三寸陷者中，足太阳脉气所发，正坐取之《气府论》王注云：上直肓门。《明堂下经》曰：志室在第十四椎下两旁，各三寸半陷者中，正坐微俯而取之。《铜人经》曰：在十四椎下两旁各三寸陷中，正坐取之。《资生经》曰：《明下》云两旁各三寸半。《明堂上经》作两旁各三寸与《铜人经》同，而《下经》乃作三寸半，必是分外半字也。

胞肓

《骨空论》曰：尻上五行行五。《水热穴论》曰：尻上五行行五者，此肾俞。《甲乙经》曰：胞肓在第十九椎下两旁各三寸陷者中，足太阳脉气所发，伏而取之《气府论》王注云：上直志室。《明堂下经》曰：胞肓在第十九椎下两旁各三寸陷者中，俯而取之。《铜人经》曰：在十九椎下两旁各三寸陷中，伏而取之。

秩邊　甲乙經曰秩邊在第二十一椎下兩傍各三寸陷者中足太陽脉氣所發伏而取之氣府論王注云上直胞肓○明堂上經曰在二十椎下兩旁各三寸○銅人經曰在二十椎下兩旁各三寸陷中伏而取之○資生經曰素問氣府論注曰秩邊在二十一椎下兩旁上直胞肓兩銅人經明堂經二十椎下不同未知其孰是姑兩存之○○以上二十八穴當準千金方除脊各三寸取穴

承扶一名肉郄一名陰關一名皮部　甲乙經曰承扶一名肉郄一名陰關一名皮部在尻臀下股陰腫當作衝上約文中○明堂下經曰扶承在尻臀下衡文中○千金方曰扶承在尻臀下股陰下文中一云尻臀下横文中○銅人經曰扶承一名肉郄一名陰關一名皮部在尻臀下股陰衝上文中

殷門　刺腰痛篇曰衡絡之脉令人腰痛不可以俛仰仰則恐仆得之舉重傷腰衡絡絕惡血歸之王注云衡横也謂太陽之外絡自腰中横入髀外後而下與中經合於膕中者今舉重傷腰則横絡絕中經獨盛故腰痛不可以俛仰矣一經作行絡之脉傳寫魚魯之誤也若是行脉中誥不應取太陽脉委陽殷門之穴也刺之在郄陽筋之間上郄數寸衡居口傳為二痏出血王注云横居二穴謂委陽殷門平視横相當也郄陽謂浮郄穴上側委陽

秩边

《甲乙经》曰：在第二十一椎下两旁各三寸陷者中，足太阳脉气所发，伏而取之《气府论》王注云：上直胞肓。《明堂上经》曰：在二十椎下两旁各三寸。《铜人经》曰：在二十椎下两旁各三寸陷中，伏而取之。《资生经》曰：《素问·气府论》注曰：秩边在二十一椎下两旁上直胞肓两，《铜人经》《明堂经》二十椎下不同。未知其孰是，姑两存之。以上二十八穴当准《千金方》，除脊各三寸取穴。

承扶　一名肉郄，一名阴关，一名皮部

《甲乙经》曰：承扶一名肉郄，一名阴关，一名皮部，在尻臀下股阴肿当作冲上约文中。《明堂下经》曰：扶承在尻臀下衡文中。《千金方》曰：扶承在尻臀下股阴下文中一云尻臀下横文中。《铜人经》曰：扶承一名肉郄，一名阴关，一名皮部，在尻臀下股阴冲上文中。

殷门

《刺腰痛篇》曰：衡络之脉，令人腰痛不可以俯仰，仰则恐仆得之，举重伤腰，衡络绝，恶血归之。王注云：衡，横也。谓太阳之外络，自腰中横入髀外后而下与中经合于腘中者，今举重伤腰，则横络绝，中经独盛。故腰痛不可以俯仰矣，一经作行络之脉，传写鱼鲁之误也。若是行脉，《中诰》不应，取太阳脉委阳、殷门之穴也。刺之在郄，阳筋之间，上郄数寸衡居口传，为二痏出血王注云：横居二穴谓委阳、殷门，平视横相当也。郄阳谓浮郄穴，上侧委阳穴也筋之間謂膝後膕上兩筋之間殷門穴也二穴各去臀下横文同身寸之六寸故曰上郄數寸也○新校正云詳王氏云浮郄穴上側委陽穴也按甲乙經委陽在浮郄穴下一寸不得言上側也○會陰脉令人腰痛刺直陽之脉上三痏在蹻上郄下五寸横居王注云是謂承筋穴○甲乙經曰殷門在肉郄下六寸

浮郄　甲乙經曰浮郄在委陽上一寸屈千金方作展膝得之

委陽　氣穴論曰委陽二穴○本輸篇曰三焦下腧在於足大指當作陽之前少陽之後出於膕中外廉名曰委陽是太陽絡也手少陽經也　三焦者足

經脉發揮　二　三八

少陽太陰當作陽之所將太陽之別也上踝五寸別入貫腨腸出於委陽並太陽之正入絡膀胱約下焦○邪氣藏府病形篇曰三焦合入於委陽　委陽者屈疑屈字衍伸而索之○刺腰痛篇曰解脉令人腰痛刺解脉在膝筋肉分間郄外廉之横脉出血○又曰郄陽筋之間○甲乙經曰委陽三焦下輔腧也在足太陽之前少陽之後出於膕中外廉兩筋間扶承下六寸此足太陽之別絡也屈身而取之○銅人經曰在足太陽之前少陽之後出於膕中外廉兩筋間屈伸取扶承下六寸○醫學綱目

穴也。筋之间谓膝后腘，上两筋之间殷门穴也，二穴各去臀下横文同身寸之六寸，故曰上郄数寸也。新校正云：详王氏云浮郄穴，上侧委阳穴也。按《甲乙经》，委阳在浮郄穴下一寸，不得言上侧也。会阴脉令人腰痛，刺直阳之脉上三痏，在跷上郄下五寸横居王注云是谓承筋穴。《甲乙经》曰：殷门在肉郄下六寸。

浮郄

《甲乙经》曰：浮郄在委阳上一寸，屈《千金方》作展膝得之。

委阳

《气穴论》曰：委阳二穴。《本输篇》曰：三焦下腧在于足大指当作阳之前，少阳之后，出于腘中外廉，名曰委阳，是太阳络也，手少阳经也。三焦者足少阳太阴当作阳之所将太阳之别也。上踝五寸，别入贯腨肠，出于委阳，并太阳之正入络膀胱约下焦。《邪气脏腑病形篇》曰：三焦合入于委阳。委阳者屈疑屈字衍伸而索之。《刺腰痛篇》曰：解脉令人腰痛，刺解脉，在膝筋肉分间郄外廉之横脉出血。又曰：郄阳筋之间。《甲乙经》曰：委阳、三焦下辅腧也，在足太阳之前，少阳之后，出于腘中外廉两筋间扶承下六寸，此足太阳之别络也，屈伸而取之。《铜人经》曰：在足太阳之前，少阳之后出于腘中外廉两筋间，屈伸取扶承下六寸。《医学纲目》

八卷曰：《甲乙经》云委阳，在足太阳之前，少阳之后，出于腘中外廉两筋间，承扶下六寸，此足太阳之别络，屈身而得之。详《铜人》云：委阳在承扶下六寸，以今经文考之，当云一尺六寸。谨按经文论当作谓委阳，在足太阳之前，少阳之后，出于腘中外廉。又按经文取合穴法，取委阳者屈伸而索之，取阳陵泉者正竖膝与之齐，下至委阳之前取之，是知委者阳曲也。委中即两腘之中央，委阳即曲脷之阳分，约文之尽处，两筋间是。推其分野，正当太阳少阳之间，内外廉疑廉字衍之界，故曰太阳之前，少阳之后，腘中外廉也。其穴正在约文尽处，两筋之间，屈伸而得之，故取法曰屈伸索之也。只正膝与之齐，阳陵泉正对其穴，故曰取阳陵泉者，下至委阳之前取之也。又考诸尺寸则承扶下至其穴，正得一尺六寸，故愚断然谓《甲乙》脱去“一尺”二字，无疑也。

委中　一名郄中，一名血郄

《气府论》曰：委中以下至足小指旁各六俞。《本输篇》曰：入于委中，委中当有者在二字腘中央为合，委而取之。《邪气脏腑病形篇》曰：膀胱合入于委中央央字疑衍，委中者，屈而取之。《水热穴论》曰：云门、髃骨、委中、髓空此八者，以泻四支之热也。

○刺瘧篇曰足太陽之瘧令人腰痛刺郄中出血○刺腰痛篇曰足太陽脉令人腰痛刺其郄中○又曰解脉令人腰痛刺解脉在郄中結絡如黍米刺之血射以黒見赤血而已○甲乙經曰委中者土也在膕中央約文中動脉足太陽脉之所入也爲合○明堂上經曰甄權云在曲脷內兩筋兩骨中宛宛是下經有也字令下經有病字人下經有合字而下經有卧舒二字挺腹地而腹地而三字下經作兩脚二字取之○骨空論王注曰膕謂膝解之後曲脚之中委中穴背而取之脉動應手足太陽脉之所入水熱穴論注刺熱篇注云在足膝後屈處

合陽　甲乙經曰合陽在膝約文中央下二寸○千金方曰在膝約中央下三寸

承筋一名直腸一名腨腸　刺腰痛篇曰會陰之脉令人腰痛王注云足太陽之中經也其脉循腰下會於後陰故曰會陰之脉刺直陽陽當腸字之脉上三痏在蹻上郄下五寸横居王注云直陽之脉則太陽之脉俠脊下行貫臀下至膕中下循腨過外踝之後條直而行者故曰直陽之脉也蹻爲陽蹻所生申脉穴在外踝下也郄下則膕下也言此刺處在膕下同身寸之五寸上承郄中之穴下當申脉之位是謂承筋穴即腨中央如外陷者中也太陽脉氣所發○新校正云詳上云會陰之脉令人腰痛此云刺直陽之脉者詳此直陽之脉即會陰之脉也文變而事不殊又承筋穴注云腨中央如外以甲乙經及骨空論注無如外二字○甲乙經曰承筋一名腨腸一名

《刺疟篇》曰：足太阳之疟，令人腰痛，刺郄中出血。《刺腰痛篇》曰：足太阳脉令人腰痛，刺其郄中。又曰：解脉令人腰痛，刺解脉在郄中结络如黍米，刺之血射，以黑见赤血而已。《甲乙经》曰：委中者，土也。在腘中央约文中动脉，足太阳脉之所入也，为合。《明堂上经》曰：甄权云在曲脷内两筋两骨中宛宛是《下经》有也字。令《下经》有病字人《下经》有合字而《下经》有卧舒二字挺腹地而腹地而三字《下经》作两脚二字取之。《骨空论》王注曰：腘谓膝解之后，曲脚之中委中穴，背而取之。脉动应，手足太阳脉之所入《水热穴论》注、《刺热篇》注云：在足膝后屈处。

合阳

《甲乙经》曰：合阳在膝约文中央下二寸。《千金方》曰：在膝约中央下三寸。

承筋　一名直肠，一名腨肠

《刺腰痛篇》曰：会阴之脉令人腰痛王注云：足太阳之中经也，其脉循腰下会于后阴，故会阴之脉，刺直阳阳当肠字之脉上三痏，在跷上郄下五寸横居王注云：直阳之脉，则太阳之脉侠脊下行，贯臀下至腘中，下循腨，过外踝之后条直而行者，故曰直阳之脉也。跷为阳跷所生，申脉穴在外踝下也，郄下则腘下也。言此刺处在腘下同身寸之五寸，上承郄中之穴，下当申脉之位是谓承筋穴，即腨中央，如外陷者中也，太阳脉气所发。新校正云：详上云会阴之脉令人腰痛，此云刺直阳之脉者详此。直阳之脉即会阴之脉也，文变而事不殊。又承筋穴注云：腨中央如外以《甲乙经》及《骨空论》注无如外二字。《甲乙经》曰：承筋一名腨肠，一名直肠，在腨肠中央陷者中，足太阳脉气所发。《明堂上经》曰：在胫后从脚跟后到《千金方》无后到二字上七寸腨中央陷中。

承山　一名鱼腹，一名肉柱，一名伤山。伤，肠字误

《卫气篇》曰：气在胫者，止之于气街于承山踝上以下。《刺腰痛篇》曰：阳维之脉令人腰痛，刺阳维之脉，脉与太阳合腨下间，去地一尺所当飞扬穴。王注云：腨下去地正同身寸之一尺，是则承光穴。在锐腨肠下肉分间陷者中，以其取腨肠下肉分间，故云合腨下间。新校正云：按穴之所在，乃承山穴，非承光也，山字误为光。又曰：厥阴之脉令人腰痛，刺厥阴之脉，在腨踵踵当肠字鱼腹之外，循之累累然，乃刺之王注云：腨踵者，言脉在腨外侧下当足跟也。形势如卧鱼之腹，故曰鱼腹之外也。循其分肉有血络累累然，乃刺出之。此正当蠡沟穴，分足厥阴之络，在内踝上五寸别走少阳者。一经作足厥阴是传写草书，厥字为居也。《骨空论》曰：腨下陷脉灸之。《甲乙经》曰：承山一名鱼腹，一名肉柱，在兑腨肠下分肉间陷者中。《千金方》曰：承山一名鱼腹，一名伤山，一名肉柱。《铜人经》曰：承山一名鱼腹，一名肉柱，一名伤山。《资生经》曰：一云在腿肚下分肉间。

飞扬　一名厥阳

《经脉篇》曰：足太阳之别，名曰飞扬。去踝七寸，别走少阴。《刺腰痛篇》曰：飞阳之脉令人腰痛，刺飞阳之脉，在内踝上五寸当八寸。新校正云：按《甲乙经》作二

寸少陰之前與陰維之會王注云：內踝後上同身寸之五寸復溜穴，少陰脉所行。內踝之後築賓穴，陰維之郄。少陰之前，陰維之會，以三脉會在此穴分位也。○新校正云：按甲乙經足太陽之絡，別走少陰者，名曰飛陽，在外踝上七寸。又云：築賓陰維之郄在內踝上腨分中復溜穴，在內踝上二寸。今此經注都與甲乙不相合者，疑經注中五寸字當作二寸，則素問與甲乙相應矣。○又曰陽維之脉令人腰痛，刺陽維之脉，脉與太陽合腨下間，去地一尺所當飛陽穴。○甲乙經曰：飛陽一名厥陽，在足明堂下經無足字外踝上七寸下經有陷者中三字，足太陽絡別走少陰。○銅人經曰：在足外踝上九寸明堂千金並云九寸。

附陽　甲乙經曰：附陽，陽蹻之郄，在足外踝上三寸太陽前，少陽後筋骨間氣府論王注云：謹取之。○明堂上經曰：陽蹻在外踝前一寸。○明堂下經曰：附陽在外踝上三寸一本作二寸，資生經云：恐二字當作三後，筋骨間陷者陷者一本作宛宛中。○千金方及銅人經曰付陽千金方屬足少陽。○資生經曰：按素問氣府論陽蹻穴注云謂附陽穴也，在外踝上三寸。竊意陽蹻即付陽也，及考氣穴論陰陽蹻四穴注云陽蹻穴是謂申脉，陽蹻所出，則是陽蹻乃申脉，非附陽矣。故明堂下經既有附陽在外踝上二寸，上經又有陽蹻在外踝前一寸。一寸二寸既異，是附陽陽蹻各是一穴也。但不

寸，少阴之前，与阴维之会王注云：内踝后上同身寸之五寸复溜穴，少阴脉所行。内踝之后筑宾穴，阴维之郄。少阴之前，阴维之会，以三脉会在此穴分位也。新校正云：按《甲乙经》足太阳之络，别走少阴者，名曰飞扬，在外踝上七寸。又云：筑宾、阴维之郄在内踝上腨分中复溜穴，在内踝上二寸。今此经注都与《甲乙》不合者，疑经注中五寸字当作二寸，则《素问》与《甲乙》相应矣。又曰：阳维之脉令人腰痛，刺阳维之脉，脉与太阳合腨下间，去地一尺所当飞扬穴。《甲乙经》曰：飞扬一名厥阳在足《明堂下经》无足字外踝上七寸《下经》有陷者中三字，足太阳络别走少阴。《铜人经》曰：在足外踝上九寸《明堂》《千金》并云九寸。

附阳

《甲乙经》曰：附阳，阳跷之郄，在足外踝上三寸太阳前，少阳后筋骨间《气府论》王注云：谨取之。《明堂上经》曰：阳跷在外踝前一寸。《明堂下经》曰：附阳在外踝上三寸一本作二寸，《资生经》云：恐二字当作三后，筋骨间陷者陷者一本作宛宛中。《千金方》及《铜人经》曰付阳《千金方》，属足少阳。《资生经》曰：按《素问·气府论》阳跷穴注云谓附阳穴也，在外踝上三寸。窃意阳跷即付阳也，及《考气穴论》阴、阳跷四穴注云阳跷穴是谓申脉，阳跷所出，则是阳跷乃申脉，非附阳矣。故《明堂下经》既有附阳在外踝上二寸，《上经》又有阳跷在外踝前一寸。一寸、二寸既异。是附阳、阳跷各是一穴也。但不

知《素问》之注何故前后相背耶？

昆仑

《本输篇》曰：行于昆仑，昆仑当有者字在外踝之后，跟骨之上为经。《甲乙经》曰：昆仑者，火也。在足外踝后跟骨上陷者中，细脉动应，手足太阳脉之所行也，为经。《明堂下经》曰：在外踝后五分，筋骨间陷者中。《千金方》曰：足太阳在外踝后一寸宛宛中。《明堂上经》曰：上昆仑针五分，下昆仑外踝下一寸大筋下。《资生经》曰：明堂有上昆仑，又有下昆仑。《铜人》只云昆仑而不载下昆仑，岂《铜人》不全耶？抑名不同，未可知也。但《上经》云：内昆仑在外踝下一寸，《下经》云：内昆仑在内踝后五分，未知其孰是。予谓既云内昆仑，则当在内踝后矣。下经之穴为通，上昆仑在外踝故也。

仆参　一名安邪

《甲乙经》曰：仆参，一名安邪，在《千金方》有足字跟骨下陷者中，拱足取之。足太阳脉之所行也，为经《刺腰痛篇》王注云：陷者中，细脉动应，手足太阳、阳跷二脉之会。《明堂下经》曰：在跟骨下陷者中，拱足得之。又曰在足跟下白肉际陷者中，拱足取之。《铜人经》曰：在跟骨下陷中，拱足得之。

申脉

《缪刺论》曰：邪客于足阳跷之脉，令人目痛，从内眦始刺，外踝下半寸所各二痏王注云：在外踝下陷者中。《刺腰痛篇》王注云：在外踝下同身寸之五分。《甲乙经》曰：申脉，阳跷所生也。在足外踝下陷者中，容爪甲许。《明堂上经》曰：阳跷在外踝前一寸陷宛中。《铜人经》曰：申脉二穴，阳跷所处，在足外踝下陷中，容爪甲白肉际《气穴论》王注云：阳跷所出。《资生经》曰：《明堂上经》有阳跷穴，而《铜人》无此穴。惟有申脉二穴。阳跷脉所出，在外踝下陷中，与阳跷穴同，而未知其故。予按《素问·气穴论》阴、阳跷穴注云：阳跷穴是谓申脉，阳跷所出，在外踝下陷中。以与《铜人》申脉穴合，是则阳跷即申脉也，故附《明堂》阳跷于申脉之后。

金门　一名关梁

《刺疟篇》曰：足太阳之疟令人腰痛，刺郄中出血王注云：太阳之郄，是谓金门。金门在足外踝下。一名曰关梁，阳维所别属也。《黄帝中诰图经》云：委中主之。则古法以委中为郄中也，委中在腘中央约文中动脉，足太阳脉之所入也。新校正云：详刺郄中。《甲乙经》作腘中。今王氏两注之，当以腘中为正也。《甲乙经》曰：金门在足太阳郄一空，在足外踝下《千金方》有陷中二字，一名关梁，阳维所别属也。

京骨

《本输篇》曰：过于京骨。京骨当有者在二字，足外侧《千金方》作节大骨下赤《明堂下经》无赤字白肉际陷者中，按而得之。足太阳脉之所过也，为原。

束骨　本輸篇曰注於束骨束骨當有者在二字本節之後陷者中也為腧○甲乙經曰束骨者木也在足明堂下經有下字小指外側本節後氣穴論王注有赤白肉際四字陷者中足太陽脉之所注也為俞

通谷　本輸篇曰溜於通谷通谷當有者在二字本節之前外側也為滎○甲乙經曰通谷者水也在足小指外側本節前陷者中足太陽脉之所溜也為滎

至陰　本輸篇曰膀胱出於至陰至陰者當有在字足小指之端也為井金○繆刺論曰邪客於足太陽之絡刺足小指爪甲上與肉交者各一痏○甲乙經曰膀胱出於至陰至陰者金也在足小指外側去爪甲氣穴論王注有角字如韭葉足太陽脉之所出也為井○明堂下經曰在足小指外側去爪甲角如韭葉宛宛中

束骨

《本输篇》曰：注于束骨。束骨当有者在二字本节之后陷者中也，为腧。《甲乙经》曰：束骨者，木也。在足《明堂下经》有下字小指外侧本节后《气穴论》王注有赤白肉际四字陷者中，足太阳脉之所注也，为俞。

通谷

《本输篇》曰：溜于通谷。通谷当有者在二字，本节之前外侧也，为荥。《甲乙经》曰：通谷者，水也。在足小指外侧本节前陷者中，足太阳脉之所溜也，为荥。

至阴

《本输篇》曰：膀胱出于至阴。至阴者当有在字，足小指之端也，为井金。《缪刺论》曰：邪客于足太阳之络，刺足小指爪甲上，与肉交者各一痏。《甲乙经》曰：膀胱出于至阴。至阴者，金也。在足小指外侧去爪甲《气穴论》王注有角字如韭叶。足太阳脉之所出也，为井。《明堂下经》曰：在足小指外侧去爪甲角如韭叶宛宛中。

補

足少陰脈氣所發者九穴氣府論曰足少陰舌下

湧泉　然谷　水泉　太谿　大鍾　復留　承命　築賓　陰谷

湧泉一名地衝　本輸篇曰腎出於湧泉湧泉者當有在字足心也為井木○骨空論曰取足心者使之跪○繆刺論曰邪客於足少陰之絡刺足下中央之脈各三痏○甲乙經曰腎出於湧泉湧泉者木也一名地衝在足心陷者中屈足捲指宛宛中足少陰脈之所出也為井○明堂下經曰在脚心底宛宛中白肉際屈足捲指得之○千金方肝藏卷曰在脚心大指下大筋○又婦人病第八曰在足心陷者中

然谷一名然骨一名龍淵一名龍泉　本輸篇曰溜於然谷然谷當有者在二字然骨之下當有陷字者當有中字也為榮○繆刺論曰邪客於足少陰之絡刺然骨之前出血○又曰傷少陰之絡刺足內踝之下然骨之前王注云此少陰之絡也○甲乙經曰然谷者火也一名龍淵千金方作龍泉在足內踝前起大骨下陷者中足少陰脈之所溜也為榮千金婦人方上卷云在內踝前直下一寸○○甲乙經曰照海陰蹻之所生在足內踝下一寸水熱穴論王注無一寸二字○明堂

經脈發揮

足少阴脉气所发者九穴《气府论》曰：足少阴，舌下

涌泉　然谷　水泉　太溪　大钟　复溜　承命　筑宾　阴谷

涌泉　一名地冲

《本输篇》曰：肾出于涌泉。涌泉者当有在字，足心也，为井木。《骨空论》曰：取足心者，使之跪。《缪刺论》曰：邪客于足少阴之络，刺足下中央之脉各三痏。《甲乙经》曰：肾出于涌泉。涌泉者，木也。一名地冲，在足心陷者中，屈足捲指宛宛中。足少阴脉之所出也，为井。《明堂下经》曰：在脚心底宛宛中白肉际，屈足捲指得之。《千金方·肝脏卷》曰：在脚心大指下大筋。又《妇人病第八》曰：在足心陷者中。

然谷　一名然骨，一名龙渊，一名龙泉

《本输篇》曰：溜于然谷。然谷当有者在二字，然骨之下当有陷字者当有中字也，为荥。《缪刺论》曰：邪客于足少阴之络，刺然骨之前出血。又曰：伤少阴之络，刺足内踝之下，然骨之前王注云：此少阴之络也。《甲乙经》曰：然谷者，火也。一名龙渊《千金方》作龙泉，在足内踝前起大骨下陷者中，足少阴脉之所溜也，为荥《千金妇人方》上卷云：在内踝前，直下一寸。《甲乙经》曰：照海、阴跷之所生，在足内踝下一寸《水热穴论》王注无一寸二字。《明堂

上經曰陰蹻二穴在內踝下陷宛中○明堂下經曰陰蹻二穴在足內踝下陷者中○千金方曰照海陰蹻脉所生在足內踝下容爪甲○又婦人病第八曰在內踝下四分○銅人經曰陰蹻脉所生在內踝下○資生經曰明堂上下經有陰蹻穴而銅人無之惟有照海穴亦在內踝下與陰蹻同而未知其故予按素問氣穴論陰陽蹻穴在內踝下是謂照海陰蹻所生則與銅人照海穴合矣則是陰蹻即照海也故附陰蹻于照海之末○○千金方曰漏陰穴在內踝下五分微動脉上

經脉發揮五

水泉 甲乙經曰水泉足少陰之郄去太谿下一寸在足內踝下○千金方曰在太谿下一寸內踝下足少陰郄也

太谿 一名呂細 本輸篇曰注於太谿太谿當有者在二字內踝之後跟骨之上陷中者當作者中也為腧○九鍼十二原篇曰陰中之太陰腎也其原出於太谿太谿二○氣交變大論曰歲土太過腎水受邪太谿絕者死不治○至真要大論曰太陰司天病本於腎太谿絕死不治○太陰之復甚則入腎太谿絕死不治○甲乙經曰太谿者土也在足內踝後跟骨上

上经》曰：阴跷二穴在内踝下陷宛中。《明堂下经》曰：阴跷二穴在足内踝下陷者中。《千金方》曰：照海，阴跷脉所生，在足内踝下容爪甲。又《妇人病第八》曰：在内踝下四分。《铜人经》曰：阴跷脉所生，在内踝下。《资生经》曰：《明堂上下经》有阴跷穴，而《铜人》无之。惟有照海穴，亦在内踝下，与阴跷同，而未知其故。予按《素问气穴论》阴、阳跷穴在内踝下，是谓照海，阴跷所生，则与《铜人》照海穴合矣。则是阴跷即照海也，故附阴跷于照海之末。《千金方》曰：漏阴穴在内踝下五分，微动脉上。

水泉

《甲乙经》曰：水泉，足少阴之郄。去太溪下一寸，在足内踝下。《千金方》曰：在太溪下一寸，内踝下足少阴郄也。

太溪 一名吕细

《本输篇》曰：注于太溪。太溪当有者在二字，内踝之后跟骨之上陷中者当作者中也，为腧。《九针十二原篇》曰：阴中之太阴，肾也。其原出于太溪，太溪二。《气交变大论》曰：岁土太过，肾水受邪。太溪绝者死，不治。《至真要大论》曰：太阴司天病本于肾，太溪绝死，不治。太阴之复，甚则入肾。太溪绝死不治。《甲乙经》曰：太溪者，土也。在足内踝后跟骨上動脈陷者中，足少陰脈之所注也，爲俞明堂下經無陷者二字。○○明堂下經曰：內崑崙在內踝後五分。○○千金方曰：足太陰在內踝後白肉際骨陷宛宛中。

大鍾 經脈篇曰：足少陰之別，名曰大鍾。當踝後繞跟，別走太陽。○甲乙經曰：大鍾在足跟後衝中，別走太陽。足少陰絡刺瘧篇王注云：在足內踝後衝中，少陰絡也。○刺腰痛篇王注云：在足跟後衝中動脈，足少陰之絡。○水熱穴論王注云：在足內踝後衝中。○新校正云：諸注不同，當以甲乙經爲正。

復溜一名昌陽，一名伏白 本輸篇曰：行於復溜。復溜當有者在二字，上內踝二寸動而不休，爲經。○刺腰痛篇曰：昌陽之脈令人腰痛，刺內筋爲二痏。在內踝上大筋前太陰後，上踝二寸所王注云：陰蹻脈也。陰蹻者，足少陰之別也。內筋謂大筋之前分肉也。太陰後大筋前，即陰蹻之郄，交信穴也。在內踝上同身寸之二寸。少陰前太陰後，筋骨之間陷者之中。○足少陰令人腰痛，刺少陰於內踝上二痏王注云：按內經中誥流注圖經少陰脈穴俞所主，此腰痛者當刺內踝上，則正復溜穴也。復溜在內踝後上同身寸之二寸，動脈陷者中。○氣穴論曰：踝上横二穴王注云：內踝上者，交信穴也。交信去內踝上同身寸之二寸，少陰前太陰後，筋骨間，陰蹻之郄。外踝上附陽穴也。附陽去外踝上同身寸之三寸，太陽前少陰後，筋骨間，陽蹻之郄。○新校正云：按甲乙經附陽作付陽。○甲乙經曰：復溜千金方作伏留者，金也。一名伏白，一名昌陽。在足內踝上二寸陷者中，足少陰

經脈發揮

动脉陷者中，足少阴脉之所注也，为俞《明堂下经》无陷者二字。《明堂下经》曰：内昆仑在内踝后五分。《千金方》曰：足太阴在内踝后白肉际骨陷宛宛中。

大钟

《经脉篇》曰：足少阴之别，名曰大钟。当踝后绕跟，别走太阳。《甲乙经》曰：大钟在足跟后冲中，别走太阳。足少阴络《刺疟篇》王注云：在足内踝后街中，少阴络也。《刺腰痛篇》王注云：在足跟后街中动脉，足少阴之络。《水热穴论》王注云：在足内踝后街中。新校正云：诸注不同，当以《甲乙经》为正。

复溜 一名昌阳，一名伏白

《本输篇》曰：行于复溜。复溜当有者在二字，上内踝二寸动而不休，为经。《刺腰痛篇》曰：昌阳之脉令人腰痛，刺内筋为二痏。在内踝上大筋前太阴后，上踝二寸所王注云：阴跷脉也。阴跷者，足少阴之别也。内筋谓大筋之前分肉也。太阴后大筋前，即阴跷之郄，交信穴也。在内踝上同身寸之二寸。少阴前太阴后，筋骨之间陷者中。足少阴令人腰痛，刺少阴于内踝上二痏王注云：按《内经中诰流注图经》少阴脉穴俞所主，此腰痛者当刺内踝上，则正复溜穴也。复溜在内踝后上同身寸之二寸，动脉陷者中。《气穴论》曰：踝上横二穴王注云：内踝上者，交信穴也。交信去内踝上同身寸之二寸，少阴前太阴后，筋骨间，阴跷之郄。外踝上附阳穴也。附阳去外踝上同身寸之三寸，太阳前少阴后，筋骨间，阳跷之郄。新校正云：按《甲乙经》附阳作付阳。《甲乙经》曰：复溜《千金方》作伏留者，金也。一名伏白，一名昌阳。在足内踝上二寸陷者中，足少阴

脉之所行也爲經○明堂下經曰復留二穴在足内踝上二寸脉動中陷者是○○甲乙經曰交信在足内踝上二寸少陰前太陰後筋骨間陰蹻之郄○明堂下經曰在内踝上二寸後廉筋間陷者中○千金方曰在内踝上二寸少陰前太陰後廉銅人經有前字筋骨間銅人經有腨字○資生經曰按素問氣府論陰蹻穴注云謂交信也在内踝上二寸少陰前太陰後筋骨間陰蹻之郄竊意陰蹻即交信也至氣穴論陰陽蹻穴注乃云陰蹻穴在内踝下是謂照海陰蹻所生則是陰蹻乃照海非交信矣故明堂下經既有交信穴在内踝上又出陰蹻穴在内踝下上下不同蓋二穴也但不知素問之注何故前後自異學者毋信其一注而不考其又有一注也

承命　千金翼二十七曰承命在内踝後上行三寸動脉上

築賓　刺腰痛篇曰飛陽之脉令人腰痛刺飛陽之脉在内踝上五寸新校正云按甲乙經作二寸少陰之前與陰維之會王注云内踝後上同身寸之五寸復溜穴少陰脉所行内踝之後築賓穴陰維之郄少陰之前陰維之會以三脉會在此穴分位也○新校正云按甲乙經足太陽之絡别走少陰

脉之所行也，为经。《明堂下经》曰：复溜二穴在足内踝上二寸脉动中陷者是。《甲乙经》曰：交信在足内踝上二寸，少阴前太阴后，筋骨间，阴跷之郄。《明堂下经》曰：在内踝上二寸后廉，筋间陷者中。《千金方》曰：在内踝上二寸，少阴前太阴后廉《铜人经》有前字筋骨间《铜人经》有腨字。《资生经》曰：按《素问·气府论》阴跷穴注云：谓交信也，在内踝上二寸。少阴前太阴后筋骨间，阴跷之郄。窃意阴跷即交信也。至《气穴论》阴、阳跷穴注乃云：阴跷穴在内踝下，是谓照海。阴跷所生，则是阴跷乃照海，非交信矣。故《明堂下经》既有交信穴在内踝上。又出阴跷穴在内踝下，上下不同，盖二穴也。但不知《素问》之注何故前后自异。学者毋信其一注，而不考其又有一注也。

承命

《千金翼·二十七》曰：承命在内踝后上行三寸动脉上。

筑宾

《刺腰痛篇》曰：飞阳之脉令人腰痛，刺飞阳之脉，在内踝上五寸新校正云：按《甲乙经》作二寸，少阴之前，与阴维之会王注云：内踝后上同身寸之五寸复溜穴，少阴脉所行。内踝之后筑宾穴，阴维之郄。少阴之前，阴维之会。以三脉会在此穴分位也。新校正云：按《甲乙经》足太阳之络，别走少阴者名曰飛陽在外踝上七寸又云築賓陰維之郄在內踝上腨分中復溜穴在內踝上二寸今此經注都與甲乙不合者疑經注中五寸字當作二寸則素問與甲乙相應矣〇甲乙經曰築賓陰維之郄在足內踝上腨分中〇明堂上下經曰在足內踝上

陰谷　本輸篇曰入於陰谷陰谷當有者在二字輔骨之後大筋之下小筋之上也按之應手屈膝而得之爲合〇甲乙經曰陰谷者水也在膝下千金方無下字內輔骨千金方氣穴論王注有之字後太筋之下小筋之上按之應手屈膝千金方及王注有而字得之足少陰脉之所入也爲合〇銅人經曰在膝內輔骨後大筋下小筋上按之應手屈膝乃取之

者，名曰飞扬，在外踝上七寸。又云筑宾，阴维之郄，在内踝上腨分中。复溜穴，在内踝上二寸。今此经注都与《甲乙经》不合者，疑经注中五寸字当作二寸，则《素问》与《甲乙经》相应矣。《甲乙经》曰：筑宾，阴维之郄，在足内踝上腨分中。《明堂上下经》曰：在足内踝上。

阴谷

《本输篇》曰：入于阴谷。阴谷当有者在二字，辅骨之后，大筋之下小筋之上也，按之应手屈膝而得之，为合。《甲乙经》曰：阴谷者，水也。在膝下《千金方》无下字，内辅骨《千金方》《气穴论》王注有之字后，大筋之下小筋之上，按之应手。屈膝《千金方》及王注有而字得之，足少阴脉之所入也，为合。《铜人经》曰：在膝内辅骨后大筋下小筋上，按之应手，屈膝乃取之。

黄帝秘传经脉发挥卷之六

手厥阴脉气所发者十穴

乳中　天池　天泉　曲泽　郄门　间使　内关　大陵　劳宫　中冲

乳中

《刺禁论》曰：刺乳上中乳房为肿根蚀。《甲乙经》曰：乳中禁不可刺、灸。《铜人经》曰：当乳是足阳明，脉气所发。

天池　一名天会

《本输篇》曰：腋下三寸，手心主也，名曰天池。又曰在五里当是手心主五输之禁也以上五字恐误。《小针解篇》曰：夺阴者死，言取尺之五里《本输篇》云：尺动脉在五里，五往者也。《气穴论》曰：大禁二十五在天府下五寸五寸当三寸。《玉版篇》曰：岐伯曰迎之五里当输字，中道而止，五至而已，五往而脏之气尽矣，故五五二十五，而竭其输矣，此所谓夺其天当作大气者也，非能绝其命而倾其寿者也。《甲乙经》曰：天池一名天会，在乳后一寸，腋下三寸，著胁直掖《铜人经》便腋撅肋间。手厥阴、足少阳脉之会。《明堂下经》曰：在乳后一寸，著胁直掖撅肋间。又曰：在腋下三寸陷者中。《气府论》曰：足少阳脉气所发，掖下三寸。

王注云：掖下三寸同身寸也。掖下谓渊掖两筋天池。天池在乳后同身寸之三寸，掖下三寸，搓胁直掖撅肋间。手心主、足少阳二脉之会。《甲乙经》曰：天溪在胸乡下一寸六分陷者中，足太阴脉气所发，仰而取之。《经脉篇》曰：脾之大络，名曰大包。出渊腋下三寸，布胸胁。《甲乙经》曰：大包在渊腋下三寸，脾之大络布胸胁中，出九肋间及季胁端，别络诸阴者。《千金方》曰：在泉腋下三寸。

天泉　一名天湿

《甲乙经》曰：天泉一名天温，在曲腋下去臂《铜人经》无去臂二字二寸，举臂取之。《千金方》云：在腋下二寸，举腋取之。

曲泽

《本输篇》曰：入于曲泽。曲泽当有者在二字，肘内廉下陷者之中也。屈而得之，为合。《甲乙经》曰：曲泽者，水也。在肘内廉下《铜人经》无下字陷者中，屈肘《气穴论》王注有而字得之《铜人经》作取之。手心主脉之所入也，为合。

郄门

《甲乙经》曰：郄门，手心主之郄，去腕五寸。《千金方》曰：在掌后去腕五寸，手厥阴郄也。《外台秘要》曰：去内关五寸。《铜人经》曰：去腕五寸，手厥阴郄。

间使

《本输篇》曰：行于间使。间使之道之道二字当者在二字，两筋之间三寸当有陷者二字之中也。有过则至，无过则止，为经。《甲乙经》曰：间使者，金也。在掌后三寸，两筋间陷者中，手心主脉之所行也，为经。《千金方》曰：腕后三寸，或云掌后陷中。

内关

《经脉篇》曰：手心主之别名曰内关，去腕二寸，出于两筋之间。《甲乙经》曰：内关，手心主络，在掌后，去腕二寸《外台秘要》作五寸，别走少阳。

大陵

《本输篇》曰：注于大陵，大陵当有者在二字掌后两骨之间方下当有陷字者当有之中二字也，为腧。《九针十二原篇》曰：阳中之太阳，心也。其原出于大陵，大陵二。《脉经》二卷曰：心主在掌后横理中注云即大陵也。《甲乙经》曰：大陵者，土也。在掌后《气穴论》王注有骨字两筋间陷者中，手心主脉之所注也，为俞。

劳宫　一名五里，一名掌中

《本输篇》曰：溜于劳宫。劳宫当有者在二字，掌中中指本节之内间也，为荥。《甲乙经》曰：劳宫者，火也。一名五里，在掌中央动脉中《千金方》及《气穴论》王注无中字。手心主脉之所溜也，为荥。《明堂下经》曰：在手心中，以无名指屈指头着处是也。《铜人经》曰：劳宫在掌中央动脉中，以屈无名指取之。《资生经》曰：一名掌中。赵岐释《孟子》云：无名之指，手第四指也。今曰屈无名指着处是穴，盖屈第四指也注云：无名指当屈中指为是，今说屈第四指，非也。

中衝　本輸篇曰心出於中衝中衝當有者在二字手中指之端也爲井木○厥病篇曰耳鳴取手中指爪甲上○繆刺篇曰刺中指爪甲上與肉交者○甲乙經曰心主出於中衝中衝者木也在手中指之端去爪甲氣穴論王注有角字如韭葉陷者中手心主脉之所出也爲井○明堂下經曰在手中指之端去爪甲如韭葉陷者中○又曰手中指甲後一分

中冲

《本输篇》曰：心出于中冲，中冲当有者在二字，手中指之端也，为井木。《厥病篇》曰：耳鸣取手中指爪甲上。《缪刺篇》曰：刺中指爪甲上与肉交者。《甲乙经》曰：心主出于中冲。中冲者，木也。在手中指之端去爪甲《气穴论》王注有角字如韭叶陷者中，手心主脉之所出也，为井。《明堂下经》曰：在手中指之端去爪甲如韭叶陷者中。又曰手中指甲后一分。

手少阳脉气所发者三十二穴 今存十七穴

关冲 液门 中渚 阳池 外关 支沟 三阳 四渎 天井 清冷 臑会 肩贞 天髎 天牖 完骨 率谷 和髎

关冲

《气府论》曰：肘以下至手小指次指本各六俞。《本输篇》曰：三焦出于关冲，关冲者当有在字，手小指次指之端也，为井金。《热病篇》曰：臂内廉痛不可及头，取手小指次指爪甲下当作上，去端如韭叶。《厥病篇》曰：耳聋，取手小指次指爪甲上与肉交者。《缪刺论》曰：邪客于手少阳之络，刺手中当作小指次指爪甲上去端如韭叶。《甲乙经》曰：三焦上合手少阳，出于关冲。关冲者，金也。在手小指次指之端去爪甲如韭叶，手少阳脉之所出也，为井《资生经》云：一云握拳取之。

液门

《本输篇》曰：溜于液门，液门当有者在二字，小指次指之间也，为荥。《甲乙经》曰：液门者，水也。在《明堂下经》及《铜人经》有手字小指次指《下经》有之字间陷者中，手少阳脉之所溜也，为荥《资生经》云：一云握拳取之。

中渚

《本输篇》曰：注于中渚，中渚当有者在二字，本节之后陷者中也，为腧。《甲乙经》曰：中渚者，木也。在手小指次指本节后《明堂下经》及《气穴论》王注有间字陷者中，手少阳脉之所注也，为俞。

阳池　一名别阳

《本输篇》曰：过于阳池，阳池当有者字，在腕上陷者之中也，为原。《骨空论》曰：掌束骨下灸之。《甲乙经》曰：阳池一名别阳，在手表上《千金方》及《气穴论》王注无上字腕上陷者中，手少阳脉之所过也，为原。

外关

《经脉篇》曰：手少阳之别名曰外关，去腕二寸。《甲乙经》曰：外关，手少阳络，在腕后二寸陷者《明堂下经》有宛宛二字中，别走心者。

支沟　一名飞虎

《本输篇》曰：行于支沟，支沟当有者在二字，上腕三寸两骨之间陷者中也，为经。《甲乙经》曰：支沟者，火也。在腕后三寸两骨之《明堂下经》及《千金方》无之字间陷者中，手少阳脉之所行也，为经《千金方》又云：腕后臂外三寸。《甲乙经》曰：会宗二穴，手少阳郄在腕后三寸空中。《铜人经》曰：在腕后三寸空中一寸。

三阳络　一名通间

《骨空论》曰：臂骨空在臂阳去踝四寸，两骨空之间王注云：在支沟上同身寸之一寸，是谓通间。新校正云：按《甲乙经》支沟上一寸名三阳络，通间岂其别名欤。《甲乙经》曰：三阳络在臂上大交脉，支沟上一寸。《明堂上经》曰：在肘前五寸外廉陷者中《下经》有支沟上一寸五字。

四瀆　甲乙經曰四瀆在肘前五寸外廉陷者中

天井　本輸篇曰入於天井天井當有者字在肘外大骨之上陷者中也為合屈肘乃得之○甲乙經曰天井者土也在肘外大骨之後兩筋間陷者中屈肘得之手少陽脉之所入也為合○明堂上下經曰在肘外大骨之後肘後一寸兩筋間陷者中屈肘得之○千金方曰在肘後外大骨後一寸兩筋間陷者中屈肘得之○銅人經曰在肘外大骨後肘上一寸兩筋間陷中屈肘得之甄權云在曲肘後一寸又手按膝頭取之兩筋骨間○○甲乙經曰

戒殺　戒怒　戒暴　戒貪

慎篤　知機　保愛　恬退

守靜　陰騭

右三十味㕮咀為末用心火一斤腎水二椀慢火煎至五分連查不拘時候溫服

和氣丸

忍　心上有刃君子以含容成德　川下有火小人以忿怒殞身

專治大人小兒一切氣蠱氣脹咽喉氣塞胸膈氣悶肚腹氣滿通身瘀痺咬唇切齒瞋目握拳面紅

四渎

《甲乙经》曰：四渎在肘前五寸外廉陷者中。

天井

《本输篇》曰：入于天井，天井当有者字，在肘外大骨之上陷者中也，为合，屈肘而得之。《甲乙经》曰：天井者，土也。在肘外大骨之后两筋间陷者中，屈肘得之。手少阳脉之所入也，为合。《明堂上下经》曰：在肘外大骨之后，肘后一寸两筋间陷者中，屈肘得之。《千金方》曰：在肘外大骨后一寸，两筋间陷者中，屈肘得之。《铜人经》曰：在肘外大骨后，肘上一寸两筋间陷中，屈肘得之。甄权云：在曲肘后一寸，又手按膝头取之，两筋骨间。《甲乙经》曰：**（以下内容缺，左叶文字乃《臞仙活人心方》书叶窜入——校订者）**

（右叶文字乃《臞仙活人心方》书叶窜入，所缺内容包括清泠、臑会、肩贞、天髎四穴——校订者）

天髎

（缺文）中《千金方》《铜人经》有上字毖骨之间《千金方》《铜人经》作际陷者中《铜人经》有央字，手少阳阳维之会《千金方》，属手阳明。

天牖

《气府论》曰：项中足太阳之前各一当是天牖穴，王注云谓风池二穴也。《本输篇》曰：足少阳次脉手少阳也，名曰天牖。又曰：手少阳出耳后当是天牖穴上加完骨之上当是完骨穴。《寒热病篇》曰：名曰天牖。《气穴论》曰：天牖二穴。《甲乙经》曰：天牖在颈筋间《千金方》《铜人经》无间字，缺盆上天容后，天柱前完骨后《千金方》《气穴论》王注及《铜人经》作下发际上《明堂上经》有一寸陷中四字。《千金方》有一寸二字，手少阳脉气所发。《明堂下经》曰：在完骨穴下发际宛宛中。

攣躄之疾大抵茶之為物四時皆不可多喫令人下焦虛冷唯飽食後喫一兩盞不妨蓋能消食故也飢則尤宜忌之

凡坐卧處始覺有風宜速避之不可强忍且年老之人体弱内踈風邪易入始初不覺久乃損人故雖暑中不可當風取凉睡後揮扇昔有人學得壽之道於彭祖而苦患頭痛彭祖視其寢處有穴當其腦戶遽令塞之後遂無患

五味稍薄令人爽神稍多隨其臟腑各有損傷故酸多傷脾辛多傷肝鹹多傷心苦多傷肺甘多傷腎

云謂和髎二穴也在耳前銳髮下横動脉手足少陽二脉之會○甲乙經曰禾窌在耳前兊髮下横動千金方無動字脉手足少陽手太陽之會○資生經曰和髎二穴在耳前銳髮陷中明堂上經亦有和窌二穴窌即髎也在鼻孔下夾水溝旁 五分即銅人之禾髎明堂下經之禾窌也或者明堂上經誤寫禾字作和字尔恐人以和髎禾窌為下穴故備論之

（右叶文字乃《臞仙活人心方》书叶窜入，所缺内容包括完骨、率谷、和髎三穴——校订者）

（缺文）云谓和髎二穴也。在耳前锐发下横动脉，手、足少阳二脉之会。《甲乙经》曰：禾窌在耳前兑发下横动《千金方》无动字脉，手足少阳、手太阳之会。《资生经》曰：禾髎二穴。在耳前锐发陷中。《明堂上经》亦有和窌二穴，窌即髎也。在鼻孔下夹水沟旁五分即《铜人》之禾髎。《明堂下经》之禾窌也，或者《明堂上经》误写禾字作和字尔。恐人以和髎禾窌为下穴，故备论之。

足少阳脉气所发者六十二穴　今存四十穴

瞳子　颞颥　丝竹　临泣　当阳　目窗　正营　承灵　脑空　风池　天容　肩井

颧髎　周荣　胸乡　食窦　期门　日月　腹哀　大横　腹屈　府舍　胁堂　辄筋

章门　带脉　五枢　环跳　风市　中渎　阳关　阳陵　阳交　光明　阳辅　丘墟

临泣　地五　侠溪　窍阴

瞳子髎　一名太阳，一名前关

《气穴论》曰：目瞳子、伏白二穴。王注云：瞳子髎在目外去背同身寸之五分，手太阳、手足少阳三脉之会。伏白在耳后入发际同身寸之一寸，足太阳、少阳二脉之会。左右言之，各二为四也。《气府论》曰：手太阳脉气所发，目外各一。《甲乙经》曰：瞳子窌在目外去《铜人经》无去字眦五分，手太阳、手足少阳之会。《千金方》注曰：一名太阳，一名前关。又下关之次曰前关二穴，在目后半寸，亦名太阳之穴。《资生经》曰：《铜人》有上关、下关各二穴，《素问》亦同。但《明堂上下经》有上关而无下关，惟《上经》有前关穴，又不与下关穴同在上关之下。恐别自是前关穴，一名太阳穴。鱼尾在目眦外头。《甲乙经》曰：浮白在耳后入发际一寸，足太阳、少阳之会。

顖顬 千金翼曰：顖顬在眉眼尾中間，上下有來去絡脈，是鍼灸之所。脈經云：眉衝顖顬。

絲竹空一名目髎 氣府論曰：手少陽脈氣所發，眉後各一王注謂：絲竹空二穴也，在眉後陷者中，手少陽脈氣所發。○甲乙經曰：絲竹空一名巨窌銅人經作目髎，在眉後陷者中，足少陽脈氣所發。

臨泣 氣府論曰：直目上髮際内各五王注云：謂臨泣、目窗、正營、承靈、腦空左右是也。臨泣在直目上入髮際，同身寸之五分，足太陽、少陽、陽維三脈之會。○氣穴論曰：頭上五行行五，五五二十五。○水熱穴論曰：頭上五行行五者，以越諸陽之熱道也王注云：臨泣在頭直目上入髮際同身寸之五分。目窗、正營遞相去同身寸之一寸。○甲乙經曰：臨泣當千金方、銅人經作在目上眥銅人經無眥字直千金方有上字入髮際五分陷者中，足太陽、少陽、陽維之會資生經云：足少陽有臨泣穴矣，此亦有之。蓋此乃頭臨泣穴也。

當陽 明堂下經曰：當陽二穴，當瞳人直上入髮際一寸資生經云：銅人無當陽穴，而明堂下經有之。其穴與臨泣相近，故附入于此。

目窗一名至榮 甲乙經曰：目窗一名至榮，在臨泣後一寸，足少陽、陽維之會。

正營 甲乙經曰：正營在目窗後一寸，足少陽、陽維之會。

颞颥：《千金翼》曰：颞颥在眉眼尾中间，上下有来去络脉，是针灸之所。《脉经》云：眉冲颞颥。

丝竹空 一名目髎

《气府论》曰：手少阳脉气所发，眉后各一王注谓：丝竹空二穴也，在眉后陷者中，手少阳脉气所发。《甲乙经》曰：丝竹空一名巨窌《铜人经》作目髎，在眉后陷者中，足少阳脉气所发。

临泣

《气府论》曰：直目上发际内各五王注云：谓临泣、目窗、正营、承灵、脑空左右是也。临泣在直目上入发际，同身寸之五分，足太阳、少阳、阳维三脉之会。《气穴论》曰：头上五行行五，五五二十五。《水热穴论》曰：头上五行行五者，以越诸阳之热道也王注云：临泣在头，直目上入发际同身寸之五分。目窗，正营旁相去同身寸之一分。《甲乙经》曰：临泣当《千金方》《铜人经》作在目上眦《铜人经》无眦字直《千金方》有上字入发际五分陷者中，足太阳、少阳、阳维之会《资生经》云：足少阳有临泣穴矣，此亦有之。盖此乃头临泣穴也。

当阳：《明堂下经》曰：当阳二穴，当瞳人直上入发际一寸《资生经》云：《铜人》无当阳穴，而《明堂下经》有之。其穴与临泣相近，故附入于此。

目窗 一名至荣

《甲乙经》曰：目窗一名至荣，在临泣后一寸，足少阳、阳维之会。

正营：《甲乙经》曰：正营在目窗后一寸，足少阳、阳维之会。

承靈 甲乙經曰承靈在正營後一寸五分足少陽陽維之會水熱穴論王注云承靈腦空旁相去同身寸之一寸五分

腦空一名顳顬 甲乙經曰腦空一名顳顬在承靈後一寸五分俠玉枕骨下陷者中足少陽陽維之會○明堂下經曰在承靈穴後一寸半玉枕骨下陷者中○氣府論王注曰在承靈後同身寸之一寸半俠枕骨後枕骨上足少陽陽維二脉之會

風池 氣府論曰足少陽脉氣所發耳後陷中各一當是風池穴○王注云謂顳顬風二穴也○手少陽脉氣所發項中足太陽之前各一當是天牖穴○王注云謂風池二穴也在耳後陷者中按之引於耳中手足少陽脉之會○熱病篇曰風池二○甲乙經曰風池在顳顬後髮際陷者中足少陽陽維之會○明堂上經曰在項後髮際陷中○銅人經曰在腦空後髮際陷中

天容 氣府論曰耳下牙車之後各一當是天容穴王注云謂頰車二穴也○本輸篇曰手太陽次脉足少陽也名曰天容○又曰足少陽在耳下曲頰之後○甲乙經曰天容在耳千金方及銅人經有下字曲頰後手少陽脉氣所發

肩井一名膊井 甲乙經曰肩井在肩上陷者中明堂上經千金

承灵：《甲乙经》曰：承灵在正营后一寸五分，足少阳、阳维之会《水热穴论》王注云：承灵，脑空旁相去同身寸之一寸五分。

脑空　一名颞颥

《甲乙经》曰：脑空一名颞颥，在承灵后一寸五分，侠玉枕骨下陷者中，足少阳、阳维之会。《明堂下经》曰：在承灵穴后一寸半玉枕骨下陷中。《气府论》王注曰：在承灵后同身寸之一寸半，侠枕骨后枕骨上，足少阳、阳维二脉之会。

风池

《气府论》曰：足少阳脉气所发，耳后陷中各一当是风池穴。王注云：谓翳风二穴也。手少阳脉气所发，项中、足太阳之前各一当是天牖穴。王注云：谓风池二穴也。在耳后陷者中，按之引于耳中，手足少阳脉之会。《热病篇》曰：风池二。《甲乙经》曰：风池在颞颥后发际陷者中，足少阳、阳维之会。《明堂上经》曰：在项后发际陷中。《铜人经》曰：在脑空后发际陷中。

天容

《气府论》曰：耳下、牙车之后各一。当是天容穴王注云谓颊车二穴也。《本输篇》曰：手太阳次脉，足少阳也，名曰天容。又曰：足少阳在耳下曲颊之后。《甲乙经》曰：天容在耳《千金方》及《铜人经》有下字曲颊后，手少阳脉气所发。

肩井　一名膊井

《甲乙经》曰：肩井在肩上陷者中《明堂上经》《千金

方》及《气穴论》王注作陷解中缺盆上大骨前，手王注有足字少阳、阳维王注有三脉二字之会《千金方》，属手阳明。《铜人经》曰：一名膊井，在肩上陷，缺盆上大骨前一寸半，以三指按取之，当中指下陷中。

颧髎　一名兑骨

《气府论》曰：足阳明脉气所发，面鼽骨空各一当是角孙穴。王注云：谓四白穴也。手少阳脉气所发，鼽骨下各一王注云：谓颧髎二穴也。《甲乙经》曰：颧窌一名兑骨，在面頄下廉王注无廉字陷者中，手少阳、太阳之会王注云：手太阳、少阳二脉之会。《铜人经》曰：颧髎在面颊骨下廉兑骨端陷中。

周荣：《甲乙经》曰：周荣在中府下一寸六分陷者中，足太阴脉气所发，仰而取之。

胸乡：《甲乙经》曰：胸乡在周荣下一寸六分陷者中，足太阴脉气所发，仰而取之《明堂下经》云：陷者宛宛中。

食窦

《甲乙经》曰：食窦在天溪下一寸六分陷者中，足太阴脉气所发，仰而取之《明堂下经》《千金方》《铜人经》云：举臂取之。《气穴论》王注云：云门、中府、周荣、胸俞、天溪、食窦左右则十二穴，并手太阴脉气所发。新校正云：详王氏以此十二穴，并手太阴按《甲乙经》：云门乃手太阴，中府乃手、足太阴之会，周荣以下乃足太阴，非十二穴并手太阴也。《资生经》云：以上十二穴去膺中行各六寸六分。

期门：《伤寒论》曰：刺期门。《脉经·三卷》曰：肝募在期门。《甲乙经》曰：期门，肝募也。在第二肋端，不容旁各一寸五分上直两乳，足太阴、厥阴、阴维之会，举臂取之。《千金方》曰：直两乳下穿二肋端旁一寸半。又曰：乳直下一寸半。又曰在第二肋端。《铜人经》曰：期门二穴，肝之募，在不容旁一寸半，直两乳第二肋端。

日月　一名神光

《脉经·三卷》曰：胆募在日光穴。《甲乙经》曰：日月，胆募也。在期门下一寸五分，足太阴、少阳之会。《明堂下经》曰：在期门下五分陷者中。《千金方》曰：在期门下五分。又曰名神光，一名胆募。《气府论》王注曰：在第三肋端横直心蔽骨旁各二寸五分，上直两乳，足太阴、少阳二脉之会新校正云：按《甲乙经》云日月在期门下五分。

腹哀

《甲乙经》曰：腹哀在日月下一寸五分，足太阴、阴维之会。《铜人经》曰：在日月下一寸半。

大横

《甲乙经》曰：大横在腹哀下三寸《千金方》作二寸。《铜人经》作三寸半。直脐旁，足太阴、阴维之会《资生经》云：肓俞去脐旁当一寸半。天枢去脐旁当三寸。大横去脐当四寸半。其去章门合为六寸。《难经疏》乃云：章门在脐上二寸，两旁几寸为可疑焉耳。

腹屈　一名腹结

《甲乙经》曰：腹屈一名腹结，在大横下一

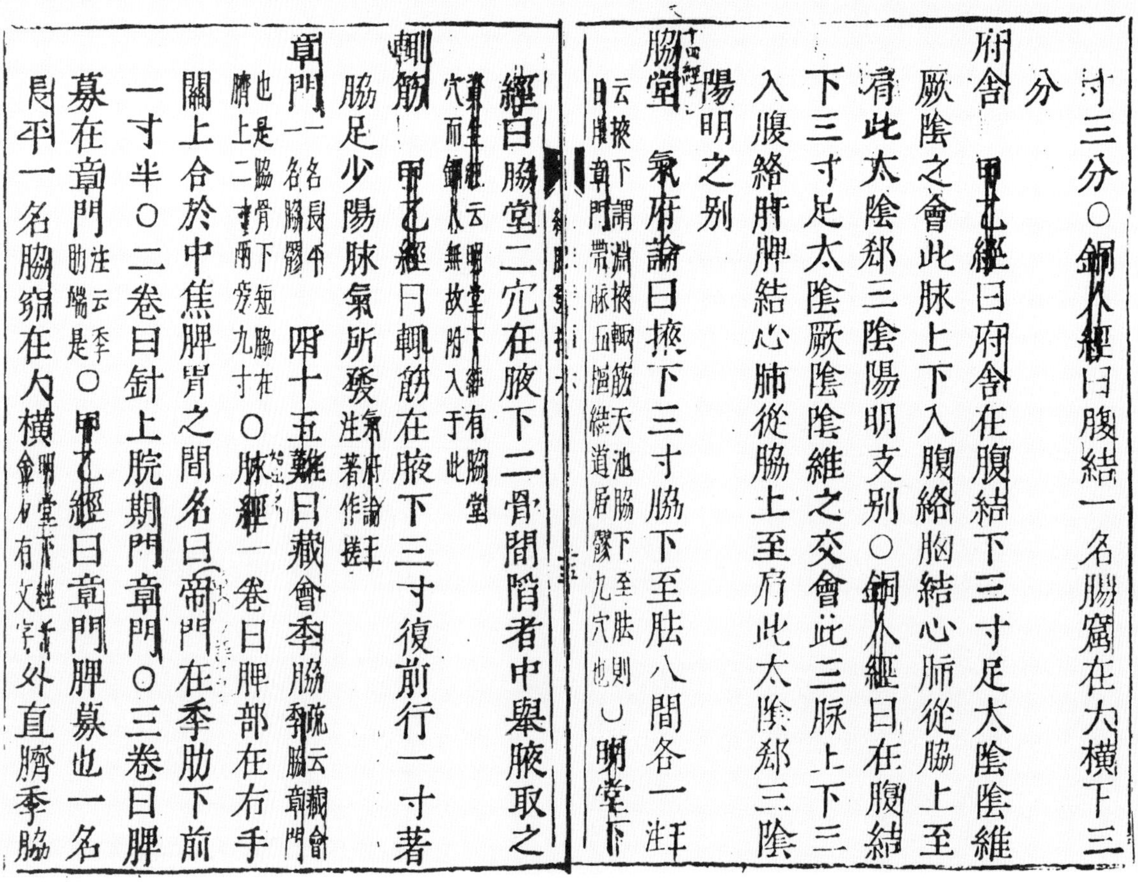

寸三分。《铜人经》曰：腹结一名肠窟，在大横下三分。

府舍

《甲乙经》曰：府舍在腹结下三寸，足太阴、阴维、厥阴之会，此脉上下入腹络胸，结心肺从胁上至肩，此太阴郄、三阴、阳明支别。《铜人经》曰：在腹结下三寸，足太阴、厥阴、阴维之交会，此三脉上下三入腹，络肝脾，结心肺从胁上至肩，此太阴郄、三阴、阳明之别。

胁堂

《气府论》曰：掖下三寸，胁下至胠八间各一王注云：掖下谓渊掖、辄筋、天池，胁下至胠，则日月、章门、带脉、五枢、维道、居髎九穴也。《明堂下经》曰：胁堂二穴在腋下二骨间陷者中，举腋取之《资生经》云：《明堂下经》有胁堂穴，而《铜人》无，故附入于此。

辄筋：《甲乙经》曰：辄筋在腋下三寸，复前行一寸著胁，足少阳脉气所发《气府论》王注著作搓。

章门　一名长平，一名胁髎

《四十五难》曰：脏会季胁。《疏》云：脏会季胁，章门也。是胁骨下短胁在脐上二寸，两旁九寸。《脉经·一卷》曰：脾部在右手关上，合于中焦脾胃之间，名曰帝门，在季肋下前一寸半。《二卷》曰：针上脘、期门、章门。《三卷》曰：脾募在章门注云：季肋端是。《甲乙经》曰：章门，脾募也。一名长平，一名胁窌。在大横《明堂下经》《千金方》有文字外直脐季胁

《明堂下经》《千金方》《气府论》王注作肋端，足厥阴少阳王注有二脉二字之会，侧卧屈上足伸下足，举臂取之。

带脉

《甲乙经》曰：带脉在季肋《明堂下经》《千金方》《气府论》王注、《铜人经》作肋下一寸八分《下经》云：陷者宛宛中。王注云：足少阳、带脉二经之会。《铜人经》云：陷中。《资生经》云：如带绕身，管束诸筋脉。

五枢

《甲乙经》曰：五枢在带脉下三寸《明堂下经》云：在带脉下二寸，水道旁一寸半陷者中。《气府论》王注云：足少阳、带脉二经之会，一曰在水道旁《千金方》作下一寸五分。《甲乙经》曰：维道一名外枢，在章门下五寸三分，足少阳带脉《气府论》王注有二经二字之会。

环跳　一名髀厌，一名髀枢，一名枢合

《气穴论》曰：两髀厌分中二穴王注云：谓环跳穴也，在髀枢后，足少阳、太阳二脉之会。新校正云：按王氏云在髀枢后，按《甲乙经》云在髀枢中，后当作中。《气府论》曰：髀枢中旁各一王注云：谓环跳二穴也。新校正云：按《气穴论》云两髀厌分中。王注为环跳穴。又《甲乙经》注环跳在髀枢中，今云髀枢中旁各一者，盖谓此穴在髀枢中也，旁各一者，谓左右各一穴也。非谓环跳在髀枢中旁也。《缪刺论》曰：邪客于足少阳之络，令人留于枢中痛，髀不可举，刺枢中王注云：枢，谓髀枢也。髀枢之后则环跳穴也。正在髀枢后，故言刺髀枢后也。环跳者，足少阳脉气所发。新校正云：按《甲乙经》环跳在髀枢中。《气穴论》云：在两髀厌分中，此经云刺枢中。而王氏以谓髀枢之后者误也。《厥病篇》曰：足髀不可举，侧而取之，在枢合中。《甲乙经》曰：环跳在髀枢中，侧卧伸下足，屈上足取之，足少阳脉气所发。《明堂下经》曰：在砚子骨下宛宛中。《四时气篇》曰：徒㽷先取环谷下三寸。

风市

《明堂下经》曰：风市二穴在膝外两筋间，平立舒下两手著腿，当中指头陷者宛宛中。《千金方·二十二卷》曰：风市穴《千金翼·二十六卷》有可字，令病人起，正身平立垂两手《千金翼》作臂，直下舒十指掩著两髀便点，当《千金翼》无当字手中央《千金翼》无央字指头髀大筋上是《千金翼》无是字。在膝上七寸外侧两筋间。又取法令正身，平立直垂两手着腿，当中指头尽处，陷中是穴《资生经》云：《铜人》乃不载，岂名或不同，将其本不全耶。

中渎

《甲乙经》曰：中渎在髀骨外膝上五寸分肉间陷者中，足少阳脉气所发也。《骨空论》曰：股骨上空在股阳出上膝四寸。

阳关　一名寒府，一名关陵

《气穴论》曰：寒热俞在两骸厌中二穴王注云：骸厌谓膝外，侠膝之骨厌中也。《骨空论》曰：膝解为骸关，侠膝之骨为连骸，骸下为辅，辅上为腘，腘上为关。鼠瘘寒热，还刺寒府，寒府在附膝外解营王注云：膝外骨间也，屈伸之处，寒气喜中，故名寒府也。解谓骨解营，谓深刺而必中其营也。取膝上外者使之拜王注云：拜而取者，使膝外空开也。胻骨空在辅骨之上端当是阳关穴，王注云：谓犊鼻穴也。《本输篇》曰：刺两关者，伸不能屈。《刺腰痛篇》曰：少阳令人腰痛，刺少阳成骨之端出血，成骨在膝外廉之骨独起者，夏无见血。王注云：成骨谓膝外近下胻骨上端，两起骨相并间，陷容指者也，胻骨所成柱膝髀骨，故谓之成骨也。《甲乙经》曰：阳关在阳陵泉上三寸犊鼻外陷者中。《千金方》注曰：一名关陵。

阳陵泉

《本输篇》曰：入于阳之陵泉。阳之陵泉当有者字，在膝外陷者中也，为合，伸而得之。《邪气脏腑病形篇》曰：胆合入于阳陵泉。阳陵泉者，正竖膝予之齐下，至委阳之阳取之。取诸外经者，揄申而从之。《九针十二原篇》曰：疾高而外者取之阳之陵泉也。《气府论》曰：膝以下至足小指次指各六俞。《四十五难》曰：筋会阳陵泉《疏》云：胫骨中微侧小许，筋会阳陵泉。筋病治之。《甲乙经》曰：阳陵泉者，土也。在膝下一寸胻《明堂下经》《千金方》《铜人经》无胻字外廉陷者中，足少阳脉之所入也，为合。《千金方》又曰：膝下外尖骨前。

阳交 一名别阳，一名足髎

《甲乙经》曰：阳交一名别阳，一名足窌，阳维之郄。在外踝上七寸斜，属三阳分肉间《铜人经》云：分肉之间。《千金方》曰：一名足窌，在外踝上七寸注云：一本云踝上三寸。《甲乙经》曰：外丘，足少阳郄，少阳所生在内《千金方》《铜人经》作外踝上七寸。

光明

《经脉篇》曰：足少阳之别，名曰光明。去踝五寸，别走厥阴，下络足跗。《甲乙经》曰：光明，足少阳络，在足外踝上五寸，别走厥阴者《千金方》无者字。《明堂下经》曰：陷者中。

阳辅　一名绝骨，一名分肉，一名悬钟

《本输篇》曰：行于阳辅，阳辅当有者在二字外踝之上，辅骨之前及绝骨之端也，为经。《刺腰痛篇》曰：刺同阴之脉令人腰痛王注云：足少阳之别络也，并少阳经上行，去足外踝上同身寸之五寸，乃别走厥阴并经下络足跗，故曰同阴脉也，刺同阴之脉在外踝上绝骨之端王注云：绝骨之端，如前同身寸之三分，阳辅穴也。足少阳脉所行。肉里之脉令人腰痛王注云：肉里之脉，少阳所生，则阳维之脉气所发也。里，裏也，刺肉里之脉为痏，在太阳之外，少阳绝骨之后王注云：分肉主之。一经云：少阳绝骨之前，传写误也。绝骨之前，足少阳脉所行，绝骨之后，阳维脉所过，故指曰在太阳之外，少阳绝骨之后也。分肉穴在足外踝直上绝骨之端，如后同身寸之二分，筋肉分间，阳维脉气所发。新校正云按分肉之穴，《甲乙经》不见，与《气穴》注两出而分不同，《气穴》注二分作三分。《气穴论》曰：分肉二穴王注云：在足外踝上绝骨之端，同身寸之三分，筋肉分间，阳维脉气所发。阳辅在足外踝上辅骨前，绝骨之端，如前同身寸之三分所去。丘墟，同身寸之七寸，足少阳脉气之所行也。新校正云：按《甲乙经》无分肉穴，详处所疑是阳辅。《骨空论》曰：外踝上绝骨之端，灸之王注云：阳辅穴也。《刺疟篇》曰：胻痠痛甚，按之不可，名曰腑当作胻。髓病以鑱针绝骨，出血立已王注云：阳辅穴也。《四十五难》曰：髓会绝骨。《甲乙经》曰：阳辅者，火也。在足外踝上四寸《千金方》无四寸二字，辅骨前绝骨端如前三分《千金方》有许字，去丘墟七寸，足少阳脉之所行也，为经。《甲乙经》曰：悬钟，在足外踝上三寸动者脉中《明堂下经》云：动脉中又云宛宛中。足三阳络，按之阳明脉绝乃取之。《千金方》曰：一名绝骨。《千金方·二十二卷》曰：绝骨穴在脚《千金翼·二十六卷》作足外踝上一夫，亦云四寸是。《铜人经》曰：动脉中。

丘墟

《本输篇》曰：过于丘墟，丘墟当有者在二字，外踝之前下陷者中也，为原。《甲乙经》曰：丘墟在足《明堂下经》《铜人经》无足字外廉《明堂下经》《千金方》《气穴论》王注、《铜人经》无廉字踝下《下经》《千金方》无下字，如前陷者中《下经》无陷者中三字，去临泣一寸《下经》《千金》、王注、《铜人》作三寸，足少阳脉之所过也，为原。

临泣

《本输篇》曰：注于临泣，临泣当有者在二字，上行一寸半，陷者中也，为腧。《甲乙经》曰：临泣者，木也。在足小指次指本节后间《明堂下经》无间字陷者中，去侠溪一寸五分，足少阳脉之所注也，为俞《资生经》云：偃伏第三行，既有临泣穴矣，此亦有临泣穴，此当盖足临泣也。

地五会

《甲乙经》曰：地五会在足小指次指本节后

間千金方銅人經無間字陷者中銅人經云去俠谿一寸

俠谿　本輸篇曰溜於俠谿俠谿當有者在二字足小指次指之間也為滎○甲乙經曰俠谿者水也在足小指次指二明堂下經無次指二三字○千金方氣穴論王注無二字岐骨間本節前陷者中足少陽脈之所溜也為滎

竅陰　本輸篇曰膽出於竅陰竅陰者當有在字足小指次指之端也為井金○繆刺論曰邪客於足少陽之絡刺足小指次指爪甲上與肉交者王注云謂竅陰穴○甲乙經曰膽出於竅陰竅陰者金也在足小指次指之端去爪甲氣穴論王注有角字如韭葉足少陽脈之所出也為井資生經云竅陰有二其一在側頭部此當為足竅陰也

间《千金方》《铜人经》无间字陷者中《铜人经》云：去侠溪一寸。

侠溪

《本输篇》曰：溜于侠溪，侠溪当有者在二字，足小趾次趾之间也，为荥。《甲乙经》曰：侠溪者，水也。在足小指次指二《明堂下经》无次指二三字。《千金方》《气穴论》王注无二字岐骨间本节前陷者中，足少阳脉之所溜也，为荥。

窍阴

《本输篇》曰：胆出于窍阴，窍阴者当有在字，足小指次指之端也，为井金。《缪刺论》曰：邪客于足少阳之络，刺足小指次指爪甲上与肉交者王注云：谓窍阴穴。《甲乙经》曰：胆出于窍阴。窍阴者，金也。在足小指次指之端去爪甲《气穴论》王注有角字如韭叶，足少阳脉之所出也，为井。《资生经》云：窍阴有二，其一在侧头部，此当为足窍阴也。

足厥阴脉气所发者十一穴　《气府论》曰：厥阴毛中急脉各一

大敦　行间　太冲　中封　蠡沟　中都　曲泉　阴包　五里　阴廉　急脉

大敦

《本输篇》曰：肝出于大敦，大敦者当有在字，足大趾之端，及三毛之中也，为井木。《缪刺论》曰：邪客于足厥阴之络，刺足大指爪甲上与肉交者各一痏王注云：谓大敦穴，足大指之端去爪甲角如韭叶，厥阴之井也。上伤厥阴之脉不已，刺三毛上各一痏王注云谓大敦穴。《甲乙经》曰：肝出于大敦。大敦者，目木也。在足大指《气穴论》王注有之字端去爪甲王注有角字，如韭叶及三毛王注有之字中，足厥阴脉之所出也，为井。《千金方》曰：足大指聚毛中。

行间

《本输篇》曰：溜于行间，行间当有者在二字足大指间也，为荥。《甲乙经》曰：行间者，火也。在足大指《气穴论》王注有之字间动脉王注云：脉动应手陷者中，足厥阴之所溜也，为荥。《千金方》曰：在足大指间动应手，陷中。

太冲

《本输篇》曰：注于太冲，太冲当有者在二字行间上二寸陷者之中也，为腧。《水热穴论》曰：三阴之所交结于脚也，踝上各一行行六者，此肾脉之下行也，名曰太冲。王注云：肾脉与冲脉并下行循足，合而盛大，故曰太冲。《气交变大论》曰：岁金太过，肝木受邪，太冲绝者，死不治。

《至真要大论》曰：阳明司天病本于肝，太冲绝死不治。阳明之复，甚则入肝，太冲绝死不治。《甲乙经》曰：太冲者，土也。在足大指本节后二寸《明堂上下经》云：骨罅间陷者中。《千金方》云：二寸中动脉。《刺腰痛篇》王注云：在足大指本节后内间二寸陷者中，动脉应手，或曰一寸五分陷者中，足厥阴脉之所注也，为俞。

中封　一名悬泉

《本输篇》曰：行于中封，中封当有者在二字内踝之前一寸半，陷者之中，使逆则宛，使和则通，摇足而得之，为经。《甲乙经》曰：中封者，金也。在足内踝前一寸，仰足取之陷者中，伸足乃得之。足厥阴脉之所行也，为经。《千金方》曰：在踝前一寸半，伸足取之。《气穴论》王注曰：在足内踝前一寸半陷者中，仰足而取之，伸足乃得之，足厥阴脉之所行也。《资生经》注曰：《千》与《素问》同，又云内踝前一寸斜行小脉上，一名悬泉。

蠡沟　一名交仪

《经脉篇》曰：足厥阴之别，名曰蠡沟。去内踝五寸，别走少阳。《甲乙经》曰：蠡沟，足厥阴之络，在足内踝上五寸，别走少阳。《明堂下经》曰：蠡沟在内踝上五寸陷者中。又曰交仪在内踝上五寸陷者中《资生经》云《明下》云：交仪在内踝上五寸，恐即蠡沟穴。但别出蠡沟，故不可晓。蠡沟二穴，亦名交仪。

中都　一名中郄

《甲乙经》曰：中都，足厥阴郄，在内踝上七寸骱中，与少阴相直。《千金方》曰：中郄在内踝上七寸胻骨中，与少阴相直，一名中都。《铜人经》曰：中都，一名中郄。在内踝上七寸胻骨中，与少阴相直。

曲泉

《本输篇》曰：入于曲泉，曲泉当有者字二字辅骨之下，大筋之上也，屈膝而得之，为合。《甲乙经》曰：曲泉者，水也。在膝内辅骨下大筋上陷者中，屈膝《气穴论》王注有而字得之。足厥阴脉之所入也，为合。《千金方》曰：在膝内辅骨下大筋上陷中，屈膝乃得之。《铜人经》曰：在膝内辅骨下大筋上陷中，屈膝取之。又云：正膝屈内外两筋间宛宛中，又在膝曲横纹头。

阴包

《甲乙经》曰：阴包《明堂上经》作胞在膝上四寸股内廉，两筋间足厥阴别走注云此处有缺。《明堂下经》曰：阴包在膝上四寸陷者中。

五里

《甲乙经》曰：五里在阴廉下，去气冲三寸阴股中动脉。《千金方》曰：在阴廉下二寸。《外台秘要》曰：去气冲三寸，去外廉二寸。《铜人经》曰：在气冲下三寸阴股中，动脉应手。《资生经》云：五里有二，其一在手阳明肘上三寸，其一在此，当为足五里也。

阴廉

《甲乙经》曰：阴廉在羊矢下，去气冲二寸，冲脉中。

急脉

《气府论》曰：厥阴毛中急脉各一王注云：急脉在阴毛中，阴上两旁相去同身寸之二寸半，按之隐指坚然，甚按则痛引上下也。其左者中寒，则上引少腹，下引阴丸善为痛，为小腹急，中寒，此两脉皆厥阴之大络，通行其中，故曰厥阴。急脉即睾之系也。新校正云详毛中之穴，《甲乙经》无。

黄帝秘傳經脉發揮卷之七

饗庭東庵立伯著

督脉氣所發者二十八穴今存三十一穴

長强 會陽 腰俞 陽關 下極 命門 懸樞 接脊 脊中 中樞 筋縮 至陽 靈臺 神道 巨闕 身柱 陶道 大椎 風府 瘖門 腦戸 强間 後頂 神聰四穴 前頂 顖會 上星 印堂 素髎 兊端 齗交

長强一名窮骨一名尾骶骨一名撅骨一名龜骨一名氣之陰郄

經脉篇曰督脉之別名曰長强○癲狂篇曰窮骨者骶骨也○骨空論曰灸撅骨王注云尾窮謂之厥骨○水熱穴論曰尻上五行行五者此腎俞○氣府論曰大椎以下至尻尾及傍十五穴至骶下凡二十一節脊椎法也○刺熱篇曰熱病氣穴三椎下間主胷中熱四椎下間主鬲中熱五椎下間主肝熱六椎下間主脾熱七椎下間主腎熱榮在骶也當是及字○王注云脊節之謂椎脊窮之謂骶言腎熱之氣外通尾骶也尋此文椎間所主神藏之熱又不正當其藏俞而云主療在理未詳項上三椎陷者也王注云此舉數脊椎大法也言三椎下間主胷中熱者何以數之言皆當以陷者中為氣發之所也○骨空論曰脊骨下空在尻

黄帝秘传经脉发挥卷之七

督脉气所发者二十八穴今存三十一穴

长强　会阳　腰俞　阳关　下极　命门　悬枢　接脊　脊中　中枢　筋缩　至阳

灵台　神道　巨阙　身柱　陶道　大椎　风府　瘖门　脑户　强间　后顶　神聪四穴

前顶　囟会　上星　印堂　素髎　锐端　龈交

长强一名窮骨，一名尾骶骨，一名撅骨，一名龟骨，一名气之阴郄

《经脉篇》曰：督脉之别，名曰长强。《癫狂篇》曰：穷骨者，骶骨也。《骨空论》曰：灸撅骨王注云：尾窮谓之厥骨。《水热穴论》曰：尻上五行行五者，此肾俞。《气府论》曰：大椎以下至尻尾，及旁十五穴至骶下，凡二十一节脊椎，法也。《刺热篇》曰：热病气穴三椎下间，主胸中热；四椎下间，主膈中热；五椎下间，主肝热；六椎下间，主脾热；七椎下间，主肾热。荣在骶也当是及字。王注云：脊节之谓椎脊，窮之谓骶。言肾热之气，外通尾骶也。寻此文，椎间所主神脏之热又不止，当其脏俞，而云主疗在理未详。项上三椎陷者也王注云：此举数脊椎大法也。言三椎下间主胸中热者，何以数之？言皆当以陷者中为气发之所也。《骨空论》曰：脊骨下空在尻

骨下空〇四十四難曰下極為䰰門〇甲乙經曰長强一名氣之陰郄督脉别絡在脊骶端少陰所結氣府論王注云在脊骶端督脉别絡少陰二脉所結〇明堂下經曰在腰俞下脊骸端陷者中〇又曰龜尾脊端窮骨也〇銅人經曰其穴趺當是伏字地取之

會陽一名利機　甲乙經曰會陽一名利機在陰尾骨兩傍督脉氣所發

腰俞一名背解一名髓空一名腰戶一名腰柱　繆刺論曰邪客於足太陰之絡令人腰痛引少腹控䏚不可以仰息刺腰尻之解兩胂之上是腰俞王注云腰尻骨間曰解當中有腰俞中誥孔穴經曰左取右右取左穴當中不應尒也〇新校正云按此邪客於足太陰之絡幷刺法一項已見刺腰痛篇中彼注甚詳此特多是腰俞三字耳别按全元起本舊無此三字王氏頗知腰俞無左右取之理而注之而不知全元起本舊無以月死生為痏數發鍼立已左刺右右刺左〇刺腰痛篇曰腰痛引少腹控䏚不可以仰刺腰尻交者兩髁胂上以月生死為痏數發鍼立已左取右右取左王注云足太陰厥陰少陽三脉左右交結於中故曰腰尻交者也〇水熱穴論曰尻上五行行五者此腎俞王注云腰俞在第二十一椎節下間〇水熱穴論曰雲門髃骨委中髓空此八者以寫四支之熱也王注云按今中誥孔穴圖經云腰俞穴一名髓空在脊中第二十一椎節下主汗不出足清不仁督脉氣所發也〇骨空

骨下空。《四十四难》曰：下极为魄门。《甲乙经》曰：长强一名气之阴郄。督脉别络在脊骶端，少阴所结《气府论》王注云：在脊骶端，督脉别络、少阴二脉所结。《明堂下经》曰：在腰俞下脊骸端陷者中。又曰：龟尾脊端穷骨也。《铜人经》曰：其穴趺当是伏字地取之。

会阳　一名利机

《甲乙经》曰：会阳一名利机，在阴尾骨两旁督脉气所发。

腰俞　一名背解，一名髓空，一名腰户，一名腰柱

《缪刺论》曰：邪客于足太阴之络，令人腰痛引少腹，控眇不可以仰息，刺腰尻之解，两胂之上是腰俞王注云：腰尻骨间曰解，当中有腰俞。《中诰孔穴经》曰：左取右，右取左穴，当中不应尔也。新校正云：按此邪客于足太阴之络，并刺法一项已。见《刺腰痛篇》中，彼注甚详，此特多是腰俞三字耳。别按全元起本旧无此三字。王氏颇知腰俞无左右取之理而注之，而不知全元起本旧无。以月死生为痏数，发针立已。左刺右，右刺左。《刺腰痛篇》曰：腰痛引少腹控眇，不可以仰；刺腰尻交者，两髁胂上，以月生死为痏数，发针立已，左取右，右取左王注云：足太阴、厥阴、少阳三脉，左右交结于中，故曰腰尻交者也。《水热穴》曰：尻上五行行五者，此肾俞王注云：腰俞在第二十一椎节下间。《水热穴论》曰：云门、髃骨、委中、髓空，此八者以泻四支之热也。王注云：按今《中诰孔穴图经》云：腰俞穴，一名髓空。在脊中第二十一椎节下，主汗不出，足清不仁，督脉气所发也。《骨空

论》：髓空一在脊骨上空风府上，脊骨下空在尻骨下空。《甲乙经》曰：腰俞一名背解，一名髓空，一名腰户，在第二十一椎节下间，督脉气所发。《明堂下经》曰：在二十一椎节下间陷者中。《千金方》曰：在第二十一椎下节间。《铜人经》曰：腰俞一名背解，一名髓孔，一名腰柱，一名腰户，在二十一椎节下间宛宛中，以挺腹地舒身，两手相重支额，从四体后乃取其穴。《千金翼·二十七》曰：乃气在脊窮骨上赤白肉下。

阳关

《骨空论》曰：失枕在肩上横骨间王注云：谓缺盆穴也，折使榆臂齐肘正灸脊中王注云：榆读为摇。摇，摇动也。然失枕非独取肩上横骨间，亦当正形灸脊中也，欲而验之。则使摇动其臂，屈折其肘，自项之下横齐肘端，当其中间则其处也。是曰阳关在第十六椎节下间，督脉气所发。新校正云：详阳关穴，《甲乙经》无。《气府论》曰：大椎以下至尻尾及旁十五穴王注云：阳关在第十六椎节下间，坐而取之，督脉气所发。新校正云：按《甲乙经》无灵台、中枢、阳关三穴。《铜人经》曰：在十六椎下间，伏而取之。

下极俞

《千金翼·二十七》曰：第五椎名下极俞。

命门　一名属累

《甲乙经》曰：命门，一名属累。在十四椎节下间，督脉气所发，伏而之《明堂上经》云：俯而取之。《下经》云：微俯而取之。《千金方》云：在十四椎下节间。

懸樞　甲乙經曰懸樞在第十三椎節下間督脉氣所發伏而取之○明堂上經曰在十二椎下節間○下經曰在第十一椎節下陷者中○銅人經曰在十三椎下節間伏而取之千金方云在十三椎下節間○資生經云銅人云懸樞在十三椎節下間明堂上經作十二椎節間下經作十一椎下脊中穴既在十一椎下不應懸樞又在十一椎下固知其誤三字作二字也要之接脊穴在十二椎節下尒

接脊　明堂下經曰十二椎下節間名接脊穴○銅人經曰接脊在十二椎下節間

脊中一名脊俞一名神宗　骨空論曰折使榆臂齊肘正灸脊中○甲乙經曰脊中在第十一椎節下間督脉氣所發俛而取之○明堂上經曰脊俞一名脊中在十一椎中央○銅人經曰一名神宗在十一椎節下間俛而取之千金方云在十一椎下節間

中樞　氣穴論曰背與心相控而痛所治天突與十椎及上紀王注云按今甲乙經經脉流注孔穴圖經當脊十椎下並無穴目恐是七椎也此則督脉氣所主之○氣府論王注曰中樞在第十椎節下間俛而取之督脉氣所發新校正云按甲乙經無靈臺中樞陽關三穴

筋縮　甲乙經曰筋縮在第九椎節下間督脉氣所發俛而取之明堂下經云陷者中○千金方云在九椎下節間

至陽　甲乙經曰至陽在第七椎節下間督脉氣所

悬枢

《甲乙经》曰：悬枢在第十三椎节下间，督脉气所发，伏而取之。《明堂上经》曰：在十二椎下节间。《下经》曰：在第十一椎节下陷者中。《铜人经》曰：在十三椎下节间，伏而取之《千金方》云：在十三椎下节间。《资生经》云：《铜人》云：悬枢在十三椎节下间，《明堂上经》作十二椎节间，《下经》作十一椎下。脊中穴既在十一椎下，不应悬枢又在十一椎下，固知其误。三字作二字也，要之、接脊穴在十二椎节下尔。

接脊

《明堂下经》曰：十二椎下节间，名接脊穴。《铜人经》曰：接脊在十二椎下节间。

脊中　一名脊俞，一名神宗

《骨空论》曰：折使榆臂，齐肘正灸脊中。《甲乙经》曰：脊中在第十一椎节下间，督脉气所发，俯而取之。《明堂上经》曰：脊俞一名脊中，在十一椎中央。《铜人经》曰：一名神宗，在十一椎节下间，俯而取之《千金方》云：在十一椎下节间。

中枢

《气穴论》曰：背与心相控而痛，所治天突与十椎及上纪王注云：按今《甲乙经》《经脉流注孔穴图经》，当脊十椎下并无穴，目恐是七椎也，此则督脉气所主之。《气府论》王注曰：中枢在第十椎节下间，俯而取之，督脉气所发新校正云：按《甲乙经》无灵台、中枢、阳关三穴。

筋缩：《甲乙经》曰：筋缩在第九椎节下间，督脉气所发，俯而取之《明堂下经》云：陷者中。《千金方》云：在九椎下节间。

至阳：《甲乙经》曰：至阳在第七椎节下间，督脉气所

發俛而取之明堂下經云微俛而取之○千金方云在七椎下節間宛宛中

靈臺　氣府論王注曰靈臺在第六椎節下間俛而取之脉氣所發新校正云按甲乙經無靈臺中樞陽關三穴

神道　甲乙經曰神道在第五椎節下間督脉氣所發俛而取之明堂下經云陷者中○千金方云在五椎下節間

巨闕　千金翼二十七曰第四椎名巨闕俞

身柱　甲乙經曰身柱在第三椎節下間督脉氣所發俛而取之明堂下經云宛宛中○千金方云在三椎下節間

陶道　甲乙經曰陶道在大椎節下間督脉足太陽之會俛而取之明堂下經云在項大椎節下間俛而取之陷者中○千金方云在大椎下節間

大椎一名大杼一名百勞　氣府論曰大椎以下至尻尾及傍十五穴至骶下凡二十一節脊椎法也○骨空論曰髓空一在脊骨上空○灸寒熱之法先灸項大椎○背腧篇曰背中大腧在杼骨之端○四十五難曰骨會大杼○傷寒論四曰當刺大椎第一間○甲乙經曰大椎在第一椎陷者中三陽督脉之會○明堂下經曰在項第一椎下陷者中○千金方曰在第一椎上陷中○氣府論王注曰在第一椎上陷者中三陽督脉之會○銅人經曰大推在

发，俯而取之《明堂下经》云：微俯而取之。《千金方》云：在七椎下节间宛宛中。

灵台

《气府论》王注曰：灵台在第六椎节下间，俯而取之，脉气所发新校正云：按《甲乙经》无灵台、中枢、阴关三穴。

神道

《甲乙经》曰：神道在第五椎节下间，督脉气所发，俯而取之《明堂下经》云：陷者中。《千金方》云：在五椎下节间。

巨阙

《千金翼·二十七》曰：第四椎名巨阙俞。

身柱

《甲乙经》曰：身柱在第三椎节下间，督脉气所发，俯而取之《明堂下经》云：宛宛中。《千金方》云：在三椎下节间。

陶道

《甲乙经》曰：陶道在第大椎节下间，督脉、足太阳之会，俯而取之《明堂下经》云：在项大椎节下间，俯而取之陷者中。《千金方》云：在大椎下节间。

大椎　一名大杼，一名百劳

《气府论》曰：大椎以下至尻尾及旁十五穴至骶下，凡二十一节脊椎，法也。《骨空论》曰：髓空一在脊骨上空。灸寒热之法先灸项大椎。《背腧篇》曰：背中大腧在杼骨之端。《四十五难》曰：骨会大杼。《伤寒论·四》曰：当刺大椎第一间。《甲乙经》曰：大椎在第一椎陷者中，三阳督脉之会。《明堂下经》曰：在项第一椎下陷者中。《千金方》曰：在第一椎上陷中。《气府论》王注曰：在第一椎上陷者中，三阳督脉之会。《铜人经》曰：大椎在第一椎上陷者宛宛中○資生經曰既曰大椎又曰在第一椎上陷中必是二穴非二穴則不言在第一推上矣此大椎第一椎所以異也但銅人云大椎在第一椎上陷中諸經皆同惟明堂下經云在第一椎下陶道穴既在第一推下不應大椎亦在第一椎下必是下經誤寫上字作下字也明堂下經亦言陶道穴在大椎節下與銅人合足見其誤寫上字作下無疑矣○又曰甲乙經云自大椎下至尾骶骨二十一椎長三尺折量取俞穴或云第一傾上更有大傾在宛宛陷中非有骨也有骨處即是第一傾若以大傾至尾骶二十一傾每傾一寸四分惟第七傾下至於膂骨多分之七故上七節共九寸八分分之七下節十四傾每傾一寸四分分之五有奇故下十四節共二尺一分分之三此亦是一說也但第一椎有骨乃骨節之收大椎雖無骨實是穴名既曰自大椎下至二十一椎豈可不量大椎以下或者之說於是不通矣

風府一名舌本　本輸篇曰足太陽次脉頸當作項中央之脉督脉也名曰風府○又曰當有督脉二字項大筋之中髮際○氣穴論曰項中央一穴○氣府論曰項中

第一椎上陷者宛宛中。《资生经》曰：既曰大椎，又曰在第一椎上陷中，必是二穴。非二穴则不言在第一椎上矣，此大椎第一椎，所以异也。但《铜人》云：大椎在第一椎上陷中，诸经皆同。惟《明堂下经》云：在第一椎下，陶道穴既在第一椎下，不应大椎亦在第一椎下。必是《下经》误写上字作下字也。《明堂下经》亦言陶道穴在大椎节下，与《铜人》合，足见其误写上字作下无疑矣。又曰：《甲乙经》云自大椎下至尾骶骨，二十一椎，长三尺，折量取俞穴或第一椎上更有大椎，在宛宛陷中。非有骨也，有骨处即是第一椎。若以大椎至尾骶二十一椎，每椎一寸四分，惟第七椎下至于膂骨多之分七，故上七节共九寸八分，分之七下节十四椎，每椎一寸四分，分之五有奇，故下十四节共二尺一分，分之三，此亦是一说也。但第一椎有骨，乃骨节之收，大椎虽无骨，实是穴名。既曰自大椎下至二十一椎，岂可不量大椎以下或者之说于是不通矣。

风府　一名舌本

《本输篇》曰：足太阳次脉，颈当作项中央之脉，督脉也，名曰风府。又曰：当有督脉二字项大筋之中发际。《气穴论》曰：项中央一穴。《气府论》曰：项中央二。《骨空论》曰：风从外入，令振寒汗出头痛，身重恶寒，治在风府王注云：风府穴也。在项上入发际同身寸之一寸宛宛中。督脉、足太阳之会。新校正云：按风府注，《气穴论》《气府论》中各注与《甲乙经》同。此注云督脉、足太阳之会者，乃是风门热府穴也。当云督脉、阳维之会。大风颈项痛，刺风府。风府在上椎王注云：上椎谓大椎上入发际同身寸之一寸，一在脊骨上空，当有一字在风府上王注云：上谓脑户穴也。《甲乙经》曰：风府一名舌本，在项上入发际一寸，大筋内宛宛中。疾言其肉立起，言休其肉立下。督脉、阳维《气穴论》王注有二经二字之会。禁不可灸，灸之令人瘖。《明堂下经》及《千金方》曰：在项后入发际一寸，大筋内宛宛中。《铜人经》曰：一名舌本，在项后发际上一寸，大筋内宛宛中。疾言其肉立起，言休立下。《资生经》曰：岐伯对黄帝伤寒之问曰：巨阳者，诸阳之属也。其脉连于风府，故为诸阳主气也。然则风府者，固伤寒所自起也。北人皆以毛裹之，南人怯弱者，亦以帛护其项，俗谓三角是也。予少怯弱，春冬顷数欠感风，因用物护，后无此患矣。凡怯弱者，须护项后可也今妇人用帛蔽项，名护项。乃云蔽垢腻，其名虽存，其义亡矣。

瘖门 一名瘂门，一名眼系，一名舌本，一名舌厌，一名舌横

《气穴论》曰：瘖门一穴王注云：在项发际宛宛中，入系舌本，督脉、阳维二经之会。仰头取之，不可灸之，令人瘖。

氣府論曰項中央二王注云是謂風府瘖門二穴也瘖門在項髮際宛宛中去風府同身寸之一寸督脉陽維二經之會仰頭取之禁不可灸灸之令人瘖○骨空論曰髓空一在項後中復骨下王注云謂瘖門穴也○寒熱病篇曰足太陽有通項入於腦者正屬目本名曰眼系頭目苦痛取之在項中兩筋間入腦乃別○甲乙經曰瘖門一名舌横一名舌厭在後髮際宛宛中入繫舌本督脉陽維之會仰頭取之不可灸灸之令人瘖○千金方曰瘖門在項後髮際宛宛中○銅人經曰瘂門一作瘖門一名舌横一名舌厭在項中央入髮際五分宛宛中督脉陽維之會入繫舌本仰頭取之○○骨空論曰髓空在腦後五分

腦户一名匝風一名會額一名合顱

刺禁論曰刺頭中腦户入腦户死王注云腦户穴名也在枕骨上通於腦中氣府論曰髮際後中八王注云謂神庭上星顖會前頂百會後頂強間腦户八穴也其正髮際之中也腦户在強間後同身寸之一寸五分督脉足太陽之會不可灸○骨空論曰一在脊骨上空在風府上王注云上謂腦户穴也在枕骨上大羽後同身寸之一寸五分宛宛中督脉足太陽之會此别腦之户不可妄灸灸之不幸令人瘖○甲乙經曰腦户一名匝風一名會額在枕骨上強間後一寸五分督脉足太陽之會此别腦之會不可灸令人瘖○千金

《气府论》曰：项中央二王注云：是谓风府、瘖门二穴也，瘖门在项发际宛宛中。去风府同身寸之一寸，督脉、阳维二经之会。仰头取之，禁不可灸，灸之令人瘖。《骨空论》曰：髓空一在项后中复骨下王注云：谓瘖门穴也。《寒热病篇》曰：足太阳有通项入于脑者，正属目本，名曰眼系。头目苦痛取之，在项中两筋间，入脑乃别。《甲乙经》曰：瘖门一名舌横，一名舌厌，在后发际宛宛中。入系舌本，督脉、阳维之会。仰头取之，不可灸，灸之令人瘖。《千金方》曰：瘖门在项后发际宛宛中。《铜人经》曰：症门一作瘖门，一名舌横，一名舌厌，在项中央入发际五分宛宛中。督脉、阳维之会。入系舌本，仰头取之。《骨空论》曰：髓空在脑后五分。

脑户　一名匝风，一名会额，一名合颅

《刺禁论》曰：刺头中脑户，入脑户死王注云：脑户穴名也，在枕骨上，通于脑中。《气府论》曰：发际后中八王注云：谓神庭、上星、囟会、前项、百会、后项、强间、脑户八穴也，其正发际之中也。脑户在强间后同身寸之一寸五分，督脉、足太阳之会，不可灸。《骨空论》曰：一在脊骨上空，在风府上王注云：上谓脑户穴也。在枕骨上大羽后同身寸之一寸五分宛宛中。督脉、足太阳之会。此别脑之户，不可妄灸，灸之不幸令人瘖。《甲乙经》曰：脑户一名匝风，一名会额，在枕骨上强间后一寸五分。督脉、足太阳之会。此别脑之会不可灸，令人瘖。《千金

方曰在枕骨上強間後一寸半○銅人經曰一名合顱在枕骨上强間後一寸半

強間一名大羽　甲乙經曰強間一名大羽在後頂後一寸五分明堂下經云宛宛中督脉氣所發

後頂一名交衝　甲乙經曰後頂一名交衝在百會後一寸五分枕骨上明堂下經云玉枕骨上陷者中督脉氣所發

神聰　明堂上經曰神聰四穴在百會四面各去一寸資生經云明堂有此四穴而銅人無之

前頂　甲乙經曰前頂在顖會後一寸五分骨間陷者中督脉氣所發○明堂下經曰在顖會後一寸

經脉發揮七　七

直鼻中央陷者中○又曰在百會前一寸○甄權曰是一寸○銅人經曰在顖會後一寸半骨陷中資生經云今依素問寸半爲定

顖會　熱病篇曰顖會一○甲乙經曰顖會在上星後一寸骨間陷者中督脉氣所發○明堂上經曰在上星上○明堂下經曰在上星後一寸陷者中○又曰在上星上一寸直鼻○銅人經曰在上星後一寸陷中

上星一名神堂　甲乙經曰上星在顱上直鼻中央入髮際一寸陷者中可容豆督脉氣所發○明堂下經

方》曰：在枕骨上强间后一寸半。《铜人经》曰：一名合颅，在枕骨上强间后一寸半。

强间　一名大羽

《甲乙经》曰：强间一名大羽，在后顶后一寸五分《明堂下经》云：宛宛中。督脉气所发。

后顶　一名交冲

《甲乙经》曰：后顶一名交冲，在百会后一寸五分枕骨上《明堂下经》云：玉枕骨上陷者中，督脉气所发。

神聪：《明堂上经》曰：神聪四穴在百会四面各去一寸《资生经》云：《明堂》有此四穴，而《铜人经》无之。

前顶：《甲乙经》曰：前顶在囟会后一寸五分骨间陷者中，督脉气所发。《明堂下经》曰：在囟会后一寸直鼻中央陷者中。又曰：在百会前一寸。甄权曰：是一寸。《铜人经》曰：在囟会后一寸半骨陷中《资生经》云：今依《素问》寸半为定。

囟会：《热病篇》曰：囟会一。《甲乙经》曰：囟会在上星后一寸骨间陷者中，督脉气所发。《明堂上经》曰：在上星上。《明堂下经》曰：在上星后一寸陷者中。又曰：在上星上一寸直鼻。《铜人经》曰：在上星后一寸陷中。

上星　一名神堂

《甲乙经》曰：上星在颅上直鼻中央入发际一寸陷者中，可容豆。督脉气所发。《明堂下经》

曰在直入上鼻髮際一寸陷者中○銅人經曰在鼻直上入髮際一寸陷中明堂上經云容豆是○明堂上經曰明堂一穴在鼻直上入髮際一寸○資生經曰按銅人明堂及諸家鍼灸經鼻直上入髮際一寸皆云上星穴明堂經於此復云明堂穴不知何所據且附入于此所謂疑以傳疑也今以諸經校勘上星穴者是

印堂一名闕中　印堂在兩眉中間

素髎一名面王　氣府論曰面中三當是印堂山根人中三穴○王注云謂素髎水溝斷交三穴也○五色篇曰面王以上者小腸也面王以下者膀胱子處也○甲乙經曰素窌一名面王在鼻柱上端督脈氣所發○千金方曰素窌在鼻柱端○銅人經曰素髎一名面上在鼻柱之端

兌端　甲乙經曰兌骨當端字在脣上端手陽明脈氣所發○明堂下經曰兌端一穴在頤前下脣之下開口取之宛宛中

斷交　氣府論曰任脈之氣所發斷交一○甲乙經曰斷交在脣內齒上斷縫中氣府論王注云在脣內齒上斷縫督脈任脈二經之會可逆刺之○銅人經曰在脣內齒上斷縫筋中○明堂下經曰鬼祿穴在上脣中央絃上

曰：在直入上鼻发际一寸陷者中。《铜人经》曰：在鼻直上入发际一寸陷中《明堂上经》云：容豆是。《明堂上经》曰：明堂一穴在鼻直上入发际一寸。《资生经》曰：按《铜人》《明堂》及诸家针灸经，鼻直上入发际一寸，皆云上星穴，《明堂经》于此复云明堂穴，不知何所据。且附入于此，所谓疑以传疑也今以诸经校勘，上星穴者是。

印堂　一名阙中

印堂在两眉中间。

素髎　一名面王

《气府论》曰：面中三当是印堂、山根、人中三穴。王注云：谓素髎、水沟、龈交三穴也。《五色篇》曰：面王以上者，小肠也。面王以下者，膀胱子处也。《甲乙经》曰：素窌，一名面王在鼻柱上端，督脉气所发。《千金方》曰：素窌在鼻柱端。《铜人经》曰：素髎一名面上在鼻柱之端。

兑端

《甲乙经》曰：兑骨当端字在唇上端，手阳明脉气所发。《明堂下经》曰：兑端一穴，在颐前下唇之下，开口取之宛宛中。

龈交

《气府论》曰：任脉之气所发，龈交一。《甲乙经》曰：龈交在唇内齿上龈缝中《气府论》王注云：在唇内齿上龈缝，督脉、任脉二经之会。可逆刺之。《铜人经》曰：在唇内齿上龈缝筋中。《明堂下经》曰：鬼禄穴在上唇中央弦上。

任脉之氣所發者二十八穴今存二十六穴

會陰　曲骨　中極　關元　石門　氣海

陰交　神闕　水分　下脘　建里　中脘

上脘　巨闕　鳩尾　中庭　膻中　玉堂

紫宮　華蓋　璇璣　天突　廉泉　齗基

四白　承泣

會陰一名屏翳一名篡間　氣府論曰下陰別一王注云謂會陰一穴也自曲骨下至陰陰之下兩陰之間則此穴也是任脉別絡俠督脉者衝脉之會故曰下陰別一也○經脉篇曰任脉之別名曰尾翳下鳩尾散於腹○刺腰痛篇曰會陰之脉令人腰痛刺直陽之脉上三痏在蹻上郄下五寸橫居○骨空論曰督脉者起於少腹以下骨中央女子入繫廷孔其孔溺孔之端也其絡循陰器合篡間繞篡後其男子循莖下至篡與女子等○甲乙經曰會陰一名屏翳在大便前小便後兩陰之間任脉別絡俠督脉衝脉之會

曲骨一名橫骨一名屈骨　氣府論曰鳩尾下三寸胃脘此處當有胃脘下三字五寸胃脘胃脘當作齊齊以下至橫骨六寸半當有寸字一腹脉法也王注云鳩尾下有鳩尾巨闕上脘中脘建里下脘水分齊中陰交脖胦丹田關元中極曲骨十四俞也凡此十四者並任脉氣所發○曲骨在橫骨上中極下同身寸之

任脉之气所发者二十八穴　今存二十六穴

会阴　曲骨　中极　关元　石门　气海　阴交　神阙　水分　下脘　建里　中脘

上脘　巨阙　鸠尾　中庭　膻中　玉堂　紫宫　华盖　璇玑　天突　廉泉　龈基

四白　承泣

会阴　一名屏翳，一名篡间

《气府论》曰：下阴别一王注云：谓会阴一穴也。自曲骨下至阴，阴之下两阴之间，则此穴也是。任脉别络，侠督脉者，冲脉之会，故曰下阴别一也。《经脉篇》曰：任脉之别，名曰尾翳，下鸠尾散于腹。《刺腰痛篇》曰：会阴之脉令人腰痛，刺直肠之脉上三痏，在跷上郄下五寸横居。《骨空论》曰：督脉者，起于少腹以下骨中央。女子入系廷孔，其孔溺孔之端也。其络循阴器，合篡间，绕篡后，其男子循茎下至篡，与女子等。《甲乙经》曰：会阴一名屏翳，在大便前小便后，两阴之间。任脉别络，侠督脉、冲脉之会。

曲骨　一名横骨，一名屈骨

《气府论》曰：鸠尾下三寸，胃脘此处当有胃脘下三字五寸。胃脘胃脘当作齐齐以下至横骨六寸半当有寸字一，腹脉法也王注云：鸠尾下有鸠尾、巨阙、上脘、中脘、建里、下脘、水分、脐中、阴交、脖胦、丹田、关元、中极、曲骨十四俞也，凡此十四者并任脉气所发。曲骨在横骨上，中极下同身寸之一寸。足厥阴之会。《甲乙经》曰：曲骨在横骨之上，中极下一寸毛际陷者中，动脉应手，任脉、足厥阴之会。《明堂下经》曰：曲骨在横骨上，中极下一寸，其其字疑衍毛际陷者中。《千金方》曰：脐下五寸。《妇人病第八》曰：屈骨在中极下一寸。《千金翼·二十七》曰：灸屈骨端五十壮，阴上横骨中央，宛曲如却月中央是也，一名横骨《千金方·肾脏卷》云：屈骨在阴上横骨中央宛曲，如却月中央是。

中极　一名气原，一名玉泉

《脉经·三》曰：膀胱，募在中极。《甲乙经》曰：中极，膀胱募也。一名气原，一名玉泉。在脐下四寸，足三阴、任脉之会《气府论》王注云：在关元下一寸，足三阴之会也。《明堂下经》曰：在脐下四寸陷者中。

关元　一名下纪，一名脖胦，一名子处，一名次门，一名血海，一名命门，一名血室，一名大中极，一名下肓，一名气海，一名精露，一名利机，一名子户，一名胞门，一名子宫，一名子肠，一名丹田，一名产门，一名三结交，一名肓之原

《气穴论》曰：关元一穴。又曰：上纪者，胃脘下纪者，关元也。《骨空论》曰：脐下关元三寸灸之。《寒热病篇》曰：四支懈惰不收，名曰体惰，取其小腹脐下三结交。三结交者，阳明、太阴也。脐下三寸关元也。《九针十二原篇》曰：膏之原出于鸠尾，鸠尾一肓之原出于脖胦，脖胦一。《五色篇》曰：面王以下者，膀胱子处也。《八难》曰：所谓生气

之原者謂十二經之根本也謂腎間動氣也○六十六難曰齊下腎間動氣者人之生命也十二經之根本也故名曰原三焦者原氣之別使也○四十五難曰氣會三焦○三十九難曰藏亦有六者謂腎有兩也○三十六難曰藏各有一耳腎獨有兩者何也然腎兩者非皆腎也其左者爲腎右者爲命門命門者精神之所舍原氣之所繫也男子以藏精女子以繫胞○黃庭經曰上有黃庭下關元後有幽闕前命門又曰閉塞命門似玉都又曰丹田之中精氣微玉房之中神門戶梁丘子註曰

男以藏精女以約血故曰門戶又曰關元之中男子藏精之所○元陽子曰命門者下丹田精氣出飛之處也○傷寒論四曰熱入血室○脉經一曰腎以膀胱合爲府合於下焦在關元左右左屬腎右爲子戶名曰三焦○脉經二曰灸丹田關元又曰針丹田關元中極○又曰任脉者起於胞門子戶○又三曰小腸募在關元○又九曰腎名胞門子戶尺中腎脉也○甲乙經曰關元小腸募也一名次門在臍下三寸足三陰任脉之會○明堂下經曰在臍下三寸陷者中○銅人經曰在臍下三

之原者，谓十二经之根本也，谓肾间动气也。《六十六难》曰：脐下肾间动气者，人之生命也。十二经之根本也，故名曰原。三焦者，原气之别使也。《四十五难》曰：气会三焦。《三十九难》曰：脏亦有六者，谓肾有两也。《三十六难》曰：脏各有一耳，肾独有两者，何也？然：肾两者，非皆肾也。其左者为肾，右者为命门。命门者，诸神精之所舍，原气之所系也；男子以藏精，女子以系胞。《黄庭经》曰：上有黄庭，下关元后有幽阙前命门。又曰：闭塞命门似玉都。又曰：丹田之中精气微，玉房之中神门户。梁丘子注曰：男以藏精女以约血，故曰门户。又曰：关元之中，男子藏精之所。元阳子曰：命门者，下丹田，精气出飞之处也。《伤寒论·四》曰：热入血室。《脉经·一》曰：肾以膀胱合为腑，合于下焦在关元左右，左属肾，右为子户，名曰三焦。《脉经·二》曰：灸丹田、关元。又曰：针丹田、关元、中极。又曰：任脉者，起于胞门子户。又三曰：小肠募在关元。又九曰：肾名胞门，子户，尺中肾脉也。《甲乙经》曰：关元，小肠募也。一名次门，在脐下三寸，足三阴、任脉之会。《明堂下经》曰：在脐下三寸陷者中。《铜人经》曰：在脐下三寸，小肠之募，足太阴、少阴、厥阴三阴任脉之会，下纪者关元也。《资生经》曰：关元，乃丹田也。诸经不言，惟《难经疏》云：丹田在脐下三寸，方员四寸，著脊梁两肾间中央赤是也。左青右白，上黄下黑。三寸法三光，四寸法四时，五色法五行，两肾间名大海。而贮其血气，亦名大中极，言取人身之上下四向最为中也。

石门

《甲乙经》曰：石门，三焦募也。一名利机，一名精露，一名丹田，一名命门，在脐下二寸，任脉气所发。《明堂下经》曰：在脐下二寸陷者中。《铜人经》曰：石门一名利机，一名精露，在脐下二寸。《明堂上经》曰：《甲乙经》云一名精露，一名丹田，一名命门。《资生经》曰：脐下二寸名石门。《明堂》载《甲乙经》云：一名丹田。《千金》《素问》注亦谓丹田在脐下二寸。世医因是遂以石门为丹田，误矣。丹田乃在脐下三寸，《难经疏》论之详而有据，当以《难经疏》为正。

气海

《甲乙经》曰：气海《脉经·二》云：针气海，一名脖胦，一名下肓。在脐下一寸五分，任脉之所发。《明堂下经》曰：在脐下一寸宛宛中。《铜人经》曰：在脐下一寸半宛宛中。

陰交一名少關一名橫戶　三十一難曰下焦者其治在臍下一寸○甲乙經曰陰交一名少關一名橫戶在臍下一寸任脉氣衝之會
神闕正名天樞一名氣舍　氣穴論曰齊一穴○至真要大論曰身半以上天之分也身半以下地之分也半所謂天樞也○四十四難曰大腸小腸會爲闌門○脉經三曰大腸募在天樞注云俠臍傍各一寸半○甲乙經曰臍中○銅人經曰神闕一名氣舍當臍中
水分一名分水一名中守　甲乙經曰水分在下脘下一寸臍上一寸任脉氣所發○明堂上下經曰分水一穴在下管下一寸陥者中○又下經曰臍上一寸○千金翼二十七曰中守在臍上一寸一名水分
下脘　四十四難曰太倉下口爲幽門○脉經二曰針巨闕下管○甲乙經曰下脘在建里下一寸足太陰任脉之會
建里　甲乙經曰建里在中脘下一寸
中脘一名胃脘一名上脘一名太倉　氣穴論曰上紀者胃脘也王注云謂中脘也中脘者胃募也在上脘下同身寸之一寸居心蔽骨與齊之中手太陽少陽足陽明三脉所生任脉氣所發也○四十五難曰府會太倉○脉經二曰針胃管○又三曰胃募在太倉○甲乙經曰中

阴交　一名少关，一名横户

《三十一难》曰：下焦者，其治在脐下一寸。《甲乙经》曰：阴交，一名少关，一名横户，在脐下一寸，任脉、气冲之会。

神阙　正名天枢，一名气舍

《气穴论》曰：脐一穴。《至真要大论》曰：身半以上天之分也，身半以下地之分也，半所谓天枢也。《四十四难》曰：大肠、小肠会为阑门。《脉经·三》曰：大肠募在天枢注云：侠脐旁各一寸半。《甲乙经》曰：脐中。《铜人经》曰：神阙一名气舍，当脐中。

水分一名分水，一名中守

《甲乙经》曰：水分在下脘下一寸，脐上一寸，任脉气所发。《明堂上下经》曰：分水一穴在下管下一寸陷者中。又《下经》曰：脐上一寸。《千金翼·二十七》曰：中守在脐上一寸，一名水分。

下脘

《四十四难》曰：太仓下口为幽门。《脉经·二》曰：针巨阙下管。《甲乙经》曰：下脘在建里下一寸，足太阴、任脉之会。

建里

《甲乙经》曰：建里在中脘下一寸。

中脘　一名胃脘，一名上脘，一名太仓

《气穴论》曰：上纪者，胃脘也王注云：谓中脘也。中脘者，胃募也。在上脘下同身寸之一寸，居心蔽骨与脐之中，手太阳、少阳、足阳明三脉所生，任脉气所发也。《四十五难》曰：腑会太仓。《脉经·二》曰：针胃管。又三曰：胃募在太仓。《甲乙经》曰：中脘一名太仓，胃募也，在上脘下一寸，居心蔽骨与脐之中，手太阳、少阳、足阳明所生，任脉之会。注云：《九卷》云髑骬至脐八寸，太仓居其中，为脐上四寸。吕广撰《募腧经》云：太仓在脐上三寸，非也。《千金方》曰：一名胃募在心下四寸，胃管下一寸。《铜人经》曰：一名太仓，胃之募，在上脘下一寸，上纪者，中脘也。《资生经》曰：按《气穴论》注云中脘居心蔽骨与脐之中上下各四寸，与《铜人》稍异，宜从《铜人》为稳。

上脘

《四十四难》曰：胃为贲门。《脉经·二》曰：针巨阙上脘。又曰针胃管补之。《甲乙经》曰：上脘在巨阙下一寸五分，去蔽骨三寸，任脉、足阳明、手太阳之会《气府论》王注云：鸠尾下、次巨阙、上脘、中脘、建里、下脘、水分旁相去同身寸之一寸。《明堂下经》曰：上管在巨阙下一寸。《千金方》曰：在巨阙下一寸，去蔽骨三寸，一名胃管。《铜人经》曰：上脘，巨阙下一寸，当一寸五分去蔽骨三寸《明堂上经》云：去巨骨三寸。

巨阙

《脉经·二》曰：针太阳巨阙泻之。三曰：心募在巨阙注云心下一寸。《甲乙经》曰：巨阙，心募也。在鸠尾下一寸，任脉气所发。《明堂下经》曰：在鸠尾穴下一寸陷者中。《铜人经》曰：巨阙，心之募。在鸠尾下一

寸鳩尾拒者少令強一寸中人有鳩尾拒之○千金翼二十七曰當心下一寸名巨闕

鳩尾一名鶻骬一名尾翳一名龜尾 氣府論曰鳩尾下三寸胃脘王注云鳩尾心前穴名也其正當心蔽骨之端言其骨垂下如鳩鳥尾形故以爲名也鳩尾在臆前蔽骨下同身寸之五分任脉之別不可灸刺人無蔽骨者從岐骨際下行同身寸之一寸九鍼十二原篇曰膏之原出於鳩尾鳩尾一○經脉篇曰任脉之別名曰尾翳下鳩尾散於腹○脉經一曰心合上焦名曰神庭在龜尾注云一作鳩尾下五分○甲乙經曰鳩尾一名尾翳一名鶻骬在臆前蔽骨下五分任脉之別不可灸刺注云鳩尾蓋心上人無蔽骨者當從上岐骨度下行一寸半氣府論注云一寸爲鳩尾處若不爲鳩尾處則針巨闕者中心人有鳩尾短者少饒令強一寸○明堂下經曰鳩尾在蔽骨下五分陷者中○又曰在胷蔽骨下五分陷者中○資生經曰自蔽骨下至臍八寸而中管居其中上下各四寸氣穴論注云中管居心蔽骨與臍之中是也按明堂下經云鳩尾在臆前蔽骨下五分人無蔽骨者從岐骨際下行一寸則是欲定中管之中又當詳有蔽骨也當準人長短肥瘠量自臍下寸半爲氣海三寸爲丹田至屈骨凡五寸千金云屈骨在臍下五寸明堂下經亦云屈骨在横骨上中極下一寸當準人長

寸。鸠尾拒者少令强一寸中，人有鸠尾拒之。《千金翼·二十七》曰：当心下一寸，名巨阙。

鸠尾　一名髑骬，一名尾翳，一名龟尾

《气府论》曰：鸠尾下三寸，胃脘王注云：鸠尾，心前穴名也。其正当心蔽骨之端，言其骨垂下如鸠尾鸟尾形，故以为名也。鸠尾在臆前蔽骨下同身寸之五分，任脉之别不可灸刺。人无蔽骨者，从岐骨际下行，同身寸之一寸。《九针十二原篇》曰：膏之原出于鸠尾，鸠尾一。《经脉篇》曰：任脉之别名曰尾翳，下鸠尾散于腹。《脉经·一》曰：心合上焦，名曰神庭，在龟尾注云：一作鸠尾下五分。《甲乙经》曰：鸠尾一名尾翳，一名髑骬，在臆前蔽骨下五分，任脉之别不可灸刺注云：鸠尾盖心上人无蔽骨者，当从上岐骨度下行一寸半。《气府论》注云：一寸为鸠尾处，若不为鸠尾处，则针巨阙者中心，人有鸠尾短者少，饶令强一寸。《明堂下经》曰：鸠尾在蔽骨下五分陷者中。又曰：在胸蔽骨下五分陷者中。《资生经》曰：自蔽骨下至脐八寸，而中管居其中上下各四寸。《气穴论》注云：中管居心蔽骨与脐之中，是也。按《明堂下经》云：鸠尾在臆前蔽骨下五分，人无蔽骨者，从岐骨际下行一寸，则是欲定中管之中，又当详有蔽骨也当准人长短肥瘠量。自脐下寸半为气海，三寸为丹田，至屈骨凡五寸。《千金》云：屈骨在脐下五寸。《明堂下经》亦云：屈骨在横骨上中极下一寸。当准人长

短肥脊量之○○千金翼二十七曰心痛暴絞急欲絶灸神府百壯附鳩尾正當心

中庭　氣府論曰膺中骨陷中各一○甲乙經曰中庭在膻中下一寸六分陷者中任脉氣所發仰而取之○明堂下經曰在亶中下一寸宛宛中○又曰在膻中穴下一寸陷者中○千金方及銅人經曰在膻中下一寸六分陷中○○千金翼二十七曰鳩尾上一寸半名龍頷

膻中一名上氣海 一名元兒　脹論曰膻中者心主之宮城也○海論曰膻中者為氣之海○五味篇曰大氣之

摶而不行者積於胸中命曰氣海○四十五難曰氣會三焦外一筋直兩乳內也○三十一難曰上焦者其治在膻中玉堂下一寸六分直兩乳間陷者是○甲乙經曰膻中一名元兒在玉堂下一寸六分陷者中任脉氣所發仰而取之○明堂下經曰亶中在兩乳間陷者中○千金方曰亶中在玉堂下一寸六分橫直兩乳間○又曰鳩尾上一寸○銅人經曰膻中一作亶一名元兒在玉堂下一寸六分橫直兩乳間陷中仰卧取之

玉堂一名玉英　脹論曰廉泉玉英者津液之道也○甲

短肥瘠量之。《千金翼·二十七》曰：心痛暴绞急欲绝，灸神府百壮，附鸠尾正当心。

中庭

《气府论》曰：膺中、骨陷中各一。《甲乙经》曰：中庭在膻中下一寸六分陷者中，任脉气所发，仰而取之。《明堂下经》曰：在膻中下一寸宛宛中。又曰：在膻中穴下一寸陷者中。《千金方》及《铜人经》曰：在膻中下一寸六分陷中。《千金翼·二十七》曰：鸠尾上一寸半，名龙颔。

膻中　一名上气海，一名元儿

《胀论》曰：膻中者，心主之宫城也。《海论》曰：膻中者为气之海。《五味篇》曰：大气之抟而不行者，积于胸中命曰气海。《四十五难》曰：气会三焦外一筋，直两乳内也。《三十一难》曰：上焦者，其治在膻中，玉堂下一寸六分，直两乳间陷者是。《甲乙经》曰：膻中一名元儿，在玉堂下一寸六分陷者中，任脉气所发，仰而取之。《明堂下经》曰：膻中在两乳间陷者中。《千金方》曰：膻中在玉堂下一寸六分，横直两乳间。又曰鸠尾上一寸。《铜人经》曰：膻中一作亶，一名元儿，在玉堂下一寸六分，横直两乳间陷中，仰卧取之。

玉堂　一名玉英

《胀论》曰：廉泉玉英者，津液之道也。《甲

乙經曰玉堂一名玉英在紫宫下一寸六分陷者中任脉氣所發仰頭取之氣府論王注云仰而取之○銅人經曰在紫宫下一寸六分陷中

紫宫　甲乙經曰紫宫在華盖下一寸六分陷者中任脉氣所發仰頭取之千金方及氣府論王注云仰而取之○明堂下經曰在華盖下一寸陷者中仰而取之○銅人經曰在華盖下一寸六分陷中仰頭取之

華盖　甲乙經曰華盖在璇璣下一寸陷者中任脉氣所發仰頭取之千金方及氣府論王注云仰而取之○明堂下經曰在璇璣下一寸陷者中仰而取之○銅人經曰在璇璣下一寸陷中仰頭取之

璇璣　氣府論曰膺中骨陷中各一○甲乙經曰璇璣在天突下一寸中央陷者中任脉氣所發仰頭取之氣府論王注云仰而取之○明堂下經曰璇璣在天突下一寸陷者中仰頭取之○千金方及銅人經曰在天突下一寸陷中仰頭取之

天突一名玉户一名天瞿　本輸篇曰缺盆之中任脉也名曰天突○氣穴論曰天突一穴○又曰背與心相控而痛所治天突與十椎及上紀○氣府論曰喉中央二○骨空論曰其上氣有音者治其喉中央在

乙经》曰：玉堂，一名玉英。在紫宫下一寸六分陷者中，任脉气所发，仰头取之《气府论》王注云：仰而取之。《铜人经》曰：在紫宫下一寸六分陷中。

紫宫

《甲乙经》曰：紫宫在华盖下一寸六分陷者中，任脉气所发，仰头取之《千金方》及《气府论》王注云：仰而取之。《明堂下经》曰：在华盖下一寸陷者中，仰而取之。《铜人经》曰：在华盖下一寸六分陷中，仰头取之。

华盖

《甲乙经》曰：华盖在璇玑下一寸陷者中，任脉气所发，仰头取之《千金方》及《气府论》王注云：仰而取之。《明堂下经》曰：在璇玑下一寸陷者中，仰而取之。《铜人经》曰：在璇玑下一寸陷中，仰头取之。

璇玑

《气府论》曰：膺中、骨陷中各一。《甲乙经》曰：璇玑在天突下一寸，中央陷者中。任脉气所发，仰头取之《气府论》王注云：仰而取之。《明堂下经》曰：璇玑在天突下一寸陷者中，仰头取之。《千金方》及《铜人经》曰：在天突下一寸陷中，仰头取之。

天突　一名玉户，一名天瞿

《本输篇》曰：缺盆之中任脉也，名曰天突。《气穴论》曰：天突一穴。又曰：背与心相控而痛，所治天突与十椎及上纪。《气府论》曰：喉中央二。《骨空论》曰：其上气有音者，治其喉中央在缺盆中者王注云：中谓缺盆，两间之中天突穴。又曰灸寒热之法，膺中陷骨间灸之。《杂病篇》曰：气逆上刺膺中，陷者与下胸动脉。《甲乙经》曰：天突一名玉户，在颈结喉下二寸中央宛宛中，阴维、任脉之会，低头取之《气穴论》《气府论》及《骨空论》王注云：在颈结喉下同身寸之四寸中央宛宛中，阴维、任脉之会低铖取之。《明堂下经》曰：在颈结喉下五分中央宛宛中。又曰在颈结喉下三寸两骨间。《千金方》曰：在颈结喉下五寸宛宛中。《千金翼·二十七》曰：天瞿一名天突。《铜人经》曰：在结喉下夫宛宛中《资生经》《千金》名天瞿，《甲乙经》云：在结喉下五寸，今校其在结喉下五寸是穴。

气舍

《甲乙经》曰：气舍在颈直人迎下《千金方》《铜人经》无下字，侠天突陷者中，足阳明脉气所发。

廉泉一名本池，一名舌本

《热病篇》曰：廉泉一。《胀论》曰：廉泉玉英者，津液之道也。《甲乙经》曰：廉泉一名本池，在颔下结喉上舌本下，阴维、任脉之会。《千金方》曰：在颔下结喉上舌本。又曰：当头直下骨后陷中。《铜人经》曰：一名舌本，在颔下结喉上《明堂上经》云：舌本间。海泉在舌下中央脉上。

龈基　一名下颐

《骨空论》曰：髓空一在龈基下。王注云：当颐下骨陷中有穴，容豆。《中诰图经》名下颐。

四白　氣府論曰足陽明脉氣所發面鼽骨空各一當是角孫穴○王注云謂四白穴也○甲乙經曰四白在目下一寸向頄骨顴空足陽明脉氣所發注云頄骨即顴骨

承泣一名面髎一名鼷穴　氣府論曰任脉之氣所發目下各一王注云謂承泣二穴也在目下同身寸之七分上直瞳子陽蹻任脉足陽明三經之會○甲乙經曰承泣一名鼷穴一名面窌在目下七分直目瞳子銅人經有陷中二字陽蹻任脉足陽明之會○千金翼二十七曰在目下七分匡骨中當瞳子直下陷中

四白

《气府论》曰：足阳明脉气所发，面鼽骨空各一当是角孙穴。王注云：谓四白穴也。《甲乙经》曰：四白在目下一寸，向頄骨颧空，足阳明脉气所发注云：頄骨即颧骨。

承泣　一名面髎，一名鼷穴

《气府论》曰：任脉之气所发，目下各一王注云：谓承泣二穴也，在目下同身寸之七分上直瞳子，阳跷、任脉、足阳明三经之会。《甲乙经》曰：承泣一名鼷穴，一名面窌，在目下七分直目瞳子《铜人经》有陷中二字，阳跷、任脉、足阳明之会。《千金翼·二十七》曰：在目下七分匡骨中，当瞳子直下陷中。

冲脉气所发者二十二穴　今存十一穴

幽门　通谷　阴都　石关　商曲　肓俞　中注　四满　气穴　大赫　横骨

幽门　一名上门

《气府论》曰：侠鸠尾外各半寸至脐，寸一。《甲乙经》曰：幽门一名上门。在巨阙两旁各五分陷者中，冲脉、足少阴之会。《气府论》王注云：幽门侠巨阙两旁相去各同身寸之半寸陷者中。下五穴各相去同身寸之一寸，并冲脉、足少阴二经之会。《明堂上下经》曰：巨阙旁各一寸半陷者中。《千金·心脏卷》曰：侠巨阙两边相去各一寸。《千金翼·二十七》曰：侠巨阙两边相去各半寸名曰上门。《铜人经》曰：侠巨阙两旁各五分。《资生经》曰：《铜人》云：幽门夹巨阙肓俞夹脐旁各五分相去一寸。《明堂》乃云：幽门在巨门旁一寸半，通谷夹上管旁相去三寸。按《千金·四》满第二行穴在丹田今石门，两边各一寸半，与明堂同始知《铜人》误云。又《资生经》曰：《铜人》云幽门夹巨阙旁各五分，肓俞夹脐各五分《明堂》云：在巨阙旁各寸半，通谷夹上管旁相去三寸。不容在幽门旁各寸半，天枢去肓俞寸半，夹脐，期门在不容旁寸半，大横直脐旁不容、天枢、期门既各寸半，则幽门、肓俞各五分误矣。

通谷

《甲乙经》曰：通谷在幽门下一寸半陷者中，冲脉、

足少陰之會

陰都一名食宮　甲乙經曰陰都一名食宮在通谷下一寸明堂下經云陷者中衝脉足少陰之會

石關一名右關　甲乙經曰石關千金注一名右關在陰都下一寸明堂下經云宛宛中衝脉足少陰之會

商曲一名高曲　甲乙經曰商曲千金注一名高曲在石關下一寸衝脉足少陰之會

肓俞　氣府論曰俠齊下傍各五分至横骨寸一腹脉法也○甲乙經曰肓俞在商曲下一寸直臍傍千金方有各字五分衝脉足少陰之會○銅人經曰在商曲下一寸臍旁各五分○○千金翼二十七曰俠臍兩邊相去一寸名魂舍

中注　甲乙經曰中注在肓俞下五分衝脉足少陰之會氣府論王注云中注在肓俞下同身寸之五分上直幽門下四穴各相去同身寸之一寸并衝脉足少陰二經之會○水熱穴論王注云中注在齊下同身寸之五分兩傍相去任脉各同身寸之五分衝脉足少陰之會○新校正云按甲乙經同氣府注云俠中行方一寸文異而義同○銅人經曰在肓腧下一寸

四滿一名髓府　甲乙經曰四滿一名髓府在中注下一寸衝脉足少陰之會○千金方曰在丹田旁各一寸半即心下八寸臍下横文是資生經云今校勘四滿二穴千金云

足少阴之会。

阴都　一名食宫

《甲乙经》曰：阴都一名食宫，在通谷下一寸《明堂下经》云：陷者中，冲脉、足少阴之会。

石关　一名右关

《甲乙经》曰：石关《千金》注：一名右关，在阴都下一寸《明堂下经》云：宛宛中，冲脉、足少阴之会。

商曲　一名高曲

《甲乙经》曰：商曲《千金注》：一名高曲，在石关下一寸，冲脉、足少阴之会。

肓俞：《气府论》曰：侠脐下旁各五分至横骨寸一，腹脉法也。《甲乙经》曰：肓俞在商曲下一寸，直脐旁《千金方》有各字五分，冲脉、足少阴之会。《铜人经》曰：在商曲下一寸，脐旁各五分。《千金翼·二十七》曰：侠脐两旁相去一寸，名魂舍。

中注：《甲乙经》曰：中注在肓俞下五分，冲脉、足少阴之会《气府论》王注云：中注，在肓俞下同身寸之五分，上直幽门下四穴，各相去同身寸之一寸，并冲脉、足少阴二经之会。《水热穴论》王注云：中注在脐下同身寸之五分，两旁相去任脉各同身寸之五分，冲脉、足少阴之会。新校正云：按《甲乙经》同《气府》注云：侠中行方一寸，文异而义同。《铜人经》曰：在肓腧下一寸。

四满　一名髓腑

《甲乙经》曰：四满一名髓腑，在中注下一寸，冲脉、足少阴之会。《千金方》曰：在丹田旁各一寸半，即心下八寸，脐下横文是。《资生经》云：今校勘四满二穴，《千金》云：

在丹田旁各寸半即心下八寸臍下橫文是尤發得丹田主二寸○千金肺藏卷曰俠丹田○銅人經曰四滿一名髓府在中注下一寸

氣穴 一名胞門子戶 脉經一曰肝以膽合為府合於中焦名曰胞門一作少陽在大倉左右三寸○腎以膀胱合為府合於下焦在關元左右左屬腎右為子戶○脉經九曰腎名胞門子戶尺中腎脉也○甲乙經曰氣穴一名胞門一名子戶在四滿下一寸衝脉足少陰之會○千金婦人方上卷曰在關元左邊二寸是右二寸名子戶○婦人病第八曰在四滿下一寸

大赫 一名陰維陰關 甲乙經曰大赫一名陰維一名陰關在氣穴下一寸衝脉足少陰之會○千金腎藏卷曰在屈骨端三寸

橫骨 一名下極 甲乙經曰橫骨一名下極在大赫下一寸衝脉足少陰之會水熱穴論王注云中注四滿氣穴大赫橫骨各橫相去同身寸之一寸並衝脉足少陰之會○千金腎藏卷曰屈骨端在陰上橫骨中央宛曲如却月中央是○千金翼二十七曰虛竭灸屈骨端五十壯陰上橫骨中央宛曲如却月中央是也一名橫骨○資生經曰以上二

在丹田旁各寸半，即心下八寸，脐下横文是，尤发得丹田主二寸。《千金·肺脏卷》曰：侠丹田。《铜人经》曰：四满一名髓腑，在中注下一寸。

气穴 一名胞门，一名子户

《脉经·一》曰：肝以胆合为腑，合于中焦，名曰胞门一作少阳。在大仓左右三寸。肾以膀胱合为腑，合于下焦，在关元左右，左属肾，右为子户。《脉经·九》曰：肾名胞门、子户，尺中肾脉也。《甲乙经》曰：气穴一名胞门，一名子户，在四满下一寸，冲脉、足少阴之会。《千金·妇人方》上卷曰：在关元左边二寸，是右二寸名子户。《妇人病第八》曰：在四满下一寸。

大赫 一名阴维，一名阴关

《甲乙经》曰：大赫一名阴维，一名阴关。在气穴下一寸，冲脉、足少阴之会。《千金·肾脏卷》曰：在屈骨端三寸。

横骨 一名下极

《甲乙经》曰：横骨一名下极，在大赫下一寸，冲脉、足少阴之会《水热穴论》王注云：中注、四满、气穴、大赫、横骨各横相去同身寸之一寸，并冲脉、足少阴之会。《千金·肾脏卷》曰：屈骨端在阴上横骨中央宛曲，如却月中央是。《千金翼·二十七》曰：虚竭灸曲骨端五十壮，阴上横骨中央宛曲，如却月中央是也，一名横骨。《资生经》曰：以上二

十二穴去腹中行皆當爲寸半說見幽門

十二穴去腹中行，皆当为寸半，说见幽门。

经络考略

清·陶集 辑　王旭东 校订

清抄本

《经络考略》不分卷，清代陶集（号恂菴先生）辑，具体成书年代不详。全书虽未分卷，但有明显标识将内容分为三部分。第一部为“《内经》经络”，摘录《素问》《灵枢》有关脏象与经络原文，共五十六篇，如十二官、六节、脏腑有相合三焦曰孤腑、五气之合人万物之生化、气口独为五脏主、脉度、骨度、骨空、营卫三焦、营气运行之次、卫气运行之次等。第二部分为“内景经络图像”，辑录前人有关内景脏腑、骨度、经络经穴等歌诀，以及与之相关的插图。第三部分摘录明代韦编（字勤甫）所撰《经络笺注》和明代杰出针灸大家凌云（字汉章，号卧岩）有关子午流注的论述和相关针灸论述，如“天地营卫流注总论”“天元流注论”“地元流注论”“人元流注论”及其所绘的“天元流注图”“地元流注图”“人元营卫流注图”，针灸文献学家黄龙祥先生认为可能出自凌氏家藏珍本《流注辨惑》（已亡佚）一书。本书底本为清抄孤本，《联目》《总目》等目录学著作均无著录。原书有多处缺文、缺页、装订错误导致的错简，现均已据内容补出或乙正。

烏程惆菴先生　陶　集　編次

一纂內經藏象經絡

十二官

黄帝問曰：願聞十二藏之相使，貴賤何如？相使者，輔相臣使之謂，貴賤者，君臣上下之分。岐伯對曰：悉乎哉問也！請遂言之。心者君主之官也，神明出焉。肺者相傅之官，治節出焉。肝者將軍之官，謀慮出焉。膽者中正之官，決斷出焉。膻中者臣使之官，喜樂出焉。脾胃者倉廩之官，五味出焉。大腸者傳道之官，變化出焉。小腸者受盛之官，化物出焉。腎者作强之官，伎巧出焉。三焦者決瀆之官，水道出焉。膀胱者州都之官，津液藏焉，氣化則能出矣。凡此十二官者，不得相失也。失則氣不相使，而災害生矣。故主明則下安，以此養生則壽，歿世不殆，以為天下則大昌。主不明則十二官危，使道閉塞而不通，形乃大傷，以此養生則殃，以為天下者，其宗大危，戒之戒之。至道在微，變化無窮，孰知其原。窘乎哉，消者瞿瞿，孰知其要。閔閔之當，孰者為良。瞿瞿，不審貌。閔閔，憂恤也。恍惚之數，生於毫氂，毫氂起於度量，千之萬之，可以益大，推之大之，其形乃制。黄帝曰：善哉，余聞精光之道，大聖之業，而宣明大道，非齋戒擇吉日，不敢受也。黄帝乃擇吉日良兆，而藏靈蘭之室，以傳保焉。洗心曰齋，遠慾曰戒。

六節

帝曰：藏象何如？藏居于內，象見于外。岐伯曰：心者，生之本，神之變也，其華在面，其充在血脉，為陽中之太陽，通於夏氣。肺者，氣之本，魄之處也，其華在毛，其充在皮，為陽中之太陰，通於秋氣。腎者，主蟄封藏之本，精之處也，其華在髮，其充在骨，為陰中之少陰，通於冬氣。高肓之上，中有父母，乃指心火肺金為父母也。又曰太陽，母曰太陰。肝者，罷極之本，魂之居也。

经络考略

乌程惆菴先生　陶　集　编次

一纂《内经》脏象、经络

十二官

黄帝问曰：愿闻十二脏之相使，贵贱何如？相使者，辅相臣使之谓，贵贱者，君臣上下之分。岐伯对曰：悉乎哉问也。请遂言之！心者，君主之官也，神明出焉。肺者，相传之官，治节出焉。肝者，将军之官，谋虑出焉。胆者，中正之官，决断出焉。膻中者，臣使之官，喜乐出焉。脾胃者，仓廪之官，五味出焉。大肠者，传道之官，变化出焉。小肠者，受盛之官，化物出焉。肾者，作强之官，伎巧出焉。三焦者，决渎之官，水道出焉。膀胱者，州都之官，津液藏焉，气化则能出矣。凡此十二官者，不得相失也。失则气不相使，而灾害生矣。故主明则下安，以此养生则寿，殁世不殆，以为天下则大昌。主不明则十二官危，使道闭塞而不通，形乃大伤，以此养生则殃，以为天下者，其宗大危，戒之戒之。至道在微，变化无穷，孰知其原。窘乎哉，消者瞿瞿，孰知其要。闵闵之当，孰者为良。瞿瞿，不审貌；闵闵，忧恤也。恍惚之数，生于毫厘，毫厘，起于度量，千之万之，可以益大，推之大之，其形乃制。黄帝曰：善哉，余闻精光之道，大圣之业，而宣明大道，非齐戒择吉日不敢受也。黄帝乃择吉日良兆，而藏灵兰之室，以传保焉。洗心曰齐，远欲曰戒。

六节

帝曰：脏象何如？脏居于内，象见于外。岐伯曰：心者，生之本，神之变也；其华在面，其充在血脉，为阳中之太阳，通于夏气。肺者，气之本，魄之处也；其华在毛，其充在皮，为阳中之太阴，通于秋气。肾者，主蛰，封藏之本，精之处也；其华在发，其充在骨，为阴中之少阴，通于冬气。膏肓之上，中有父母，乃指心火，肺金为父母也。又曰，太阳母曰太阴。肝者，罢极之本，魂之居也；

其华在爪，其充在筋，以生血气，此为阳中之少阳，通于春气。脾、胃、大肠、小肠、三焦、膀胱者，仓廪之本，营之居也，名曰器，能化糟粕，转味而入出者也，其华在唇四白，其充在肌，此至阴之类，通于土气。凡十一脏，取决于胆也。按：五脏主藏精而不泻，故皆内实；六腑主化物而不藏，故皆中虚。胆亦中虚，故属腑。然藏而不泄，又类乎脏，故足少阳为半表半里之经，曰中正之官，又曰奇恒之府。所以能通达阴阳，而十一脏皆取决于此也。东垣曰：胆者，少阳春升之气，春气升则万化安，胆气升，余脏从之。所以十一脏皆取决于胆，其说亦通。

脏腑有相合，三焦曰孤腑

肺合大肠，大肠者，传道之腑。相表里曰合。心合小肠，小肠者，受盛之腑。肝合胆，胆者中精之腑。以中正之官，藏清净之液。脾合胃，胃者五谷之腑。肾合膀胱，膀胱者津液之腑也。少阳属肾，肾上连肺，故将两脏。三焦为中渎之腑，膀胱为津液之腑，肾以水脏而领水腑，故曰兼。将，两脏将领也。腑亦称脏。三焦者，中渎之腑也，水道出焉，属膀胱，是孤之腑也，是六腑之所与合者。十二脏之中，惟三焦独大。诸脏无与匹者，故名曰孤腑。少阳与心主为表里，在下者为阴，属膀胱而合肾水；在上者为阳合包络而通心火。三焦所以际上极下，象同六合而无所不包也。盖即脏腑之外，躯体之内包罗诸脏。一腔之大，腑也。故有中渎，是孤之名。

五脏之运，各有收受

帝曰：五脏应四时，各有收受乎？收受言同气相求，各有所归也。岐伯曰：有。东方青色，入通于肝，开窍于目，藏精于肝。其病发惊骇，其味酸，其类草木，其畜鸡，其谷麦，其应四时，上为岁星，是以春气在头也。其音角，其数八，是以知病之在筋也，其臭臊。南方赤色，入通于心，开窍于耳，藏精于心，故病在五脏。其味苦，其类火，其畜羊，其谷黍，其应四时，上为荧惑星。是以知病之在脉也。其音徵，其数七，其臭焦。中央黄色，入通于脾，开窍于口，藏精于脾，故病在舌本。其味甘，其类土，其畜牛，其谷稷，其应四时，上为镇星。是以知病之在肉也。其音宫，其数五，其臭香。西方白色，入通于肺，开窍于鼻，藏精于肺，故病在背。其味辛，其类金，其畜马，其谷稻，其应四时，上为太白星。是以知病之在皮毛也。其音商，其数九，其臭腥。

北方黑色，入通于肾，开窍于二阴，藏精于肾，故病在溪。肉之大会为谷，肉之小会为溪。溪者，水所流注也。其味咸，其类水，其畜彘，其谷豆，其应四时，上为辰星。是以知病之在骨也。其音羽，其数六，其臭腐。木火土金水之精气藏于五脏。肝曰魂，心曰神，脾曰意，肺曰魄，肾曰志也。

故善为脉者，谨察五脏六腑，一逆一从，阴阳表里，雌雄之纪，藏之心意，合心于情，非其人勿教，非其真勿授，是谓得道。察脏象之精微。合吾心之神明。庶义理融通而逆，从变化无遁情矣。

五气之合人万物之生化

帝曰：寒暑燥湿风火，在人合之奈何？其于万物何以生化？

岐伯曰：东方生风，风生木，木生酸，酸生肝，肝生筋，筋生心。其在天为玄，在人为道，在地为化；化生五味，道生智，玄生神，化生气。神在天为风，在地为木，在气为柔，在脏为肝。其性为暄，其德为和，其用为动，其色为苍，其化为荣，其虫毛，其政为散，按散义有二。一升散，木气之生也；一散落，金气之杀也。其变摧拉，其眚为陨，其味为酸，其志为怒。怒伤肝，燥胜风，酸伤筋，辛胜酸。此东方之性，用德化政令皆本乎木，而内合人之肝气者也，故肝主于左也。

南方生热，热生火，火生苦，苦生心，心生血，血生脾。其在天为热，在地为火，在体为脉，在气为息，在脏为心。其性为暑，其德为湿，其用为燥，其色为赤，其化为茂，其虫羽，其政为明，其令郁蒸，其变炎烁，其眚燔焫，其味为苦，其志为喜。喜伤心，恐胜喜；热伤气，寒胜热；苦伤气，咸胜苦。此南方之性，用德化政令皆本乎火，而内合人之心气者也，故心主于前。

中央生湿，湿生土，土生甘，甘生脾，脾生肉，肉生肺。其在天为湿，在地为土，在体为肉，在气为充，在脏为脾。其性静兼，其德为濡，其用为化，其色为黄，其化为盈，其虫倮，其政为谧，其令云雨，其变动注，其眚淫溃，其味为甘，其志为思。思伤脾，怒伤思；湿伤肉，风胜湿；甘伤脾，酸胜甘。此中央之性，用德化政令皆本乎土，而内合人之脾者也，故脾主乎中。

西方生燥，燥生金，金生辛，辛生肺，肺生皮毛，皮毛生肾。其在天为燥，在地为金，在体为皮毛，在气为成，在脏为肺。其性为凉，其德为清其用為固其色為白其化為歛其蟲介其政為勁其令霧露其變肅殺其眚蒼落其味為辛其志為憂憂傷肺喜傷憂熱傷皮毛寒傷熱辛傷皮毛苦傷辛此西方之性用德化政令皆本乎金而內合人之肺氣者也故肺主乎右北方生寒寒生水水生鹹鹹生腎腎生骨髓髓生肝其在天為寒在地為水在體為骨在氣為堅在藏為腎其性為凛其德為寒其用為藏其色為黑其化為肅其蟲鱗其政為靜其令閉塞其變凝冽其眚冰雹其味為鹹其志為恐恐傷腎思勝恐寒傷血燥勝寒鹹傷血甘勝鹹此北方之性用德化政令皆本乎水而內合人之腎氣者也故腎主于下五氣更立各有所先非其位則邪當其位則正帝曰病之生變何如岐伯曰氣相得則微不相得則甚帝曰主歲何如岐伯曰氣有餘則制己所勝而侮所不勝其不及則己所不勝侮而乘之己所勝輕而侮之侮而受邪寡於畏也帝曰善此與運氣相參

脾不主時

帝曰脾不主時何也岐伯曰脾者土也治中央常以四時長四藏各十八日寄治不得獨主於時也脾藏者常著胃土之精也土者生萬物而法天地故上下至頭足不得主時也不可一日無土

五藏所合所榮所主五味所宜所傷

心之合脈也其榮色也其主腎也火受水制故以為主雖可類推肺之合皮也其榮毛也其主心也肝之合筋也其榮爪也其主肺也脾之合肉也其榮唇也其主肝也腎之合骨也其榮髮也其主脾也是故多食鹹則脈凝泣而變色泣同澀多食苦則皮槁而毛拔多食辛則筋急而爪枯多食酸則肉胝腸而唇揭多食甘則骨痛而髮落故心欲苦肺欲辛肝欲酸脾欲甘腎欲鹹此五味之所合五藏之氣也

五藏異藏虛實異病

肝藏血血舍魂肝氣虛則恐實則怒脾藏營營舍意脾氣虛則

清，其用为固，其色为白，其化为敛，其虫介，其政为劲，其令雾露，其变肃杀，其眚苍落，其味为辛，其志为忧。忧伤肺，喜伤忧；热伤皮毛，寒伤热；辛伤皮毛，苦伤辛。此西方之性，用德化政令皆本乎金，而内合人之肺气者也，故肺主乎右。

北方生寒，寒生水，水生咸，咸生肾，肾生骨髓，髓生肝。其在天为寒，在地为水，在体为骨，在气为坚，在脏为肾。其性为凛，其德为寒，其用为脏，其色为黑，其化为肃，其虫鳞，其政为静，其令闭塞，其变凝冽，其眚冰雹，其味为咸，其志为恐。恐伤肾，思胜恐；寒伤血，燥胜寒；咸伤血，甘胜咸。此北方之性，用德化政令皆本乎水，而内合人之肾气者也，故肾主于下。

五气更立，各有所先，非其位则邪，当其位则正。

帝曰：病之生变何如？岐伯曰：气相得则微，不相得则甚。

帝曰：主岁何如？岐伯曰：气有余，则制己所胜而侮所不胜；其不及，则己所不胜，侮而乘之，己所胜，轻而侮之。侮而受邪，寡于畏也。帝曰：善。此与阵气相参。

脾不主时

帝曰：脾不主时何也？岐伯曰：脾者土也。治中央，常以四时长四脏，各十八日寄治，不得独主于时也。脾脏者常着胃土之精也。土者生万物而法天地，故上下至头足不得主时也。不可一日无土。

五脏所合所荣所主五味所宜所伤

心之合脉也，其荣色也，其主肾也。火受水制，故以为主，余可类推。

肺之合皮也，其荣毛也，其主心也。肝之合筋也，其荣爪也，其主肺也。

脾之合肉也，其荣唇也，其主肝也。肾之合骨也，其荣发也，其主脾也。

是故多食咸，则脉凝泣而变色；泣涩同。多食苦，则皮槁而毛拔；多食辛，则筋急而爪枯；多食酸，则肉胝䐢而唇揭；多食甘，则骨痛而发落。故心欲苦，肺欲辛，肝欲酸，脾欲甘，肾欲咸，此五味之所合五脏之气也。

五脏异脏虚实异病

肝藏血，血舍魂，肝气虚则恐，实则怒。脾藏营，营舍意，脾气虚则四肢不用，五脏不安，实则腹胀经溲不利。经当作泾。

心藏脉，脉舍神，心气虚则悲，实则笑不休。肺藏气，气舍魄，肺气虚，则鼻塞不利少气，实则喘喝胸盈仰息。肾藏精，精舍志，肾气虚则厥，实则胀。腹胀飧泄。五脏不安。必审五脏之病形，以知其气之虚实而调之。

气口独为五脏主

帝曰：气口何以独为五脏主？气口之义，其名有三。手太阴肺经脉也，肺主诸气，气之盛衰见于此，故曰气口。肺朝百脉，脉之大会聚于此，故曰脉口。脉出太渊，其长一寸九分，故曰寸口。是名虽三而实则一耳。五脏六腑之气味皆出于胃，变见于气口，故为五脏之主。愚按气口寸口脉口之义，乃绕两手而言，非独指右手为气口也。人迎为足阳明之脉，不可以言于手气口，于手太阴而言，不可以分左右。如《动输》《本输》《经脉》篇明指人迎为结喉旁胃经动脉。又《四时气篇》曰：气口候阴，人迎候阳。《五色篇》曰：人迎盛坚者，伤于寒；气口盛坚者，伤于食。《禁服篇》曰：寸口主中，人迎主外。《经脉》《终始》等篇曰：人迎一盛二盛三盛，脉口一盛二盛三盛等义。皆言人迎为阳明之腑脉，故主乎表；脉口为太阴之脏脉，故主乎里。又如《太阴阳明论》曰：太阴为之行气于三阴，阳明为之行气于三阳。《阴阳别论》曰：三阳在头。正言人迎行气于三阳；三阴在手，正言脉口形气于三阴也。然则人迎自有其位，脉经乃指人迎于左手而分气口于右手，不知何指何见而云然。徐东皋曰：脉经谓左手关前一分为人迎者谬也。岐伯曰：胃者水谷之海，六腑之大原也。五味入口，藏于胃以养五脏气，气口亦太阴也，是以五脏六腑之气味，皆出于胃，变见于气口。故五气入鼻，藏于心肺，心肺有病，而鼻为之不利也。凡治病必察其下，适其脉，观其志意，与其病也。此治病之四要也。下谓二阴，肾之窍，胃之关也。仓廪不藏者是门户不要也。得守者生，失守者死，故二阴为胃气之关，锁而系一身元气之安危。此下之不可不察也。适测也，脉为气血之先，故独寸口以决吉凶之兆。人无胃气曰逆，逆者死。脉无胃气亦死，此脉之受邪矣。是志意关乎神气而存亡系之此，志意之不可不察也。病有标本，不知求本则失其要矣，病有真假，不知逆从，则及于祸矣。此病因之不可以不察也。合是四者而会现之则治病之妙无遗法矣。拘于鬼神者，不可与言至德；恶于针石者，不可与言至巧。病不许治者，病必不治，治之无功矣。

饮食之气归输脏腑

食气入胃，散精于肝，淫气于筋。食气入胃，浊气归心，淫精于脉。脉气流经，经气归于肺，肺朝百脉，输精于皮毛。毛脉合精，行气於府〻精神明留于四藏氣歸於權衡〻〻以平氣口成寸以決死生飲入於胃遊溢精氣上輸于脾〻氣散精上歸於肺通調水道下輸膀胱水精四五經並行合於四時五藏陰陽揆度以為常也

有子無子女盡七七男盡八八

帝曰人年老而無子者材力盡耶將天數然也歧伯曰女子七歲腎氣盛齒更髮長二七而天癸至任脉通太衝脉盛月事以時下故有子三七腎氣平均故真牙生而長極四七筋骨堅髮長極身體盛壯五七陽明脉散面始焦髮始墮六七三陽脉衰于上面皆焦髮始白七七任脉虛太衝脉衰少天癸竭地道不通故形壞而無子也丈夫八歲腎氣實髮長齒更二八腎氣盛天癸至精氣溢寫陰陽和故能有子三八腎氣平均筋骨勁强故真牙生而長極四八筋骨隆盛肌肉滿壯五八腎氣散衰髮墮齒槁六八陽氣衰極於上面焦髮鬢頒白七八肝氣衰筋不能動天癸竭精少腎藏衰形體皆極八八則齒髮去腎者主水受五藏六府之精而藏之故五藏盛乃能寫今五藏皆衰筋骨解墮天癸盡矣故髮鬢白身體行步不正而無子耳帝曰有其年已老而有子者何也歧伯曰此其天壽過度氣脉常通而腎氣有餘也此雖有子男不過盡八〻女不過盡七〻而天地之精氣皆竭矣帝曰夫道者年皆百歲能有子乎歧伯曰夫道者能却老而全形身年雖壽能生子也

天年常度

黄帝問於歧伯曰願聞人之始生何氣築為基何立而為楯何失而死何得而生歧伯曰以母為基以父為楯失神者死得神者生黄帝曰何者為神歧伯曰血氣已和營衛已通五藏已成神氣舍心魂魄畢具乃成為人黄帝曰人之壽夭各不同或夭

于腑，腑精神明，留于四藏。气归于权衡，权衡以平，气口成寸，以决死生。

饮入于胃，游溢精气，上输于脾，脾气散精，上归于肺，通调水道，下输膀胱，水精四布，五经并行。合于四时，五脏阴阳，揆度以为常也。

有子无子，女尽七七，男尽八八

帝曰：人年老而无子者，材力尽邪？将天数然也？岐伯曰：女子七岁，肾气盛，齿更发长。二七，而天癸至，任脉通，太冲脉盛，月事以时下，故有子。三七，肾气平均，故真牙生而长极。四七，筋骨坚，发长极，身体盛壮。五七，阳明脉散，面始焦，发始堕。六七，三阳脉衰于上，面皆焦，发始白。七七，任脉虚，太冲脉衰少，天癸竭，地道不通，故形坏而无子也。

丈夫八岁，肾气实，发长齿更。二八，肾气盛，天癸至，精气溢泻，阴阳和，故能有子。三八，肾气平均，筋骨劲强，故真牙生而长极。四八，筋骨隆盛，肌肉满壮。五八，肾气散衰，发堕齿槁。六八，阳气衰极于上，面焦，发鬓颁白。七八，肝气衰，筋不能动，天癸竭，精少，肾脏衰，形体皆极。八八，则齿发去。

肾者主水，受五脏六腑之精而藏之，故五脏盛，乃能泻。今五脏皆衰，筋骨解堕，天癸尽矣，故发鬓白，身体重，行步不正，而无子耳。

帝曰：有其年已老，而有子者，何也？岐伯曰：此其天寿过度，气脉常通，而肾气有余也。此虽有子，男子不过尽八八，女子不过尽七七，而天地之精气皆竭矣。

帝曰：夫道者年皆百岁，能有子乎？岐伯曰：夫道者能却老而全形，身年虽寿，能生子也。

天年常度

黄帝问于岐伯曰：愿闻人之始生，何气筑为基，何立而为楯，何失而死，何得而生？岐伯曰：以母为基，以父为楯；失神者死，得神者生。

黄帝曰：何者为神？岐伯曰：血气已和，营卫已通，五脏已成，神气舍心，魂魄毕具，乃成为人。

黄帝曰：人之寿夭各不同，或夭

壽或卒死或病久願聞其道岐伯曰五藏堅固血脉和調肌肉解利皮膚緻密營衛之行不失其常呼吸微徐氣以度行六府化穀津液布揚各如其常故能長久黃帝曰人之壽百歲而死何以致之岐伯曰使道隧以長基墻高以方通調營衛三部三里起骨高肉滿百歲乃得終黃帝曰其氣之盛衰以至其死可得聞乎岐伯曰人生十歲五藏始定血氣已通故好走二十歲血氣始盛肌肉方長三十歲五藏大定肌肉堅固血脉盛滿故好步四十歲五藏六府十二經脉皆大盛以平定腠理始踈榮華頹落髮頗斑白平盛不搖故好坐五十歲肝氣始衰肝葉始薄膽汁始減目始不明六十歲心氣始衰苦憂悲血氣懈惰故好卧七十歲脾氣虛皮膚枯八十歲肺氣衰魄離故言善誤九十歲腎氣焦四藏經脉空虛百歲五藏皆虛神氣皆去形骸獨居而終矣黃帝曰其不能終壽而死者何如岐伯曰其五藏其使道皆不長空外以張喘息暴疾又卑基墻薄脉少血其肉不石數中風寒血氣虛脉不通真邪相攻亂而相引故中壽而盡也

壽夭

黃帝問於伯高曰余聞形有緩急氣有盛衰骨有大小肉有堅脆皮有厚薄其以立壽夭柰何伯高荅曰形與氣相任則壽不任則夭皮與肉相果則壽不相果則夭血氣經絡勝形則壽不勝形則夭黃帝曰何謂形之緩急伯高荅曰形充而皮膚緩者則壽形充而皮膚急者則夭形充而脉堅大者順也形充而脉小以弱者氣衰衰則危矣若形充而顴不起者骨小骨小則夭矣形充而大肉䐃堅而有分者肉堅肉堅則壽矣形充而大肉無分理不堅者肉脆肉脆則夭矣此天之生命所以立形定氣而視壽夭者必明乎此立形定氣而後以臨病人決死生黃帝

寿，或卒死，或病久，愿闻其道。岐伯曰：五脏坚固，血脉和调，肌肉解利，皮肤致密，营卫之行，不失其常，呼吸微徐，气以度行，六腑化谷，津液布扬，各如其常，故能长久。

黄帝曰：人之寿百岁而死，何以致之？岐伯曰：使道隧以长，基墙高以方，通调营卫，三部三里起，骨高肉满，百岁乃得终。

黄帝曰：其气之盛衰，以至其死，可得闻乎？岐伯曰：人生十岁，五脏始定，血气已通，故好走；二十岁，血气始盛，肌肉方长；三十岁，五脏大定，肌肉坚固，血脉盛满，故好步；四十岁，五脏六腑十二经脉，皆大盛以平定，腠理始疏，荣华颓落，发颇斑白，平盛不摇，故好坐；五十岁，肝气始衰，肝叶始薄，胆汁始减，目始不明；六十岁，心气始衰，若忧悲，血气懈惰，故好卧；七十岁，脾气虚，皮肤枯；八十岁，肺气衰，魄离，故言善误；九十岁，肾气焦，四脏经脉空虚；百岁，五脏皆虚，神气皆去，形骸独居而终矣。

黄帝曰：其不能终寿而死者，何如？岐伯曰：其五脏其使道皆不长，空外以张，喘息暴疾；又卑基墙薄，脉少血，其肉不石，数中风寒，血气虚，脉不通，真邪相攻，乱而相引，故中寿而尽也。

寿夭

黄帝问于伯高曰：余闻形有缓急，气有盛衰，骨有大小，肉有坚脆，皮有厚薄，其以立寿夭奈何？伯高答曰：形与气相任则寿，不相任则夭。皮与肉相果则寿，不相果则夭，血气经络胜形则寿，不胜形则夭。

黄帝曰：何谓形之缓急？伯高答曰：形充而皮肤缓者则寿，形充而皮肤急者则夭，形充而脉坚大者顺也，形充而脉小以弱者气衰，衰则危矣。若形充而颧不起者骨小，骨小则夭矣。形充而大肉䐃坚而有分者肉坚，肉坚则寿矣；形充而大肉无分理不坚者肉脆，肉脆则夭矣。此天之生命，所以立形定气而视寿夭者，必明乎此立形定气，而后以临病人，决生死。

黄帝

曰余聞壽夭無以度之伯高答曰墻基卑高不及其地者不滿三十而死其有因加疾者不及二十而死也黃帝曰形氣之相勝以立壽夭奈何伯高答曰平人而氣勝形者壽病而形肉脫氣勝形者死形勝氣者危矣

人身應天地

黃帝問於伯高曰願聞人之肢節以應天地奈何伯高答曰天圓地方人頭圓足方以應之天有日月人有兩目地有九州人有九竅天有風雨人有喜怒天有雷電人有音聲天有四時人有四肢天有五音人有五藏天有六律人有六府天有冬夏人有寒熱天有十日人有手十指辰有十二人有足十指莖垂以應之女子不足二節以抱人形天有陰陽人有夫妻歲有三百六十五日人有三百六十五節地有高山人有肩膝地有深谷人有腋膕地有十二經水人有十二節經脈地有泉脈人有衛氣地有草蓂人有毫毛天有晝夜人有卧起天有列星人有牙齒地有小山人有小節地有山石人有高骨地有林木人有募筋地有聚邑人有䐃肉歲有十二月人有十二節地有四時不生草人有無子此人與天地相應者也

婦人無鬚氣血多少

黃帝曰婦人無鬚者無血氣乎岐伯曰衝脈任脈皆起於胞中上循背裡為經絡之海（胞子宮也男女藏精之所惟女子於此受孕故名曰胞）其浮而外者循腹右上行會於咽喉別而絡唇口血氣盛則充膚熱肉血獨盛則澹滲皮膚生毫毛今婦人之生有餘於氣不足於血以其數脫血也衝任之脈不榮口唇故鬚不生焉黃帝曰士人有傷於陰陰氣絕而不起陰不用然其鬚不去其故何也宦者獨去何也願聞其故岐伯曰宦者去其宗筋傷其衝脈血寫不復皮膚內結唇口不榮故鬚不生（士人者陰氣雖傷而宗筋未壞）黃帝曰其有天

曰：余闻寿夭，无以度之。伯高答曰：墙基卑，高不及其地者，不满三十而死。其有因加疾者，不及二十而死也。

黄帝曰：形气之相胜，以立寿夭奈何？伯高答曰：平人而气胜形者寿；病而形肉脱，气胜形者死，形胜气者危矣。

人身应天地

黄帝问于伯高曰：愿闻人之肢节以应天地奈何？伯高答曰：天圆地方，人头圆足方以应之。天有日月，人有两目；地有九州，人有九窍；天有风雨，人有喜怒；天有雷电，人有声音；天有四时，人有四肢；天有五音，人有五脏；天有六律，人有六腑；天有冬夏，人有寒热；天有十日，人有手十指；辰有十二，人有足十指，茎垂以应之，女子不足二节，以抱人形；天有阴阳，人有夫妻；岁有三百六十五日，人有三百六十五节；地有高山，人有肩膝；地有深谷，人有腋腘；地有十二经水，人有十二节经脉；地有泉脉，人有卫气；地有草蓂，人有毫毛；天有昼夜，人有卧起；天有列星，人有牙齿；地有小山，人有小节；地有山石，人有高骨；地有林木，人有募筋；地有聚邑，人有腘肉；岁有十二月，人有十二节；地有四时不生草，人有无子。此人与天地相应者也。

妇人无须，气血多少

黄帝曰：妇人无须者，无血气乎？岐伯曰：冲脉任脉，皆起于胞中，上循背里，为经络之海。胞，子宫也，男女藏精之所，惟女子于此受孕，故名曰胞。其浮而外者，循腹右上行，会于咽喉，别而络唇口。血气盛则充肤热肉，血独盛则澹渗皮肤，生毫毛。今妇人之生，有余于气，不足于血，以其数脱血也，冲任之脉，不荣口唇，故须不生焉。

黄帝曰：士人有伤于阴，阴气绝而不起，阴不用，然其须不去，其故何也？宦者独去何也？愿闻其故。岐伯曰：宦者去其宗筋，伤其冲脉，血泻不复，皮肤内结，唇口不荣，故须不生。士人者，阴气虽伤而宗筋未坏。

黄帝曰：其有天

宦者，未尝被伤，不脱于血，然其须不生，其故何也？岐伯曰：此天之所不足也，其任冲不盛，宗筋不成，有气无血，唇口不荣，故须不生。黄帝曰：善乎哉！圣人之通万物也，若日月之光影，音声鼓响，闻其声而知其形，其非夫子，孰能明万物之精？是故圣人视其颜色，黄赤者多热气，青白者少热气，黑色者多血少气。美眉者太阳多血，通髯极须者少阳多血，美须者阳明多血，此其时然也。夫人之常数，太阳常多血少气，少阳常多气少血，阳明常多血多气，厥阴常多气少血，少阴常多血少气，太阴亦多血少气，此天之常数也。十二经之气血多少，两经凡三，见各有互异。意者传写之误欤，当以《素问·血气形志篇》为是。

老壮少小，脂膏肉瘦之别

黄帝问于伯高曰：人之肥瘦大小寒温，有老壮少小，别之奈何？伯高对曰：人年五十以上为老，二十以上为壮，十八以上为少，六岁以上为小。

黄帝曰：何以度知其肥瘦？伯高曰：人有肥有膏有肉。膏即脂也。黄帝曰：别此奈何？伯高曰：䐃肉坚，皮满者，肥。䐃肉不坚，皮缓者，膏。皮肉不相离者，肉。

黄帝曰：身之寒温何如？伯高曰：膏者，其肉淖，而粗理者身寒，细理者身热。脂者，其肉坚，细理者热，粗理者寒。黄帝曰：其肥瘦大小奈何？伯高曰：膏者，多气而皮纵缓，故能纵腹垂腴。肉者，身体容大。脂者，其身收小。

黄帝曰：三者之气血多少何如？伯高曰：膏者多气，多气者热，热者耐寒。肉者多血则充形，充形则平。脂者其血清，气滑少，故不能大。此别于众人者也。黄帝曰：众人奈何？伯高曰：众人皮肉脂膏不能相加也，血与气不能相多，故其形不小不大，各自称其身，命曰众人。

黄帝曰：善。治之奈何？伯高曰：必先别其三形，血之多少，气之清浊，而后调之，治无失常经。是故膏人纵腹垂腴，肉人者上下容大，脂人者虽脂不能大也。此重言其辞也。

气血阴阳清浊

黄帝曰余聞十二経脉以應十二経水者其五色各異清濁不同人之血氣若一應之柰何岐伯曰人之血氣苟能若一則天下為一矣惡有亂者乎黄帝曰余問一人非問天下之衆岐伯曰夫一人者亦有亂氣天下之衆亦有亂人其合為一耳黄帝曰願聞人氣之清濁岐伯曰受穀者濁受氣者清濁氣穀氣也清氣天氣也二者摠稱真氣故刺節篇曰真氣者所受于天与穀氣并而充身也又五味篇曰穀不入半日則氣衰一日則氣少是指入者為天氣出者為穀氣清者注陰濁者注陽喉主天氣故清氣自喉而注陰陰者五藏也咽主地氣故濁氣自咽而注陽陽者六府也濁而清者上出于咽清而濁者則下行清濁相干命曰亂氣黄帝曰夫陰清而陽濁濁者有清清者有濁別之柰何岐伯曰氣之大別清者上注於肺濁者下走於胃胃之清氣上出于口肺之濁氣下注于経内積于海濁中有清故胃之清氣上出于口以通呼吸津液清中有濁故肺之濁氣下注于経以為血脉営衛而其精氣之所乃在氣海間也上之氣海在膻中下之氣海在丹田黄帝曰諸陽皆濁何陽濁甚乎岐伯曰手太陽獨受陽之濁手太陰獨受陰之清其清者上走空竅孔同其濁者下行諸経諸陰皆清足太陰獨受其濁黄帝曰治之柰何岐伯曰清者其氣滑濁者其氣濇此氣之常也故刺陰者深而留之刺陽者淺而疾之清濁相干者以數調之也此又以鍼下之氣言清濁陰阳也

首面耐寒因於氣聚

黄帝問於岐伯曰首面與身形也屬骨連筋同血合於氣耳天寒則裂地淩冰其卒寒或手足懈惰然而其面不衣何也岐伯荅曰十二経脉三百六十五絡其血氣皆上於面而走空竅其精陽氣上走於目而為睛其別氣走於耳而為聽其宗氣上出於鼻而為臭其濁氣出於胃而走唇舌而為味其氣之津液皆上燻於面而皮又厚其肉堅故天氣甚寒不能勝之也

奇恒藏府藏寫不同

黄帝問曰余聞方士或以腦髓為藏或以腸胃為藏或以為府

黄帝曰：余闻十二经脉，以应十二经水者，其五色各异，清浊不同，人之血气若一，应之奈何？岐伯曰：人之血气，苟能若一，则天下为一矣，恶有乱者乎？黄帝曰：余问一人，非问天下之众。岐伯曰：夫一人者，亦有乱气，天下之众，亦有乱人，其合为一耳。

黄帝曰：愿闻人气之清浊。岐伯曰：受谷者浊，受气者清。浊气，谷气也；清气，天气也，二者总称真气。故《刺节篇》曰：真气者，所受于天，与谷气并而充身也。又《五味篇》曰：谷不入，半日则气衰，一日则气少。是指入者为天气，出者为谷气。清者注阴，浊者注阳。喉主天气，故清气自喉而注阴，阴者五脏也。咽主地气，故浊气自咽而注阳，阳者六腑也。浊而清者上出于咽，清而浊者则下行，清浊相干，命曰乱气。黄帝曰：夫阴清而阳浊，浊者有清，清者有浊，别之奈何？岐伯曰：气之大别，清者上注于肺，浊者下走于胃。胃之清气，上出于口；肺之浊气，下注于经，内积于海。浊中有清，故胃之清气上出于口，以通呼吸津液；清中有浊，故肺之浊气下注于经，以为血脉营卫。而其精气之所，乃在气海间也。上之气海在膻中，下之气海在丹田。

黄帝曰：诸阳皆浊，何阳浊甚乎？岐伯曰：手太阳独受阳之浊，手太阴独受阴之清。其清者上走空窍，其浊者下行诸经。空，孔同。诸阴皆清，足太阴独受其浊。

黄帝曰：治之奈何？岐伯曰：清者其气滑，浊者其气涩，此气之常也。故刺阴者，深而留之；刺阳者，浅而疾之；清浊相干者，以数调之也。此又以针下之气，言清浊阴阳也。

首面耐寒，因于气聚

黄帝问于岐伯曰：首面与身形也，属骨连筋、同血合于气耳。天寒则裂地凌冰，其卒寒或手足懈惰，然而其面不衣，何也？岐伯答曰：十二经脉，三百六十五络，其血气皆上于面而走空窍，其精阳气上走于目而为睛，其别气走于耳而为听，其宗气上出于鼻而为臭，其浊气出于胃，而走唇舌而为味。其气之津液，皆上熏于面，而皮又厚，其肉坚，故天气甚寒，不能胜之也。

奇恒脏腑，藏泻不同

黄帝问曰：余闻方士，或以脑髓为脏，或以肠胃为脏，或以为腑，敢谓更相反，皆自谓是，不知其道，愿闻其说。岐伯对曰：脑髓骨脉胆女子胞，此六者地气之所生也，皆藏于阴而象于地，故藏而不泻，名曰奇恒之府。奇，异也。恒，常也。言异乎常也。胆居六腑之一，独藏而不泻，与他腑之传化者为异。女子胞，子宫是也，亦以出纳精气而成胎孕者为奇。夫胃大肠小肠三焦膀胱，此五者天气之所生也，其气象天，故泻而不藏，此受五脏浊气，名曰传化之府，魄门亦为五脏使，水谷不得久藏。所谓五脏者，藏精气而不泻也，故满而不能实。六腑者，传化物而不藏，故实而不能满也。所以然者，水谷入口，则胃实而肠虚；食下，则肠实而胃虚。故曰实而不满，满而不实也。

逆顺相传，至困而死

五脏受气于其所生，传之于其所胜，气舍于其所生，死于其所不胜。病乃死。此言气之逆行也，故死。肝受气于心，传之于脾，气舍于肾，至肺而死。心受气于脾，传之于肺，气舍于肝，至肾而死。脾受气于肺，传之于肾，气舍于心，至肝而死。肺受气于肾，传之于肝，气舍于脾，至心而死。肾受气于肝，传之于心，气舍于肺，至脾而死。此皆逆死也。一日一夜五分之，所以占死生之早暮也。五分者，朝主甲乙，昼主丙丁，四季主戊己，晡主庚辛，夜主壬癸。

黄帝曰：五脏相通，移皆有次，五脏有病，则各传其所胜。传其所胜，如风入于肺为肺痹，弗治，则肺传之肝为肝痹，弗治，则肝传之脾为脾风，弗治，则脾传之肾曰疝瘕，弗治，则肾传之心曰瘈，弗治，则心复反传而行之肺，法当死者是也。不治，法三月若六月，若三日若六日，传五脏而当死，是顺传所胜之次处。故曰别于阳者，知病从来；别于阴者，知死生之期。阳指表，谓外候；阴指里，谓脏气。凡邪中于身，必症形于外，察其外症，即可知病在何经，故别于阳者，知病从来；病伤脏气，必败真阴，察其根本，即可知危在何日，故别于阴者，知死生之期。言知至其所困而死。至其所困而死，死于其所不胜也。

精气津液血脉，脱则为病

黄帝曰：余闻人有精气津液血脉，余意以为一气耳，今乃辨为六名，余不知其所以然。岐伯曰：两神相搏，合而成形，常先生身，是謂精何謂氣岐伯曰上焦開發宣五穀味熏膚充身澤毛若霧露之溉是謂氣何謂津岐伯曰腠理發泄汗出溱溱是謂津何謂液岐伯曰穀入氣滿淖澤注於骨骨屬屈伸洩澤補益腦髓皮膚潤澤是謂液澤者陽之液液者陰之津本為同類然液者津之濁者也津者液之清者也津為汗而走腠理故屬陽液注骨而補腦髓故屬陰何謂血岐伯曰中焦受氣取汁變化而赤是謂血何謂脉岐伯曰壅遏營氣令無所避是謂脉脉者非氣非血而所以通乎氣血者也黄帝曰六氣者有餘不足氣之多少腦髓之虛實血脉之清濁何以知之岐伯曰精脫者耳聾氣脫者目不明津脫者腠理開汗大泄液脫者骨屬屈伸不利色夭腦髓消脛痠耳數鳴血脫者色白夭然不澤其脉空虛此其候也即六脫之候黄帝曰六氣者貴賤何如岐伯曰六氣者各有部主也其貴賤善惡可為常主然五穀與胃為大海也部主如腎主精肺主氣脾主津液肝主血心主脉也貴賤如春夏則木火為貴失時者賤善惡六氣之得正者為吉太過不及為惡也注六氣根資五穀之運化于胃為水穀之海故胃氣為六腑之本

腸胃小大之數

黄帝問於伯高曰余願六府傳穀者腸胃之小大長短受穀之多少奈何伯高曰請盡言之穀所從出入淺深遠近長短之度脣至齒長九分口廣二寸半長狹也廣闊也齒以後至會厭深三寸半大容五合舌重十兩長七寸廣二寸半咽門重十兩廣二寸半至胃長一尺六寸胃紆曲屈伸之長二尺六寸大一尺五寸徑五寸大容三斗五升大言周圍之數徑言直過之數其中之穀常留二斗水一斗五升小腸後附脊左環迴周疊積其注於迴腸者外附於臍上迴運環十六曲大二寸半徑八分分之少半長三丈二尺八分分之少半言一分之外尚有如一分之少半也餘倣此迴腸當臍左環迴周葉積而下迴運環反十六曲大四寸徑一寸寸之少半長二丈一尺迴腸大腸也葉積如葉之積廣腸傅脊以受迴腸左環葉脊上下辟大八寸徑二寸寸之大半長二

是谓精。

何谓气？岐伯曰：上焦开发，宣五谷味，熏肤充身泽毛，若雾露之溉，是谓气。

何谓津？岐伯曰：腠理曰：腠理发汇，汗出溱溱，是谓津。

何谓液？岐伯曰：谷入气满，淖泽注于骨，骨属屈伸泄泽，补益脑髓，皮肤润泽，是谓液。泽者，阳之液。液者，阴之津。本为同类，盖液者，津之浊者也；津者，液之清者也。津为汗而走腠理，故属阳；液注骨而补脑髓，故属阴。

何谓血？岐伯曰：中焦受气取汁，变化而赤，是谓血。

何谓脉？岐伯曰：壅遏营气，令无所避？是谓脉。脉者，非气非血，而所以通乎气血者也。

黄帝曰：六气者，有余不足，气之多少，脑髓之虚实，血脉之清浊，何以知之？岐伯曰：精脱者，耳聋；气脱者，目不明；津脱者，腠理开，汗大泄；液脱者，骨属屈伸不利，色夭，脑髓消，胫酸，耳数鸣；血脱者，色白，夭然者不泽；其脉空虚，此其候也。即六脱之候。

黄帝曰：六气者贵贱何如？岐伯曰：六气者，各有部主也，其贵贱善恶，可为常主，然五谷与胃为大海也。部主，如肾主精，肺主气，脾主津液，肝主血，心主脉也。贵贱如春夏则木火为贵，失时者贱善恶，六气之得正者为善，太过不及为恶也。注六气总资五谷，谷运化于胃，为水谷之海，故胃气为脏腑之本。

肠胃小大之数

黄帝问于伯高曰：余愿闻六腑传谷者，肠胃之小大长短，受谷之多少奈何？伯高曰：请尽言之，谷所从出入浅深远近长短之度：唇至齿长九分，口广二寸半。长，深也。广，阔也。齿以后至会厌，深三寸半，大容五合。舌重十两，长七寸，广二寸半。咽门重十两，广二寸半，至胃长一尺六寸。胃纡曲屈，伸之，长二尺六寸，大一尺五寸，径五寸，大容三斗五升。大言周围之数，径言直过之数，其中之谷常留二斗，水一斗五升。小肠后附脊，左环围周叠积，其注于回肠者，外附于脐上，回运环十六曲，大二寸半，径八分分之少半，长三丈二尺。八分分之少半，言八分之外，尚有如一分之少半也。余仿此。回肠当脐，左环回周叶积而下，回运环反十六曲，大四寸，径一寸寸之少半，长二丈一尺。回肠，大肠也。叶积，如叶之积。广肠传脊以受回肠，左环叶脊上下，辟大八寸，径二寸寸之大半，长二尺八寸廣腸大腸下节也又名直腸辟闢同以其最廣故云辟腸胃所入至所出長六丈四寸四分迴曲環反三十二曲也此總結上文自口而入自便而出之全數卅二曲合數也

平人絕穀七日而死

黃帝曰願聞人之不食七日而死何也伯高曰臣請言其故胃大一尺五寸徑五寸長二尺六寸橫屈受水穀三斗五升其中之穀常留二斗水一斗五升而滿上焦泄氣出其精微慓悍滑疾下焦下溉諸腸小腸大二寸半徑八分分之少半長三丈二尺受穀二斗四升水六升三合合之大半迴腸大四寸徑一寸寸之少半長二丈一尺受穀一斗水七升半廣腸大八寸徑二寸寸之大半長二尺八寸受穀九升三合八分合之一腸胃之長凡五丈八尺四寸受水穀九斗三升一合合之大半此腸胃所受水穀之數也平人則不然不皆然也胃滿則腸虛腸滿則胃虛更虛更滿故氣得上下五藏安定血脈和利精神乃居故神者水穀之精氣也故腸胃之中常留穀二斗水一斗五升故平人日再後後二升半一日中五升五七三斗五升而留水穀盡矣故平人不食飲七日而死者水穀精氣津液皆盡故也

本藏二十五變

黃帝問於岐伯曰人之血氣精神者所以奉生而周於性命者也經脈者所以行血氣而營陰陽濡筋骨利關節者也經脈者即營氣之道營運也濡潤也營行脈中故主于裏而利筋骨衛氣者所以溫分肉充皮膚肥腠理司關闔者也肉有分理故云分肉衛行脈外故主表而司皮毛之關闔志意者所以御精神收魂魄適寒溫和喜怒者也是故血和則經脈流行營覆陰陽筋骨勁強關節清利矣衛氣和則分肉解利皮膚調柔腠理緻密矣志意和則精神專直魂魄不散悔怒不起五藏不受邪矣寒溫和則六府化穀風痺不作經脈通利肢節得安矣此人之常平也五藏者所以藏精神血氣魂魄者也六府者所以具受

尺八寸。广肠，大肠下节也，又名直肠。辟，闢同。以其最广，故云辟。肠胃所入至所出，长六丈四寸四分，回曲环反三十二曲也。此总结上文自口而入，自便而出之全数。三十二曲，合数也。

平人绝谷，七日而死

黄帝曰：愿闻人之不食，七日而死何也？伯高曰：臣请言其故。

胃大一尺五寸，径五寸，长二尺六寸，横屈受水谷三斗五升。其中之谷常留二斗，水一斗五升而满。上焦泄气，出其精微慓悍滑疾，下焦下溉诸肠。

小肠大二寸半，径八分分之少半，长三丈二尺，受谷二斗四升，水六升三合合之大半。

回肠大四寸，径一寸寸之少半，长二丈一尺，受谷一斗，水七升半。

广肠大八寸，径二寸寸之大半，长二尺八寸，受谷九升三合八分合之一。

肠胃之长，凡五丈八尺四寸，受水谷九斗三升一合合之大半，此肠胃所受水谷之数也。平人则不然不皆然也，胃满则肠虚，肠满则胃虚，更虚更满，故气得上下，五脏安定，血脉和利，精神乃居，故神者水谷之精气也。故肠胃之中，常留谷二斗，水一斗五升。故平人日再后，后二升半，一日中五升，七日五七三斗五升，而留水谷尽矣。故平人不食饮，七日而死者，水谷精气津液皆尽故也。

本脏二十五变

黄帝问于岐伯曰：人之血气精神者，所以奉生而周于性命者也。经脉者，所以行血气而营阴阳，濡筋骨、利关节者也。经脉者，即营气之道。营，运也。濡，润也。营行脉中，故主于里而利筋骨。卫气者，所以温分肉，充皮肤，肥腠理，司关阖者也。肉有分理，故云分肉。卫行脉外，故主表而司皮毛之关阖。志意者，所以御精神，收魂魄，适寒温，和喜怒者也。是故血和，则经脉流行，营覆阴阳，筋骨劲强，关节清利矣。卫气和，则分肉解利，皮肤调柔，腠理致密矣。志意和，则精神专直，魂魄不散，悔怒不起，五脏不受邪矣。寒温和，则六腑化谷，风痹不作，经脉通利，肢节得安矣。此人之常平也。五脏者，所以藏精神血气魂魄者也。六腑者，所以具受于天也，无愚智贤不肖，无以相倚也。倚，当作异。然有其独尽天寿，而无邪僻之病，百年不衰，虽犯风雨卒寒大暑，犹有弗能害也。有其不离屏蔽室内，无怵惕之恐，然犹不免于病何也？愿闻其故。

岐伯对曰：窘乎哉问也。五脏者，所以参天地，副阴阳，而连四时，化五节者也。五脏者，固有小大高下坚脆端正偏倾者，六腑亦有小大长短厚薄结直缓急。凡此二十五者各不同，或善或恶，或吉或凶，请言其方。言所以为强弱者，皆由脏腑之气致然也。

心小则安，邪弗能伤，易伤于忧；心大则忧不能伤，易伤于邪。心高则满于肺中，悗而善忘，难开以言；心下则藏外，易伤于寒，易恐以言。心坚则脏安守固，心脆则善病消瘅热中。心端正则和利难伤，心偏倾则操持不一、无守司也。悗，闷也。

肺小则少饮，不病喘喝；肺大则多饮，善病胸痹喉痹逆气。肺高则上气肩息咳；肺下则居贲迫肺，善胁下痛。肺坚则不病咳上气，肺脆则苦病消瘅易伤。肺端正则和利难伤，肺偏倾则胸偏痛也。居当作苦。

肝小则脏安，无胁下之病；肝大则逼胃迫咽，迫咽则苦膈中且胁下痛。肝高则上支贲切，胁悗，为息贲；肝下则逼胃，胁下空，胁下空则易受邪。肝坚则脏安难伤，肝脆则善病消瘅易伤。肝端正则和利难伤，肝偏倾则胁下痛也。

脾小则脏安，难伤于邪也；脾大则苦凑䏚而痛，不能疾行。脾高则䏚引季胁而痛；脾下则下加于大肠，下加于大肠则脏苦受邪。脾坚则脏安难伤，脾脆则善病消瘅易伤。脾端正则和利难伤，脾偏倾则善满善胀也。凑，塞也。䏚，胁下软肉处。

肾小则脏安难伤；肾大则善病腰痛，不可以俯仰，易伤以邪。肾高则苦背膂痛，不可以俯仰；肾下则腰尻痛，不可以俯仰，为狐疝。肾坚则不病腰背痛，肾脆则善病消瘅易伤。肾端正则和利难伤，肾偏倾则苦腰尻痛也。凡此二十五变者，人之所苦常病。

黄帝曰：何以知其然也？岐伯曰：赤色小理者心小，粗理者心大。无𩩲骬者心高，髑骬小短舉者心下髑骬長者心下堅髑骬弱小以薄者心脆髑骬直下不舉者心端正倚一方者心偏曲也白色小理者肺小粗理者肺大巨肩反膺陷喉者肺高合腋張脇者肺下好肩背厚者肺堅肩背薄者肺脆背膺厚者肺端正脇偏踈者肺偏傾也青色小理者肝小粗理者肝大廣胷反骹者肝高合脇兔骹者肝下胷脇好者肝堅脇骨弱者肝脆膺腹好相得者肝端正脇骨偏舉者肝偏傾也脛骨近足之細處曰骹按此似以脇下之骨為骹脇骨高而張曰反骹脇骨低合如兔曰兔骹黃色小理者脾小粗理者脾大揭脣者脾高脣下縱者脾下脣堅者脾堅脣大而不堅者脾脆脣上下好者脾端正脣偏舉者脾偏傾也黑色小理者腎小粗理者腎大高耳者腎高耳後陷者腎下耳堅者腎堅耳薄不堅者腎脆耳好前居牙車者腎端正耳偏高者腎偏傾也凡此諸變者持則安減則病也因偏善為持守則安少有減損不免於病帝曰善然非余之所問也願聞人之有不可病者至盡天壽雖有深憂大恐怵惕之志猶不能減也甚寒大熱不能傷也其有不離屏蔽室內又無怵惕之恐然不免於病者何也願聞其故岐伯曰五藏六府邪之舍也請言其故五藏皆小者少病苦燋心大愁憂五藏皆大者緩於事難使以憂五藏皆高者好高舉措五藏皆下者好出人下五藏皆堅者無病五藏皆脆者不離於病五藏皆端正者和利得人心五藏皆偏傾者邪心而善盜不可以為人平反覆言語也黃帝曰願聞六府之應岐伯答曰肺合大腸大腸者皮其應心合小腸小腸者脉其應肝合膽膽者筋其應脾合胃胃者肉其應腎合三焦膀胱三焦膀胱者腠理毫毛其應黃帝曰應之柰何岐伯曰肺應皮皮厚者大腸厚皮薄者大腸薄皮緩腹裡大者大腸大而長皮急者大腸急而短皮滑者大腸直皮肉不相離者大腸結心應脉皮厚者脉厚脉厚者小腸厚皮薄者脉薄脉薄者

髑骬小短举者心下。髑骬长者心下坚，髑骬弱小以薄者心脆。髑骬直下不举者心端正，倚一方者心偏曲也。

白色小理者肺小，粗理者肺大。巨肩反膺陷喉者肺高，合腋张胁者肺下。好肩背厚者肺坚，肩背薄者肺脆。背膺厚者肺端正，胁偏疏者肺偏倾也。

青色小理者肝小，粗理者肝大。广胸反骹者肝高，合胁兔骹者肝下。胸胁好者肝坚，胁骨弱者肝脆。膺腹好相得者肝端正，胁骨偏举者肝偏倾也。胫骨近足之细处曰骹，按此似以胁下之骨为骹。胁骨高而张曰反骹。胁骨低合如兔曰兔骹。

黄色小理者脾小，粗理者脾大。揭唇者脾高，唇下纵者脾下。唇坚者脾坚，唇大而不坚者脾脆。唇上下好者脾端正，唇偏举者脾偏倾也。

黑色小理者肾小，粗理者肾大。高耳者肾高，耳后陷者肾下。耳坚者肾坚，耳薄不坚者肾脆。耳好前居牙车者肾端正，耳偏高者肾偏倾也。凡此诸变者，持则安，减则病也。因偏善为持守，则安少有减损，不免于病。

帝曰：善。然非余之所问也。愿闻人之有不可病者，至尽天寿，虽有深忧大恐怵惕之志，犹不能减也，甚寒大热不能伤也；其有不离屏蔽室内，又无怵惕之恐，然不免于病者何也？愿闻其故。

岐伯曰：五脏六腑，邪之舍也，请言其故。五脏皆小者，少病，苦燋心，大愁忧；五脏皆大者，缓于事，难使以忧。五脏皆高者，好高举措；五脏皆下者，好出人下。五脏皆坚者，无病；五脏皆脆者，不离于病。五脏皆端正者，和利得人心；五脏皆偏倾者，邪心而善盗，不可以为人平，反覆言语也。

黄帝曰：愿闻六腑之应。岐伯答曰：肺合大肠，大肠者皮其应。心合小肠，小肠者脉其应。肝合胆，胆者筋其应。脾合胃，胃者肉其应。肾合三焦膀胱，三焦膀胱者腠理毫毛其应。

黄帝曰：应之奈何？岐伯曰：肺应皮，皮厚者大肠厚，皮薄者大肠薄。皮缓腹里大者大肠大而长，皮急者大肠急而短。皮滑者大肠直，皮肉不相离者大肠结。

心应脉，皮厚者脉厚，脉厚者小肠厚；皮薄者脉薄，脉薄者小腸薄皮緩者脉緩脉緩者小腸大而長皮薄而脉冲小者小腸小而短諸陽經脉皆多紆曲者小腸結也冲虚脾應肉〃䐃堅大者胃厚肉䐃麽者胃薄肉䐃小而麽者胃不堅肉䐃不稱身者胃下〃胃下者下管約不利肉䐃不堅者胃緩肉䐃無小裹累者胃急肉䐃多少裡累者胃結〃胃結者上管約不利也麽細薄也約不舒也肝應爪〃厚色黄者膽厚爪薄色紅者膽薄爪堅色青者膽急爪濡色赤者膽緩爪直色白無約者膽直爪惡色黑多紋者膽結也腎應骨密理厚皮者三焦膀胱厚粗理薄皮者三焦膀胱薄疏腠理者三焦膀胱緩皮急而無毫毛者三焦膀胱急毫毛美而粗者三焦膀胱直稀毫毛者三焦膀胱結也黄帝曰厚薄美惡皆有形願聞其所病岐伯荅曰視其外應以知其内藏則知所病矣

身形候藏府

黄帝曰本藏以身形支節䐃肉候五藏六府之小大焉今夫王公大人臨朝即位之君而問焉誰可捫循之而後荅乎岐伯曰身形支節者藏府之蓋也非面部之閲也黄帝曰五藏之氣閲於面者余已知之矣以支節閲而知之奈何岐伯曰五藏六府者肺為之蓋巨肩陷咽候見其外黄帝曰善岐伯曰五藏六腑心為之主缺盆為之道骺骨有餘以候髃骬黄帝曰善岐伯曰肝者主為將使之候外欲知堅固視目小大黄帝曰善岐伯曰脾者主為衛使之迎糧視脣舌好惡以知吉凶黄帝曰善岐伯曰腎者主為外使之遠聽視耳好惡以知其性黄帝曰善願聞六府之候岐伯曰六府者胃之為海廣骸大頸張胸五穀乃容鼻隧以長以候大腸脣厚人中長以候小腸目下果大其膽乃横同果裹鼻孔在外膀胱漏泄鼻柱中央起三焦乃約此所以候六府者也上下三等藏安且良矣

小肠薄。皮缓者脉缓，脉缓者小肠大而长；皮薄而脉冲小者，小肠小而短。诸阳经脉皆多纡曲者，小肠结。冲，虚也。

脾应肉，肉䐃坚大者胃厚，肉䐃么者胃薄。肉䐃小而么者胃不坚；肉䐃不称身者胃下，胃下者下管约不利。肉䐃不坚者胃缓，肉䐃无小里累者胃急。肉䐃多少里累者胃结，胃结者上管约不利也。么，细薄也。约，不舒也。

肝应爪，爪厚色黄者胆厚，爪薄色红者胆薄。爪坚色青者胆急，爪濡色赤者胆缓。爪直色白无约者胆直，爪恶色黑多纹者胆结也。

肾应骨，密理厚皮者三焦膀胱厚，粗理薄皮者三焦膀胱薄。疏腠理者三焦膀胱缓，皮急而无毫毛者三焦膀胱急。毫毛美而粗者三焦膀胱直，稀毫毛者三焦膀胱结也。

黄帝曰：厚薄美恶皆有形，愿闻其所病。岐伯答曰：视其外应以知其内脏，则知所病矣。

身形候脏腑

黄帝曰：本藏以身形支节䐃肉，候五脏六腑之小大焉。今夫王公大人、临朝即位之君而问焉，谁可扪循之而后答乎？

岐伯曰：身形支节者，脏腑之盖也，非面部之阅也。黄帝曰：五脏之气阅于面者，余已知之矣，以支节阅而知之奈何？岐伯曰：五脏六腑者，肺为之盖，巨肩陷咽，候见其外。黄帝曰：善。岐伯曰：五脏六腑，心为之主，缺盆为之道，骷骨有余，以候髑骬。黄帝曰：善。

岐伯曰：肝者主为将，使之候外，欲知坚固，视目小大。黄帝曰：善。岐伯曰：脾者主为卫，使之迎粮，视唇舌好恶，以知吉凶。黄帝曰：善。岐伯曰：肾者主为外，使之远听，视耳好恶，以知其性。

黄帝曰：善。愿闻六腑之候。岐伯曰：六腑者，胃之为海，广骸大颈张胸，五谷乃容；鼻隧以长，以候大肠；唇厚人中长，以候小肠；目下果大，其胆乃横果，裹同；鼻孔在外，膀胱漏泄；鼻柱中央起，三焦乃约。此所以候六腑者也。上下三等，脏安且良矣。

人有陰陽治分五態

黄帝問於少師曰：余嘗聞人有陰陽，何謂陰人？何謂陽人？少師曰：天地之間，六合之内，不離於五，人亦應之，非徒一陰一陽而已也，而略言耳，口弗能徧明也。黄帝曰：願略聞其意，有賢人聖人，心能備而行之乎。少師曰：蓋有太陰之人，少陰之人，太陽之人，少陽之人，陰陽和平之人。凡五人者，其態不同，其筋骨氣血各不等。黄帝曰：其不等者，可得聞乎？此陰陽以天禀，言非經絡之三陰三陽也。少師曰：太陰之人，貪而不仁，下齊湛湛，此下言五人之情性也。下齊，謙下整齊也。湛湛，水澄貌，亦卑下自明之意。好内而惡出，心和而不發，不務于時，動而後之，此太陰之人也。少陰之人，小貪而賊心，見人有亡，常若有得，好傷好害，見人有榮，乃反慍怒，心疾而無恩，此少陰之人也。疾，嫉同。太陽之人，居處于于，好言大事，無能而虚説，志發於四野，舉措不顧是非，為事如常自用，事雖敗而常無悔，此太陽之人也。少陽之人，諟諦好自貴，諟諦，審而又審之意。有小小官，則高自宜，好為外交而不内附，此少陽之人也。陰陽和平之人，居處安静，無為懼懼，無為欣欣，婉然從物，或與不爭，與時變化，尊則謙謙，譚而不治，是謂至治。古之善用鍼艾者，視人五態乃治之，盛者寫之，虚者補之。此下言治也。黄帝曰：治人之五態奈何？少師曰：太陰之人，多陰而無陽，其陰血濁，其衛氣濇，陰陽不和，緩筋而厚皮，不之疾寫，不能移之。少陰之人，多陰少陽，小胃而大腸，六府不調，其陽明脉小而太陽脉大，必審調之，其血易脱，其氣易敗也。太陽之人，多陽而無陰，必謹調之，無脱其陰，而寫其陽，陽重脱者易狂，陰陽皆脱者，暴死不知人也。少陽之人，多陽少陰，經小而絡大，血在中而氣外，實陰而虚陽，經脉深而居陰，絡脉淺而居陽。獨寫其絡脉則强，氣脱而疾，中氣不足，病不起也。陰陽和平之人，其陰陽之氣和，血脉調，謹診其陰陽，視其邪正，安容儀，審有餘不足，盛則寫之，虚則補之，不盛

人有阴阳治分五态

黄帝问于少师曰：余尝闻人有阴阳，何谓阴人？何谓阳人？少师曰：天地之间，六合之内，不离于五，人亦应之，非徒一阴一阳而已也，而略言耳，口弗能遍明也。黄帝曰：愿略闻其意，有贤人圣人，心能备而行之乎。少师曰：盖有太阴之人，少阴之人，太阳之人，少阳之人，阴阳和平之人。凡五人者，其态不同，其筋骨气血各不等。黄帝曰：其不等者，可得闻乎？此阴阳以天禀，言非经络之三阴三阳也。

少师曰：太阴之人，贪而不仁，下齐湛湛，此下言五人之情性也。下齐，谦下整齐也。湛湛，水澄貌，亦卑下自明之意。好内而恶出，心和而不发，不务于时，动而后之，此太阴之人也。

少阴之人，小贪而贼心，见人有亡，常若有得，好伤好害，见人有荣，乃反愠怒，心疾而无恩，此少阴之人也。疾，嫉同。

太阳之人，居处于于，好言大事，无能而虚说，志发于四野，举措不顾是非，为事如常自用，事虽败而常无悔，此太阳之人也。

少阳之人，諟谛好自贵，諟谛，审而又审之意。有小小官，则高自宜，好为外交而不

内附，此少阳之人也。

阴阳和平之人，居处安静，无为惧惧，无为欣欣，婉然从物，或与不争，与时变化，尊则谦谦，谭而不治，是谓至治。

古之善用针艾者，视人五态乃治之，盛者泻之，虚者补之。此下言五治也。黄帝曰：治人之五态奈何？少师曰：太阴之人多阴而无阳，其阴血浊，其卫气涩，阴阳不和，缓筋而厚皮，不之疾泻，不能移之。少阴之人，多阴少阳，小胃而大肠，六腑不调，其阳明脉小而太阳脉大，必审调之，其血易脱，其气易败也。太阳之人，多阳而无阴，必谨调之，无脱其阴，而泻其阳，阳重脱者易狂，阴阳皆脱者，暴死不知人也。少阳之人，多阳少阴，经小而络大，血在中而气外，实阴而虚阳，独泻其络脉则强，气脱而疾，中气不足，病不起也。经脉深而属阴，络脉浅而属阳。阴阳和平之人，其阴阳之气和，血脉调，谨诊其阴阳，视其邪正，安容仪，审有余不足，盛则泻之，虚则补之，不盛不虛以經取之此所以調陰陽別五態之人者也黃帝曰夫五態之人者相與無故卒然新會未知其行也何以別之少師荅曰衆人之屬不知五態之人者故五〻二十五人而五態之人不與焉五態之人尤不合於衆者也黃帝曰別五態之人柰何少師曰太陰之人其狀黮〻然黑色念然下意臨〻然長大䐃然未僂此太陰之人也少陰之人其狀清然竊然固以陰賊立而躁嶮行而似伏此少陰之人也太陽之人其狀軒〻儲〻反身折䐃此太陽之人也少陽之人其狀立則好仰行則好摇其兩臂兩肘則常出於背此少陽之人也陰陽和平之人其狀委〻然隨〻然顒〻然愉〻然暶〻然豆〻然衆人皆曰君子此陰陽和平之人也

陰陽二十五人

黃帝曰余聞陰陽之人何如伯高曰天地之間六合之內不離於五人亦應之故五〻二十五人之政而陰陽之人不與焉其態又不合於衆者五余已知之矣願聞二十五人之形血氣之所生別而以候從外知內何如岐伯曰悉乎哉問也此先師之秘也雖伯高猶不能明之也黃帝避席遵循而卻曰余聞之得其人弗教是謂重失得而洩之天將厭之余願得而明之金匱藏之不敢揚之岐伯曰先立五形金木水火土別其五色異其五形之人而二十五人具矣黃帝曰願卒聞之岐伯曰慎之慎之臣請言之木形之人比於上角似於蒼帝（比屬也比上角似蒼帝言稟木氣之全者下同）其為人蒼色小頭長面大肩背直身小手足好有才勞心少力多憂勞於事能春夏不能秋冬感而病生足厥陰佗〻然（佗〻筋柔遲重之貌足厥陰為木之藏足少陽為木之府故首云上角厥陰者總言木形之全後云大角左角釱角判角少陽者分言木形之詳於上角而分左右左右而又分上下正於陰陽之中復有陰陽是以木形之中而又悉其太少之義耳皆稟明稟賦之异而亦人以變化之方餘準此）大角之人比於左足少陽少陽之上遺〻

不虚，以经取之。此所以调阴阳，别五态之人者也。

黄帝曰：夫五态之人者，相与无故，卒然新会，未知其行也，何以别之？

少师答曰：众人之属，不知五态之人者，故五五二十五人，而五态之人不与焉。五态之人，尤不合于众者也。黄帝曰：别五态之人奈何？少师曰：太阴之人，其状黮黮然黑色，念然下意，临临然长大，腘然未偻，此太阴之人也。少阴之人，其状清然窃然，固以阴贼，立而躁险，行而似伏，此少阴之人也。太阳之人，其状轩轩储储，反身折腘，此太阳之人也。少阳之人，其状立则好仰，行则好摇，其两臂两肘则常出于背，此少阳之人也。阴阳和平之人，其状委委然，随随然，颙颙然，愉愉然，暶暶然，豆豆然，众人皆曰君子，此阴阳和平之人也。

阴阳二十五人

黄帝曰：余闻阴阳之人何如？伯高曰：天地之间，六合之内，不离于五，人亦应之。故五五二十五人之政，而阴阳之人不与焉，其态又不合于众者五，余已知之矣。愿闻二十五人之形，血气之所生，别而以候，从外知内何如？岐伯曰：悉乎哉问也，此先师之秘也，虽伯高犹不能明之也。黄帝避席遵循而却曰：余闻之，得其人弗教，是谓重失，得而泄之，天将厌之。余愿得而明之，金匮藏之，不敢扬之。岐伯曰：先立五形金木水火土，别其五色，异其五形之人，而二十五人具矣。黄帝曰：愿卒闻之。岐伯曰：慎之慎之，臣请言之。木形之人，比于上角，似于苍帝。比，属也，比上角似。苍帝言禀木气之全者，下同。其为人苍色小头，长面，大肩背，直身，小手足。好有才，劳心，少力，多忧劳于事，能春夏不能秋冬。感而病生，足厥阴佗佗然。佗佗，筋柔迟重之貌。足厥阴为木之脏，足少阳为木之腑，故首云上角厥阴者，总言木形之全；后云大角左角钛角判角少阳者，分言木形之详。于上角而分左右，左右而又分上下，正于阴阳之中复有阴阳。是以木形之中而又悉其太少之义耳。皆发明禀赋之异而示人以变化之方，余准此。大角之人，比于左足少阳，少阳之上遗遗然。遗遗，柔退貌。五形之偏者各四，左之上下，右之上下。左角之人，比于右足少阳之下随随然。随随，从顺貌。釱角之人，比于右足少阳，少阳之上推推然。釱音代。推推，前进貌。判角之人，比于左足少阳，少阳之下栝栝然。栝栝，方正貌。

火形之人，比于上徵，似于赤帝。其为人赤色，广䏶锐面小头，好肩背髀腹，小手足，行安地。疾心，行摇，肩背肉满，有气，轻财，少信，多虑见事明，好颜，急心，不寿暴死，能春夏不能秋冬。秋冬感而病生，手少阴核核然。核核，火不得散而结聚也。质徵之人，比于左手太阳，太阳之上肌肌然。肌肌，肤浅貌。少徵之人，比于右手太阳，太阳之下慆慆然。慆慆，不反貌，又多疑也。右徵之人，比于右手太阳，太阳之上鲛鲛然。鲛鲛，踊跃貌。质判之人，比于左手太阳，太阳之下支支颐颐然。支支，枝离貌。颐颐，自得貌。皆表火形之象。

土形之人，比于上宫，似于上古黄帝。其为人黄色，圆面，大头，美肩背，大腹，美股胫，小手足，多肉，上下相称，行安地，举足浮。安心，好利人，不喜权势，善附人也，能秋冬不能春夏。春夏感而病生，足太阴敦敦然。敦敦，重实貌。大宫之人，比于左足阳明，阳明之上婉婉然。婉婉，委顺貌。加宫之人，比于左足阳明，阳明之下坎坎然。坎坎，深固貌。少宫之人，比于右足阳明，阳明之上枢枢然。枢枢，圆转貌。左宫之人，比于右足阳明，阳明之下兀兀然。兀兀，独立不动貌。

金形之人，比于上商，似于白帝。其为人方面，白色，小头，小肩背，小腹，小手足，如骨发踵外，骨轻。身清廉，急心，静悍，善为吏，能秋冬不能春夏。春夏感而病生，手太阴敦敦然。敦敦，坚实貌。金坚土重也。釱商之人，比于左手阳明，阳明之上廉廉然。釱亦大也。左右之上俱可釱。廉廉，棱角貌。右商之人，比于左手阳明，阳明之下脱脱然。脱脱，萧洒貌。大商之人，比于右手阳明，阳明之上监监然。监监，多察貌。少商之人，比于右手阳明，阳明之下严严然。严严，庄重貌。

水形之人，比于上羽，似于黑帝。其为人黑色，面不平，大头，廉颐，小肩，大腹，动手足，发行摇身，下尻长，背延延然。不敬畏，善欺绐人，戮死，能秋冬不能春夏。春夏感而病生，

足少陰汗汗然汗汗濡潤貌大羽之人比於右足太陽太陽之上頰
頰然頰頰得色貌少羽之人比於左足太陽太陽之下紆紆然紆紆曲折
貌衆之為人比於右足太陽太陽之下潔潔然衆常也一作加之人潔潔清淨
貌桎之為人比於左手太陽太陽之上安安然桎同桎安安定靜貌是故
五形之人二十五變者衆之所以相欺者是也黃帝曰得其形
不得其色何如岐伯曰形勝色色勝形者至其勝時年加感則
病行失則憂矣形色相得者富貴大樂黃帝曰其形色相勝之
時年加可知乎岐伯曰凡年忌下上之人大忌常加七歲十六
歲二十五歲三十四歲四十三歲五十二歲六十一歲皆人之
大忌不可不自安也七為陽之少九為陽之老故自七歲以後凡加九數即為年忌感則病行
失則憂矣當此之時無為姦事是謂年忌黃帝曰夫子之言脈
之上下血氣之候以知形氣奈何岐伯曰足陽明之上血氣盛
則髯美長血少氣多則髯短故氣少血多則髯少血氣皆少則
無髯兩吻多畫此下言手足三陽之外候也足陽明之下血氣盛則下毛美
長至胸血多氣少則下毛美短至臍行則善高舉足足指少肉
足善寒血少氣多則肉而善瘃血氣皆少則無毛有則稀枯悴
善痿厥足痺足少陽之上氣血盛則通髯美長血多氣少則通
髯美短血少氣多則少髯血氣皆少則無髯感於寒濕則善痺
骨痛爪枯也足少陽之下血氣盛則脛毛美長外踝肥血多氣
少則脛毛美短外踝皮堅而厚血少氣多則䯒毛少外踝皮薄
而軟血氣皆少則無毛外踝瘦無肉足太陽之上血氣盛則美
眉眉有毫毛血多氣少則惡眉面多少理血少氣多則面多肉
血氣和則美色足太陽之下血氣盛則跟肉滿踵堅氣少血多
則瘦跟空血氣皆少則喜轉筋踵下痛手陽明之上血氣盛則
髭美血少氣多則髭惡血氣皆少則無髭手陽明之下血氣盛
則腋下毛美手魚肉以溫氣血皆少則手瘦以寒手少陽之上

足少阴汗汗然。汗汗，濡润貌。大羽之人，比于右足太阳，太阳之上颊颊然。颊颊，得色貌。少羽之人，比于左足太阳，太阳之下纡纡然。纡纡，曲折貌。众之为人，比于右足太阳，太阳之下洁洁然。众，常也。一作加之人。洁洁，清净貌。桎之为人，比于左手太阳，太阳之上安安然。窒，同桎。安安，定静貌。是故五形之人二十五变者，众之所以相欺者是也。

黄帝曰：得其形不得其色何如？岐伯曰：形胜色、色胜形者，至其胜时年加，感则病行，失则忧矣。形色相得者，富贵大乐。黄帝曰：其形色相胜之时年，加可知乎？岐伯曰：凡年忌下上之人，大忌常加七岁。十六岁、二十五岁、三十四岁、四十三岁、五十二岁、六十一岁，皆人之大忌，不可不自安也。七为阳之少，九为阳之老。故自七岁以后，凡加九数，即为年忌。感则病行，失则忧矣。当此之时，无为奸事，是谓年忌。

黄帝曰：夫子之言脉之上下，血气之候，以知形气奈何？岐伯曰：足阳明之上，血气盛则髯美长；血少气多则髯短；故气少血多则髯少；血气皆少则无髯，两吻多画。此下言手足三阳之外候也。足阳明之下，血气盛则下毛美长至胸；血多气少则下毛美短至脐，行则善高举足，足趾少肉，足善寒；血少气多则肉而善瘃；血气皆少则无毛，有则稀枯悴，善痿厥足痹。

足少阳之上，气血盛则通髯美长；血多气少则通髯美短；血少气多则少须；血气皆少则无须，感于寒湿，则善痹骨痛爪枯也。足少阳之下，血气盛则胫毛美长，外踝肥；血多气少则胫毛美短，外踝皮坚而厚；血少气多则胻毛少，外踝皮薄而软；血气皆少则无毛，外踝瘦无肉。

足太阳之上，血气盛则美眉，眉有毫毛；血多气少则恶眉，面多少理；血少气多则面多肉；血气和则美色。足太阳之下，血气盛则跟肉满，踵坚；气少血多则瘦，跟空；血气皆少则善转筋，踵下痛。

手阳明之上，血气盛则髭美，血少气多则髭恶，血气皆少则无髭。手阳明之下，血气盛则腋下毛美，手鱼肉以温；气血皆少则手瘦以寒。

手少阳之上，

血气盛则眉美以长，耳色美；血气皆少则耳焦恶色。手少阳之下，血气盛则手卷多肉以温，血气皆少则寒以瘦，气少血多则瘦以多脉。

手太阳之上，血气盛则有多须，面多肉以平；血气皆少则面瘦恶色。手太阳之下，血气盛则掌肉充满，血气皆少则掌瘦以寒。按：本篇首言五形，以脏为主而言其禀；此言六阳，以腑为表而言其形。禀质合，象变具矣，所以有左右上下之分。

人始生先成精脉道通血气行

雷公问于黄帝曰：禁脉之言：脉当作服。凡刺之理，经脉为始，营其所行，制其度量，内次五脏，外别六腑。愿尽闻其道。五脏属里，故言内次。六腑属表，故言外别。黄帝曰：人始生，先成精，精者，水也。万物之生，其初皆水。易曰：天一生水。道家曰：水是三才之母，精为元气之根。故《本神篇》曰：生之来谓之精。《决气篇》曰：两神搏，合而成形，常先身生，是之谓精。精成而脑髓生。精藏于肾，肾通于脑。骨为干，脉为营，脉络经营一身。筋为刚，肉为墙，皮肤坚而毛发长。谷入于胃，脉道以通，血气乃行。前言成形始于精，此言养形在于谷。谷入胃，传于肺，五脏六腑，皆以受气，其清者为营，浊者为卫。

十二经脉

雷公曰：愿卒闻经脉之始生。黄帝曰：经脉者，所以能决死生，处百病，调虚实，不可不通。

肺手太阴之脉，起于中焦，中焦当胃中脘，在脐上四寸之分。手之三阴，从脏走手。下络大肠，凡在本经者皆曰属，以此通彼曰络。还循胃口上膈属肺，从肺系横出腋下，下循臑内，行少阴、心主之前，下肘中，循臂内，上骨下廉，入寸口，上鱼，循鱼际，出大指之端；即少商穴，肺经止此。其支者，循腕后直出次指内廉出其端。

大肠手阳明之脉，起于大指次指之端，穴名商阳。手阳明脉发于此。手之三阳从手走头。循指上廉，出合谷两骨之间，上入两筋之中，循臂上廉，入肘外廉，上臑外前廉，上肩出髃骨之前廉，上出于柱骨之会上，下入缺盆络肺，下膈属大肠；其支者，从缺盆上颈贯颊，入下齿中，还出挟口交人中，左之右，右之左，上挟鼻孔。穴名迎香，大肠经止于此。胃足阳明之脉，起于鼻之交頞中，頞，鼻莖也足陽明脈發于此足之三陽從頭走足旁納太陽之脈納入也下循鼻外入上齒中還出挾口環脣下交承漿却循頤後下廉出大迎循頰車上耳前過客主人循髮際至額顱其支者從大迎前下人迎循喉嚨入缺盆下膈屬胃絡脾其直者從缺盆下乳內廉下挾臍入氣街中其支者起於胃口下循腹裏下至氣街中而合以下髀關抵伏兔下膝臏中下循胻外廉下足跗入中指內間其支者下廉三寸而別下入中指外間其支者別跗上入大指間出其端中指內間厲兌穴胃經止此脾足太陰之脈起于大指之端大指端隱白穴足太陰脈發于此足之三陰從足走腹循指內側白肉際過核骨後上內踝前廉上踹內循胻骨後交出厥陰之前上膝股內前廉入腹屬脾絡胃上膈挾咽連舌本散舌下其支者復從胃別上膈注心中胸中大包穴脾經止此心手少陰之脈起於心中心中手少陰脈發於此出屬心系下膈絡小腸其支者從心系上挾咽繫目系其直者復從心系却上肺下出腋下下循臑內後廉行太陰心主之後下肘內循臂內後廉抵掌後銳骨之端入掌內後廉循小指之內出其端少府少衝穴心經止此小腸手太陽之脈起於小指之端手太陽脈發于此小指外側端少澤穴循手外側上腕出踝中直上循臂骨下廉出肘內側兩筋之間上循臑外後廉出肩解繞肩胛交肩上入缺盆絡心循咽下膈抵胃屬小腸其支者從缺盆循頸上頰至目銳眥却入耳中耳中聽宮穴小腸經止此其支者別頰上䪼抵鼻至目內眥斜絡於顴膀胱足太陽之脈起於目內眥睛明穴足太陽脈發于此上額交巔其支者從巔至耳上角其直者從巔入絡腦還出別下項循肩髆內挾脊抵腰中入循膂絡腎屬膀胱其支者從腰中下挾脊貫臀入膕中其支者從髆內左右別下貫胛挾脊內過髀樞循髀外從後廉下合膕中以下貫踹內出外踝之後循京骨至小指外側小指外側端至陰穴足膀胱經止此腎足少陰之脈起於小指之下邪走足心小指下湧泉穴足少陰脈發於此出於然

茎也。足阳明脉发于此。足之三阳从头走足。旁纳太阳之脉，纳，入也。下循鼻外，入上齿中，还出挟口环唇，下交承浆，却循颐后下廉，出大迎，循颊车，上耳前，过客主人，循发际，至额颅；其支者，从大迎前下人迎，循喉咙，入缺盆，下膈属胃络脾；其直者，从缺盆下乳内廉，下挟脐，入气街中；其支者，起于胃口，下循腹里，下至气街中而合，以下髀关，抵伏兔，下膝膑中，下循胫外廉，下足跗，入中趾内间；其支者，下廉三寸而别；下入中趾外间；其支者，别跗上，入大趾间出其端。中指内间历兑穴。胃经止此。

脾足太阴之脉，起于大趾之端，大趾端隐白穴。足太阴脉发于此。足之三阴从足走腹。循趾内侧白肉际，过核骨后，上内踝前廉，上踹内，循胫骨后，交出厥阴之前，上膝股内前廉，入腹属脾络胃，上膈挟咽，连舌本，散舌下；其支者，复从胃别上膈，注心中。胸中大包穴。脾经止此。

心手少阴之脉，起于心中，心中手少阴脉发于此。出属心系，下膈络小肠；其支者，从心系上挟咽，系目系；其直者，复从心系却上肺，下出腋下，下循臑内后廉，行太阴、心主之后，下肘内，循臂内后廉，抵掌后锐骨之端，入掌内后廉，循小指之内出其端。少府、少冲也。心经止此。

小肠手太阳之脉，起于小指之端，小指外侧端少泽穴。手太阳脉发于此。循手外侧，上腕，出踝中，直上循臂骨下廉，出肘内侧两筋之间，上循臑外后廉，出肩解，绕肩胛，交肩上，入缺盆络心，循咽下膈，抵胃属小肠；其支者，从缺盆循颈上颊，至目锐眦，却入耳中；耳中听宫穴，心经止此。其支者，别颊上䪼抵鼻，至目内眦，斜络于颧。

膀胱足太阳之脉，起于目内眦，睛明穴。足太阳脉发于此。上额交巅；其支者，从巅至耳上角；其直者，从巅入络脑，还出别下项，循肩髆内，挟脊抵腰中，入循膂，络肾属膀胱；其支者，从腰中下挟脊贯臀，入腘中；其支者，从髆内左右别下贯胛，挟脊内，过髀枢，循髀外，从后廉下合腘中，以下贯踹内，出外踝之后，循京骨，至小趾外侧。小指外侧端至阴穴。膀胱经止此。

肾足少阴之脉，起于小趾之下，邪走足心，小趾下涌泉穴。足少阴脉发于此。出于然谷之下循内踝之後別入跟中以上腨内出膕内廉上股内後廉貫脊屬腎絡膀胱其直者從腎上貫肝膈入肺中循喉嚨挾舌本其支者從肺出絡心注胸中胸中當兩乳之間亦曰膻中腎經止此心主手厥陰心包絡之脉起於胸中胸中手厥陰脉發于此君火以明相火以位手厥陰代心火行事以用言故曰手心主以經言則曰心包絡出屬心包絡下膈歷絡三焦包絡為心主之外衛三焦為臟腑之外衛故為表裏而相絡其支者循胸出脇下腋三寸系天池穴手厥陰經實始于此上抵腋下循臑内行太陰少陰之間入肘中下臂行兩筋之間入掌中循中指出其端掌中勞宮中指端中衝也心包絡經止此其支者別掌中循小指次指出其端三焦手少陽之脉起於小指次指之端無名指關衝穴手少陽脉發於此上出兩指之間循手表腕出臂外兩骨之間上貫肘循臑外上肩而交出足少陽之後入缺盆布膻中散絡心包下膈循屬三焦其支者從膻中上出缺盆上項繫耳後直上出耳上角以屈下頰至䪼其支者從耳後入耳中出走耳前過客主人前交頰至目銳眥會于瞳子髎穴三焦經止此膽足少陽之脉起於目銳眥目外角曰銳眥穴瞳子髎足少陽脉發于此上抵頭角下耳後循頸行手少陽之前至肩上却交出手少陽之後入缺盆其支者從耳後入耳中出走耳前至目銳眥後其支者別銳眥下大迎合於手少陽抵於䪼下加頰車下頸合缺盆以下胸中貫膈絡肝屬膽循脇裏出氣街繞毛際橫入髀厭中其直者從缺盆下腋循胸過季脇下合髀厭中以下循髀陽出膝外廉下外輔骨之前直下抵絕骨之端下出外踝之前循足跗上入小指次指之間小指次指間竅陰穴膽經止此其支者別跗上入大指之間循大指岐骨内出其端還貫爪甲出三毛肝足厥陰之脉起于大指叢毛之際叢毛即三毛大敦穴足厥陰脉發於此上循足跗上廉去内踝一寸上踝八寸交出太陰之後上膕内廉循股陰入毛中過陰器抵小腹挾胃屬肝絡膽上貫膈布脇肋循喉嚨之後上入頏顙連目系上出額與督脉會

谷之下，循内踝之后，别入跟中，以上腨内，出腘内廉，上股内后廉，贯脊属肾络膀胱；其直者，从肾上贯肝膈，入肺中，循喉咙，挟舌本；其支者，从肺出络心，注胸中。胸中，当两乳之间，亦曰膻中。肾经止此。

心主手厥阴心包络之脉，起于胸中，胸中手厥阴脉发于此。君火以明，相火以位。手厥阴代心火行事，以用言，故曰手心主，以经言，则曰心包络。出属心包络，下膈，历络三焦；包络为心主之外卫，三焦为脏腑之外卫，故为表里而相络。其支者，循胸出胁，下腋三寸，系天池穴，手厥阴经实始于此。上抵腋下，循臑内，行太阴少阴之间，入肘中，下臂行两筋之间，入掌中，循中指出其端；掌中劳宫。中指端，中冲也，心包络经止此。其支者，别掌中，循小指次指出其端。

三焦手少阳之脉，起于小指次指之端，无名指关冲穴。手少阳脉发于此。上出两指之间，循手表腕，出臂外两骨之间，上贯肘，循臑外，上肩而交出足少阳之后，入缺盆，布膻中，散络心包，下膈，循属三焦；其支者，从膻中上出缺盆，上项，系耳后，直上出耳上角，以屈下颊至䪼；其支者，从耳后入耳中，出走耳前，过客主人前交颊，至目锐眦。会于瞳子髎穴，三焦经止此。

胆足少阳之脉，起于目锐眦，目外角曰锐眦，瞳子髎穴。足少阴脉发于此。上抵头角，下耳后，循颈行手少阳之前，至肩上，却交出手少阳之后，入缺盆；其支者，从耳后入耳中，出走耳前，至目锐眦后；其支者，别锐眦，下大迎，合于手少阳，抵于頔，下加颊车，下颈合缺盆，以下胸中，贯膈络肝属胆，循胁里，出气街，绕毛际，横入髀厌中；其直者，从缺盆下腋，循胸过季胁，下合髀厌中，以下循髀阳，出膝外廉，下外辅骨之前，直下抵绝骨之端，下出外踝之前，循足跗上，入小趾次趾之间；小趾次趾间窍阴穴，胆经止此。其支者，别跗上，入大趾之间，循大趾岐骨内出其端，还贯爪甲，出三毛。

肝足厥阴之脉，起于大趾丛毛之际，丛毛，即三毛，大敦穴。足厥阴脉发于此。上循足跗上廉，去内踝一寸，上踝八寸，交出太阴之后，上腘内廉，循股阴，入毛中，过阴器，抵小腹，挟胃属肝络胆，上贯膈，布胁肋，循喉咙之后，上入颃颡，连目系，上出额，与督脉会于巅；其支者，从目系下颊里，环唇内；其支者，复从肝别贯膈，上注肺。尽十二经之一周，终而复始也。

十二经离合

黄帝问于岐伯曰：余闻人之合于天道也，内有五脏以应五音、五色、五时、五味、五位也；外有六腑以应六律，六律建阴阳诸经而合之十二月、十二辰、十二节、十二时、十二经脉者，此五脏六腑之所以应天道。夫十二经脉者，人之所以生，病之所以成，人之所以治，病之所以起，学之所始，工之所止也，粗之所易，上之所难也。请问其离合出入奈何？经脉者，脏腑之枝叶；脏腑者，经脉之根本。知十二经脉之道，则阴阳明，表里悉，气血分，虚实见，天道之逆从可察，邪正之安危可辨。经脉已具前篇，但上下离合、内外出入之道未备，故复言此然。前以首尾循环言，故上下起止有别；此以离合言，故但从四末始。义有不同，所当参看。岐伯稽首再拜曰：明乎哉问也。此粗之所过，上之所息也。过经，过言忽略也。息止，息言留连也。

足太阳之正，别入于腘中，其一道下尻五寸别入于肛，属于膀胱，散之肾，循膂当心入散；直者，从膂上出于项，复属于太阳，此为一经也。足少阴之正，至腘中别走太阳而合，上至肾，当十四椎出属带脉；直者，系舌本，复出于项，合于太阳，此为一合。成于诸阴之别，皆为正也。凡经脉有表必有里，有阳必有阴，故诸阳之正，必成于诸阴之别，此皆正脉相为离合，非旁通交会之谓。余仿此。足少阳之正，绕髀入毛际，合于厥阴；别者，入季胁之间，循胸里属胆，散之上肝，贯心，以上挟咽，出颐颔中，散于面，系目系，合少阳于外眦也。足厥阴之正，别跗上，上至毛际，合于少阳，与别俱行，此为二合也。足阳明之正，上至髀，入于腹里，属胃，散之脾，上通于心，上循咽出于口，上頞䪼，还系目系，合于阳明也。足太阴之正，上至髀，合于阳明，与别俱行，上结于咽，贯舌中，此为三合也。手太阳之正，指地，别于肩解，入腋走心，系小肠也。手少阴之正，别入于渊腋两筋之间，属于心，上走喉咙，出于面，合目内眦，此为四合也。手少阳之正，指天，别于巅，入缺盆，下走三焦，散于胸中也。手心主之正，别下渊腋三寸入胸中，别属三焦，出循喉咙，出耳后，合少阳完骨之下，此为五合也。手阳明之正，从手循膺乳，别于肩髃，入柱骨，下走大肠，属于肺，上循喉咙，出缺盆，合于阳明也。手太阴之正，别入渊腋少阴之前，入走肺，散之大肠，上出缺盆，循喉咙，复合阳明，此六合也。

十二经筋结支别

足太阳之筋，起于足小趾，结于踝，邪上结于膝，结，聚也。经脉营行表里，故出入脏腑，以次相传；经筋联缀百骸，故维络周身，各有定位。经筋所行之部，多与经脉相同；惟足三阴始同终异，容参考。若其所结所盛之处，则惟四肢溪谷之间为最，以筋会于节也。筋属木，其生在肝，其宗筋聚于前阴，其华在爪，故十二经筋皆起于四肢指爪之间，而复盛于辅骨，结于肘腕，系于膝关，连于肌肉，上于颈项，终于头面，此人身经筋之大略也。其下循足外踝，结于踵，上循跟，结于腘；其别者结于踹外，上腘中内廉，与腘中并，上结于臀，上挟脊上项；其支者，别入结于舌本；其直者，结于枕骨，上头下颜，结于鼻；其支者，为目上纲，下结于頄；其支者，从腋后外廉，结于肩髃；其支者，入腋下，上出缺盆，上结于完骨；其支者，出缺盆，邪上出于烦。

足少阳之筋，起于小趾次趾，上结外踝，上循胫外廉，结于膝外廉；其支者，别起外辅骨，上走髀，前者结于伏兔之上，后者结于尻；其直者，上乘眇季胁，上走腋前廉，系于膺乳，结于缺盆；直者，上出腋，贯缺盆，出太阳之前，循耳后，上额角，交巅上，下走额，上结于烦；支者，结于目眦为外维。

足阳明之筋，起于中三趾，结于跗上，邪外上加于辅骨，上结于膝外廉，直上结于髀枢，上循胁属脊；其直者，上循骭，结于膝，其支者，结于外辅骨，合少阳；其直者，上循伏兔，上结于髀，聚于阴器，上腹而布，至缺盆而结，上颈，上挟口，合于烦，下结于鼻，上合于太阳，为目上纲，阳明为目下纲；其支者，从颊结于耳前。

足太阴之筋，起于大趾之端内侧，上结于内踝；其直者，络于膝内辅骨，上循阴股，结于髀，聚于阴器，上腹，结于肋，散于胸中；其内者，着於脊足少陰之筋起於小指之下並足太陰之筋邪走內踝之下結於踵與太陽之筋合而上結於內輔之下並太陰之筋而上循陰股結於陰器循脊內挾膂上至項結於枕骨與足太陽之筋合足厥陰之筋起於大指之上上結於內踝之前上循胻上結內輔之下上循陰股結於陰器絡諸筋手太陽之筋起於小指之上結於腕上循臂內廉結於肘內銳骨之後彈之應小指之上入結於腋下其支者後走腋後廉上繞肩胛循頸走出太陽之前結於耳後完骨其支者入耳中直者出耳上下結於頷上屬目外眥手少陽之筋起於小指次指之端結於腕中循臂結於肘上繞臑外廉上肩走頸合手太陽其支者當曲頰入繫舌本其支者上曲牙循耳前屬目外眥上乘頷結於角手陽明之筋起於大指次指之端結於腕上循臂上結于肘外上臑結於髃其支者繞肩胛挾脊直者從肩髃上頸其支者上頰結於頄直者上出手太陽之前上左角絡頭下右頷手太陰之筋起於大指之上循指上行結於魚後行寸口外側上循臂結肘中上臑內廉入腋下出缺盆結肩前髃上結缺盆下結胸裡散貫賁合賁下抵季脅手心主之筋起於中指與太陰之筋並行結於肘內廉上臂行結腋下下散前後挾脅其支者入腋散胸中結於臂手少陰之筋起於小指之內側結於銳骨上結肘內廉上入腋交太陰挾乳裡結於胸中循臂下繫於臍

十五別絡病刺

手太陰之別名曰列缺起於腕上分間並太陰之經直入掌中散入於魚際（此下即十五絡穴也不曰絡而曰別者以本經由此穴而別走鄰經也人有寸關尺脈不見自列缺至陽谿見者俗謂之反關脈此經脈虛而絡脈滿也）其病實則手銳掌熱虛則欠㰦小便遺數取之去腕半寸別走陽明也（半寸當作寸半兩經相為表裏故互為注絡川相通也他經皆然）手少陰之別名曰通里去腕一寸半別而上行循經入於

于脊。

足少阴之筋，起于小趾之下，并足太阴之筋，邪走内踝之下，结于踵，与太阳之筋合，而上结于内辅之下，并太阴之筋，而上循阴股，结于阴器。循脊内，挟膂上至项，结于枕骨，与足太阳之筋合。足厥阴之筋，起于大趾之上，上结于内踝之前，上循胫，上结内辅之下，上循阴股，结于阴器，络诸筋。

手太阳之筋，起于小指之上，结于腕，上循臂内廉，结于肘内锐骨之后，弹之应小指之上，入结于腋下；其支者，后走腋后廉，上绕肩胛，循颈出走太阳之前，结于耳后完骨；其支者，入耳中；直者，出耳上，下结于颔，上属目外眦。

手少阳之筋，起于小指次指之端，结于腕中，循臂结于肘，上绕臑外廉，上肩走颈，合手太阳；其支者，当曲颊，入系舌本；其支者，上曲牙，循耳前，属目外眦，上乘颔，结于角。

手阳明之筋，起于大指次指之端，结于腕，上循臂，上结于肘外，上臑，结于髃；其支者，绕肩胛，挟脊；直者，从肩髃上颈；其支者，上颊，结于頄；直者，上出手太阳之前，上左角，络头，下右颔。

手太阴之筋，起于大指之上，循指上行，结于鱼后，行寸口外侧，上循臂，结肘中，上臑内廉，入腋下，出缺盆，结肩前髃，上结缺盆，下结胸里，散贯贲，合贲，下抵季胁。

手心主之筋，起于中指，与太阴之筋并行，结于肘内廉，上臂行，结腋下，下散前后挟胁；其支者，入腋，散胸中，结于臂。

手少阴之筋，起于小指之内侧，结于锐骨，上结肘内廉，上入腋，交太阴，挟乳里，结于胸中，循臂，下系于脐。

十五别络病刺

手太阴之别，名曰列缺，起于腕上分间，并太阴之经，直入掌中，散入于鱼际，此下即十五络穴也。不曰络而曰别者，以本经由此穴而别走邻经也。人有寸关尺脉不见，自列缺至阳溪见者，俗谓之反关脉，此经脉虚而络脉满也。其病实则手锐掌热，虚则欠㰦，小便遗数，取之去腕半寸，别走阳明也。半寸当作寸半。两经相为表里，故互为注络以相通也。他经皆然。

手少阴之别，名曰通里，去腕一寸半，别而上行，循经入于心中繫舌本屬目系其實則支膈虛則不能言取之掌後一寸別走太陽也手心主之別名曰內關去腕二寸出於兩筋之間循經以上繫於心包絡心系實則心痛虛則為頭強取之兩筋間也手太陽之別名曰支正上腕五寸內注少陰其別者上走肘絡肩髃實則節弛肘廢虛則生肬小者如指痂疥取之所別也手陽明之別名曰偏歷去腕三寸別入太陰其別者上循臂乘肩髃上曲頰偏齒其別者入耳合於宗脈實則齲聾虛則齒寒痹隔取之所別也手少陽之別名曰外關去腕二寸外遶臂注胸中合心主病實則肘攣虛則不收取之所別也足太陽之別名曰飛陽去踝七寸別走少陰實則鼽窒頭背痛虛則鼽衄取之所別也足少陽之別名曰光明去踝五寸別走厥陰下絡足跗實則厥虛則痿躄坐不能起取之所別也足陽明之別名曰豐隆去踝八寸別走太陰其別者循脛骨外廉上絡頭項合

諸經之氣下絡喉嗌其病氣逆則喉痹瘁瘖實則狂巔虛則足不收脛枯取之所別也足太陰之別名曰公孫去本節之後一寸別走陽明其別者入絡腸胃厥氣上逆則霍亂實則腸中切痛虛則鼓脹取之所別也足少陰之別名曰大鍾當踝後繞跟別走太陽其別者并經上走於心包下外貫腰脊其病氣逆則煩悶實則閉癃虛則腰痛取之所別也足厥陰之別名曰蠡溝去內踝五寸別走少陽其別者循脛上睾結於莖其病氣逆則睾腫卒疝實則挺長虛則暴癢取之所別也任脈之別名曰尾翳下鳩尾散於腹實則腹皮痛虛則癢搔取之所別也督脈之別名曰長強挾膂上項散頭上下當肩胛左右別走太陽入貫膂實則脊強虛則頭重高搖之挾脊之有過者取之所別也脾之大絡名曰大包出淵腋下三寸布胸脅實則身盡痛虛則百節盡皆縱此脈若羅絡之血者皆取之脾之大絡脈也凡此十

心中，系舌本，属目系。其实则支膈，虚则不能言，取之掌后一寸，别走太阳也。

手心主之别，名曰内关，去腕二寸，出于两筋之间，循经以上系于心包，络心系。实则心痛。虚则为头强，取之两筋间也。手太阳之别，名曰支正，上腕五寸，内注少阴；其别者上走肘，络肩髃。实则节弛肘废，虚则生肬，小者如指痂疥，取之所别也。

手阳明之别，名曰偏历，去腕三寸，别入太阴；其别者，上循臂，乘肩髃，上曲颊偏齿；其别者，入耳合于宗脉。实则龋聋，虚则齿寒痹隔，取之所别也。

手少阳之别，名曰外关，去腕二寸，外绕臂，注胸中，合心主。病实则肘挛，虚则不收，取之所别也。

足太阳之别，名曰飞阳，去踝七寸，别走少阴。实则鼽室头背痛，虚则鼽衄，取之所别也。

足少阳之别，名曰光明，去踝五寸，别走厥阴，下络足跗。实则厥，虚则痿躄，坐不能起，取之所别也。足阳明之别，名曰丰隆，去踝八寸，别走太阴；其别者，循胫骨外廉，上络头项，合诸经之气，下络喉嗌。其病气逆则喉痹瘁喑，实则狂巅，虚则足不收胫枯，取之所别也。

足太阴之别，名曰公孙，去本节之后一寸，别走阳明；其别者，入络肠胃。厥气上逆则霍乱，实则肠中切痛，虚则鼓胀，取之所别也。

足少阴之别，名曰大钟，当踝后绕跟，别走太阳；其别者，并经上走于心包，下外贯腰脊。其病气逆则烦闷，实则闭癃，虚则腰痛，取之所别也。

足厥阴之别，名曰蠡沟，去内踝五寸，别走少阳；其别者，循胫上睾，结于茎。其病气逆则睾肿卒疝，实则挺长，虚则暴痒，取之所别也。

任脉之别，名曰尾翳，下鸠尾，散于腹。实则腹皮痛，虚则痒搔，取之所别也。

督脉之别，名曰长强，挟膂上项，散头上，下当肩胛左右，别走太阳，入贯膂。实则脊强，虚则头重高摇之，挟脊之有过者，取之所别也。

脾之大络，名曰大包，出渊腋下三寸，布胸胁。实则身尽痛，虚则百节尽皆纵，此脉若罗络之血者，皆取之脾之大络脉也。凡此十五络者，实则必见，虚则必下，视之不见，求之上下，人经不同，络脉异所别也。十二经共十二络，外任督及脾之大络，为十五络也。经脉伏行分肉之间，深不可见；其浮而可见者，皆络脉也。然又必邪气盛者脉乃可见；正气虚，脉乃陷下。故当求上下诸穴，相印证。盖人经有肥瘦长短之不同，络脉亦异其所别耳。按：足太阴之别名曰公孙，而复有脾之大络名曰大包；足阳明之别名曰丰隆，而复胃之大络名曰虚里。然则诸经之络惟一，而脾胃之络各二，盖以脾胃为脏腑之本，而十二经皆以受气者也。共为十六络。

经络之辨刺诊之法

黄帝曰：经脉十二者，伏行分肉之间，深而不见；其常见者，足太阴过于外踝之上，无所隐故也。诸脉之浮而常见者，皆络脉也。六经络，手阳明少阳之大络，起于五指间，上合肘中。此举手络之最大者，以明视络之法。手阳明络名偏历，在腕后三寸上侧间；手少阳络名外关，在臂表腕后二寸两筋间。若手背露筋，俗云青筋，非筋非脉，即蓄血之大络也。饮酒者，卫气先行皮肤、先充络脉，络脉先盛，故卫气已平，营气乃满，而经脉大盛。平，犹潮平也，即盛满之谓。按：脉有经络，经在内，络在外；气有营卫，营在内，卫在外。酒气自内达外，何以先络而后经也？盖营气者，犹原泉之混循行地中，川流不息者也。卫气者，犹雨雾之蒸，透彻上下，遍及万物者也，故雨雾出于地，必先入百川而后归河海；卫气之出于胃，必先充络脉而后达诸经也。脉之卒然动者，皆邪气居之，留于本末；不动则热，不坚则陷且空，不与众同，是以知其何脉之动也。不动则热，如酒邪在脉浮络，虽不动，亦必热也。雷公曰：何以知经脉之与络脉异也？黄帝曰：经脉者常不可见也，其虚实也以气口知之，脉之见者皆络脉也。肺朝百脉，气口为脉之大会。雷公曰：细子无以明其然也。黄帝曰：诸络脉皆不能经大节之间，必行绝道而出入，复合于皮中，其会皆见于外。大节，大关节也。绝道，间道也。故诸刺络脉者，必刺其结上，甚血者虽无结，急取之以泻其邪而出其血，留之发为痹也。凡诊络脉，脉色青则寒且痛，赤则有热。胃中寒，手鱼之络多青矣；胃中有热，鱼际络赤；其暴黑者，留久痹也；其有赤有青有黑者，寒热气也；其青短者，少气也。凡刺寒热者皆多血络，必间日而一取之，血尽而止，乃调其虚实。其小而短者少气，甚者泻之则闷，闷甚则仆不得言，闷则急坐之也。经脉為裡支而横者為絡ミ之別者為孫盛而血者疾誅之盛者瀉之虚則飲藥以補之經脉直行深伏故裡而難見絡脉支横而淺故表而易見絡別為孫言其小也

諸經表標本氣街

黄帝曰五藏者所以藏精神魂魄者也六府者所以受水穀而行化物者也其氣内於五藏而外絡肢節其浮氣之不循經者為衛氣其精氣之行於經者為營氣陰陽相隨外内相貫如環之無端亭亭淳淳乎孰能窮之然其分別陰陽皆有標本虚實所離之處能別陰陽十二經者知病之所生候虚實之所在者能得病之高下知六府之氣街者能知解結契紹於門戶能知虚石之堅軟者知補瀉之所在能知六經標本者可以無惑於天下岐伯曰博哉聖帝之論臣請盡意悉言之足太陽之本在跟以上五寸中標在兩絡命門命門者目也足少陽之本在竅陰之間標在窻籠之前窻籠者耳也足少陰之本在内踝下上三寸中標在背腧與舌下兩脉也足厥陰之本在行間上五寸所標在背腧也足陽明之本在厲兊標在人迎頰挾頏顙也足太陰之本在中封前上四寸之中標在背腧與舌本也手太陽之本在外踝之後標在命門之上一寸也手少陽之本在小指次指之間上二寸標在耳後上角下外眥也手陽明之本在肘骨中上至別陽標在顔下合鉗上也手太陰之本在寸口之中標在腋内動也手少陰之本在鋭骨之端標在背腧也手心主之本在掌後兩筋之間二寸中標在腋下ミ三寸也凡候此者下虚則厥下盛則熱上虚則眩上盛則熱痛故石者絶而止之虚者引而起之請言氣街胸氣有街腹氣有街頭氣有街脛氣有街街者氣之所聚故氣在頭止之於腦氣在胸者止之膺與背腧氣在腹者止之背腧與衝脉於臍左右之動脉者氣在脛者止之於氣街與承山踝上以下取此者用毫鍼必先按而在久應於

脉为里，支而横者为络，络之别者为孙，盛而血者疾诛之，盛者泻之，虚则饮药以补之。经脉直行深伏，故里而难见。络脉支横而浅，故表而易见。络别为孙，言其小也。

诸经表标本气街

黄帝曰：五脏者，所以藏精神魂魄者也；六腑者，所以受水谷而行化物者也。其气内于五脏，而外络肢节。其浮气之不循经者，为卫气；其精气之行于经者，为营气。阴阳相随，外内相贯，如环之无端。亭亭淳淳乎，孰能穷之。然其分别阴阳，皆有标本虚实所离之处。能别阴阳十二经者，知病之所生；候虚实之所在者，能得病之高下；知六腑之气街者，能知解结契结于门户；能知虚石之坚软者，知补泻之所在；能知六经标本者，可以无惑于天下。

岐伯曰：博哉！圣帝之论。臣请尽意悉言之。足太阳之本，在跟以上五寸中，标在两络命门。命门者，目也。足少阳之本，在窍阴之间，标在窗笼之前。窗笼者，耳也。足少阴之本，在内踝下上三寸中，标在背腧与舌下两脉也。足厥阴之本，在行间上五寸所，标在背腧也。足阳明之本，在厉兑，标在人迎，颊挟颃颡也。足太阴之本，在中封前上四寸之中，标在背腧与舌本也。

手太阳之本，在外踝之后，标在命门之上一寸也。手少阳之本，在小指次指之间上二寸，标在耳后上角下外眦也。手阳明之本，在肘骨中，上至别阳，标在颜下合钳上也。手太阴之本，在寸口之中，标在腋内动也。手少阴之本，在锐骨之端，标在背腧也。手心主之本，在掌后两筋之间二寸中，标在腋下下三寸也。

凡候此者，下虚则厥，下盛则热；上虚则眩，上盛则热痛。故石者，绝而止之，虚者，引而起之。

请言气街，胸气有街，腹气有街，头气有街，胫气有街。街者，气聚之所。故气在头，止之于脑；气在胸者，止之膺与背腧；气在腹者，止之背腧，与冲脉于脐左右之动脉者；气在胫者，止之于气街，与承山踝上以下。取此者，用毫针，必先按而在久应于

手乃刺而與之所治者頭痛眩仆腹痛中滿暴脹及有新積痛
可移者易已也積不痛難已也

三經獨動

黄帝曰經脉十二而手太陰足少陰陽明獨動不休何也岐伯
曰是明胃脉也胃爲五藏六府之海上注於肺〻氣從太陰而
行之其行也以息往來故人一呼脉再動一吸脉亦再動呼吸
不已故動而不止黄帝曰氣之過於寸口也上十焉息下八焉
伏何道從還不知其極岐伯曰氣之離藏也卒然如弓弩之發
如水之下岸上於魚以反衰其餘氣以逆上故其行微黄帝曰
足之陽明何因而動岐伯曰胃氣上注於肺其悍氣上衝頭者
循咽上走空竅循眼系入絡腦出顑下客主人循牙車合陽明
并下人迎此胃氣別走於陽明者也故陰陽上下其動也若一
故陽病而陽脉小者爲逆陰病而陰脉大者爲逆故陰陽俱靜
俱動若引繩相傾者病黄帝曰足少陰何因而動岐伯曰衝脉
者十二經之海也與少陰之絡起於腎下出於氣街循陰股內
廉邪入膕中循脛骨內廉並少陰之經下入內踝之後入足下
其別者邪入踝出屬跗上入大指之間注諸絡以溫足脛此脉
之常動者也黄帝曰營衛之行也上下相貫如環之無端今有
其卒然遇邪氣及逢大寒手足懈惰其脉陰陽之道相輸之會
行相失也氣何由還岐伯曰夫四末陰陽之會者此氣之大絡
也四街者氣之徑路也故絡絕則徑通四末解則氣從合相輸
如環黄帝曰善此所謂如環無端莫知其紀終而復始者也

井滎腧經合數

黄帝曰願聞五藏六府所出之處岐伯曰五藏五腧五五二十
五腧六府六腧六六三十六腧經脉十二絡脉十五凡二十七
氣以上下所出爲井（脉氣由此而出如井泉之發其氣正深也）所溜爲滎（急流曰溜小水曰滎）

手，乃刺而与之。所治者，头痛眩仆，腹痛中满暴胀，及有新。积痛可移者，易已也；积不痛，难已也。

三经独动

黄帝曰：经脉十二，而手太阴、足少阴、阳明，独动不休，何也？岐伯曰：是明胃脉也。胃为五脏六腑之海，上注于肺，肺气从太阴而行之，其行也，以息往来，故人一呼，脉再动，一吸脉亦再动，呼吸不已，故动而不止。

黄帝曰：气之过于寸口也，上十焉息，下八焉伏，何道从还？不知其极。岐伯曰：气之离脏也，卒然如弓弩之发，如水之下岸，上于鱼以衰，其余散以逆上，故其行微。

黄帝曰：足之阳明，何因而动？岐伯曰：胃气上注于肺，其悍气上冲头者，循咽，上走空窍，循眼系，入络脑，出顑，下客主人，循牙车，合阳明，并下人迎，此胃气别走于阳明者也。故阴阳上下，其动也若一。故阳病而阳脉小者，为逆；阴病而阴脉大者，为逆。故阴阳俱静俱动，若引绳相倾者病。

黄帝曰：足少阴何因而动？岐伯曰：冲脉者，十二经之海也，与少阴之大络，起于肾下，出于气街，循阴股内廉，邪入腘中，循胫骨内廉，并少阴之经，下入内踝之后。入足下，其别者，邪入踝，出属附上，入大指之间，注诸络，以温足胫，此脉之常动者也。

黄帝曰：营卫之行也，上下相贯，如环之无端，今有其卒然遇邪气，及逢大寒，手足懈惰，其脉阴阳之道，相输之会，行相失也，气何由还？岐伯曰：夫四末阴阳之会者，此气之大络也；四街者，气之径路也。故络绝则径通，四末解则气从合，相输如环。黄帝曰：善。此所谓如环无端，莫知其纪，终而复始者也。

井荥输经合数

黄帝曰：愿闻五脏六腑所出之处。岐伯曰：五脏五腧，五五二十五腧；六腑六腧，六六三十六腧。经脉十二，络脉十五，凡二十七气以上下。

所出为井，脉气由此而出，如井泉之发，其气正深也。所溜为荥，急流曰溜。小水曰荥。

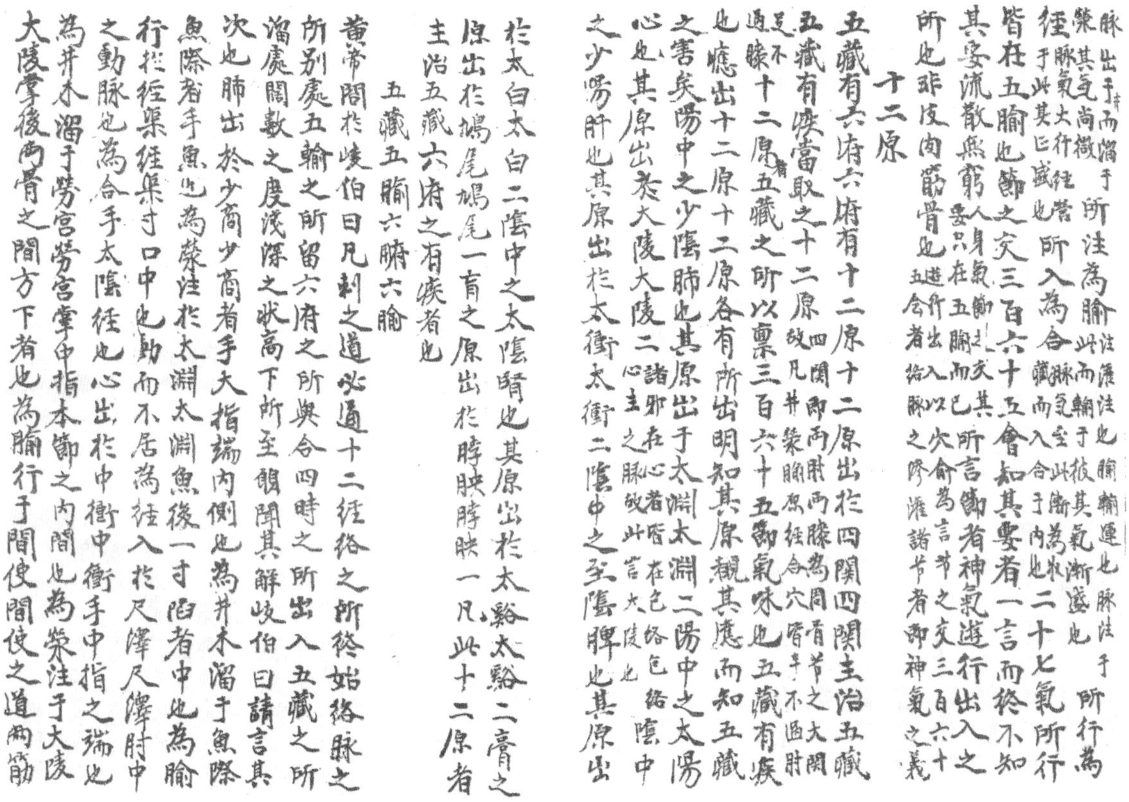

脉出于井而溜于荥，其气尚微。所注为腧，注，灌注也。腧，输运也。脉注于此而输于彼，其气渐盛也。所行为经，脉气大行，经营于此，其正盛也。所入为合，脉气至此，渐为收藏，而入合于内也。二十七气所行，皆在五腧也。节之交，三百六十五会，知其要者，一言而终，不知其要，流散无穷。人身气节之交，其要只在五腧而已。所言节者，神气游行出入之所也，非皮肉筋骨也。游行出入，以穴俞为言，节之交三百六十五会者，络脉之渗灌诸节者。即神气之义。

十二原

五脏有六腑，六腑有十二原，十二原出于四关。四关主治五脏，五脏有疾，当取之十二原。四关，即两肘两膝，为周骨节之大关。故凡井荥腧原经合穴，皆手不过肘，足不过膝。十二原者，五脏之所以禀三百六十五节气味也。

五脏有疾也，应出十二原，十二原各有所出。明知其原，睹其应，而知五脏之害矣。

阳中之少阴，肺也，其原出于太渊，太渊二。阳中之太阳，心也，其原出于大陵，大陵二。诸邪在心者，皆在包络，包络心主之脉。故此言大陵也。阴中之少阳，肝也，其原出于太冲，太冲二。阴中之至阴，脾也，其原出于太白，太白二。阴中之太阴，肾也，其原出于太溪，太溪二。膏之原，出于鸠尾，鸠尾一。肓之原，出于脖胦，脖胦一。凡此十二原者，主治五脏六腑之有疾者也。

五脏五腧，六腑六腧

黄帝问于岐伯曰：凡刺之道，必通十二经络之所终始，络脉之所别处，五输之所留，六腑之所与合，四时之所出入，五脏之所溜处，阔数之度，浅深之状，高下所至。愿闻其解。

岐伯曰：请言其次也。肺出于少商，少商者，手大指端内侧也，为井木；溜于鱼际，鱼际者，手鱼也，为荥；注于太渊，太渊鱼后一寸陷者中也，为腧；行于经渠，经渠寸口中也，动而不居为经；入于尺泽，尺泽肘中之动脉也，为合。手太阴经也。

心出于中冲，中冲，手中指之端也，为井木；溜于劳宫，劳宫掌中指本节之内间也，为荥；注于大陵，大陵掌后两骨之间方下者也，为腧；行于间使，间使之道，两筋之间，三寸之中也，有过则至，无过则止，为经过，病也；入于曲泽，曲泽，肘内廉下陷者之中也，屈而得之，为合。手少阴也。

肝出于大敦，大敦者，足大趾之端，及三毛之中也，为井木；溜于行间，行间足大趾间也，为荥；注于太冲，太冲行间上二寸陷者之中也，为腧；行于中封，中封内踝之前一寸半，陷者之中，使逆则宛宛，郁同，使和则通，摇足而得之，为经；入于曲泉，曲泉，辅骨之下，大筋之上也，屈膝而得之，为合。足厥阴也。

脾出于隐白，隐白者，足大趾之端内侧也，为井木；溜于大都，大都本节之后下陷者之中也，为荥；注于太白，太白腕骨之下也，为腧；行于商丘，商丘内踝之下陷者之中也，为经；入于阴之陵泉，阴之陵泉，辅骨之下陷者之中也，伸而得之，为合。足太阴也。

肾出于涌泉，涌泉者足心也，为井木；溜于然谷，然谷，然骨之下者也，为荥；注于太溪，太溪内踝之后跟骨之上陷中者也，为腧；行于复溜，复溜，上内踝二寸，动而不休，为经；入于阴谷，阴谷，辅骨之后，大筋之下，小筋之上也，按之应手，屈膝而得之，为合。足少阴经也。

膀胱出于至阴，至阴者，足小趾之端也，为井金；溜于通谷，通谷，本节之前外侧也，为荥；注于束骨，束骨，本节之后陷者中也，为腧；过于京骨，京骨，足外侧大骨之下，为原；行于昆仑，昆仑，在外踝之后，跟骨之上，为经；入于委中，委中，腘中央，为合，委而取之。足太阳也。

胆出于窍阴，窍阴者，足小趾次趾之端也，为井金；溜于侠溪，侠溪，足小趾次趾之间也，为荥；注于临泣，临泣，上行一寸半，陷者中也，为腧；过于丘墟，丘墟，外踝之前下陷者中也，为原。行于阳辅，阳辅外踝之上辅骨之前绝骨之端也，为经；入于阳之陵泉，阳之陵泉，在膝外陷者中也，为合，伸而得之。足少阳也。

胃出于厉兑，厉兑者，足大趾内次趾之端也，为井金；溜于内庭，内庭，次趾外间也，为荥；注于陷谷，陷谷者，上中指内间上行二寸陷者中也，为

腧過於衝陽衝陽足跗上五寸陷者中也為原摇足而得之行
於解谿解谿上衝陽一寸半陷者中也為經入於下陵下陵膝
下三寸胻骨外三里也為合復下三里三寸為巨虛上廉復下
上廉三寸為巨虛下廉也大腸屬上小腸屬下足陽明胃脉也
大腸小腸皆屬於胃是足陽明也三焦者上合手少陽出於關
衝關衝者手小指次指之端也為井金溜於液門液門小指次
指之間也為滎注於中渚中渚本節之後陷者中也為腧過於
陽池陽池在腕上陷者之中也為原行於支溝支溝上腕三寸
兩骨之間陷者中也為經入於天井天井在肘外大骨之上陷
者中也為合屈肘乃得之三焦下腧在於足大指之前少陽之
之後出於膕中外廉名曰委陽是太陽絡也手少陽經也三焦
者足少陰太陽之所將太陽之別也上踝五寸別入貫腨腸出
於委陽並太陽之正入絡膀胱約下焦實則閉癃虛則遺溺遺
溺則補之閉癃則瀉之手太陽小腸者上合於太陽出於少澤
少澤小指之端也為井金溜於前谷前谷在手外廉本節前陷
者中也為滎注於後谿後谿者在手外側本節之後也為腧過
於腕骨腕骨在手外側腕骨之前為原行於陽谷陽谷在銳骨
之下陷者中也為經入於小海小海在肘內大骨之外去端半
寸陷者中也伸臂而得之為合手太陽經也大腸上合手陽明
出於商陽商陽大指次指之端也為井金溜於本節之前為滎
注於本節之後三間為腧過於合谷合谷在大指岐骨之間為
原行於陽谿在兩筋間陷者中也為經入於曲池在肘外輔骨
陷者中屈臂而得之為合手陽明也是謂五藏六府之腧五五
二十五腧六六三十六腧也六府皆出足之三陽上合於手者
也有藏府陰陽手足相半其所以分手足者以經行上下故手經之腧在手足經之腧在足也
脉度

腧；过于冲阳，冲阳，足跗上五寸陷者中也，为原，摇足而得之；行于解溪，解溪，上冲阳一寸半陷者中也，为经；入于下陵，下陵，膝下三寸胻骨外三里也，为合；复下三里三寸，为巨虚上廉，复下上廉三寸，为巨虚下廉也；大肠属上，小肠属下，足阳明胃脉也。大肠小肠，皆属于胃，是足阳明也。

三焦者，上合手少阳，出于关冲，关冲者，手小指次指之端也，为井金；溜于液门，液门，小指次指之间也，为荥；注于中渚，中渚，本节之后陷者中也，为腧；过于阳池，阳池，在腕上陷者之中也，为原；行于支沟，支沟，上腕三寸两骨之间陷者中也，为经；入于天井，天井，在肘外大骨之上陷者中也，为合，屈肘乃得之；三焦下腧在于足大趾之前，少阳之后，出于腘中外廉，名曰委阳，是太阳络也，手少阳经也。三焦者，足少阴太阳之所将，太阳之别也，上踝五寸，别入贯腨肠，出于委阳，并太阳之正，入络膀胱，约下焦，实则闭癃，虚则遗溺，遗溺则补之，闭癃则泻之。

手太阳小肠者，上合于太阳，出于少泽，少泽，小指之端也，为井金；溜于前谷，前谷，在手外廉本节前陷者中也，为荥；注于后溪，后溪者，在手外侧本节之后也，为腧；过于腕骨，腕骨，在手外侧腕骨之前，为原；行于阳谷，阳谷，在锐骨之下陷者中也，为经；入于小海，小海，在肘内大骨之外，去端半寸，陷者中也，伸臂而得之，为合。手太阳经也。

大肠上合手阳明，出于商阳，商阳，大指次指之端也，为井金；溜于本节之前，为荥；注于本节之后三间，为腧；过于合谷，合谷，在大指岐骨之间，为原；行于阳溪，在两筋间陷者中也，为经；入于曲池，在肘外辅骨陷者中，屈臂而得之，为合。手阳明也。

是谓五脏六腑之腧，五五二十五腧，六六三十六腧也。六腑皆出足之三阳，上合于手者也。脏腑阴阳，手足相半。其所以分手足者，以经行有上下，故手经之腧在手，足经之腧在足也。

脉度

黄帝曰：愿闻脉度。岐伯答曰：手之六阳，从手至头，长五尺，五六三丈。手有三阳，以左右言之，则六。凡后六阴及足之六阴六阳皆仿此。手之六阴，从手至胸中，三尺五寸，三六一丈八尺，五六三尺，合二丈一尺。手三阴从脏走手，手三阳从手走头，足三阳从头走足，足三阴从足走腹，此其起止之度。今云手六阳从手至头，手六阴，从手至胸中，但计其丈尺之数，俱以四末为始而言，非谓其行度如此也。足之六阳，从足上至头，八尺，六八四丈八尺。足之六阴，从足至胸中，六尺五寸，六六三丈六尺，五六三尺，合三丈九尺。跷脉从足至目，七尺五寸，二七一丈四尺，二五一尺，合一丈五尺。男子数其阳，女子数其阴。则知男子之所数者左右阳跷，女子之所数者左右阴跷也。督脉任脉各四尺五寸，二四八尺，二五一尺，合九尺。凡部合一十丈二尺，此气之大经隧也。督行于背，任行于腹。人身经脉之行，始于水下一刻，昼夜五十周于身，每日百刻，则二刻当行一周。故《卫气行篇》曰：日行一舍，人气行一周与十分身之八。《五十营篇》曰：二百七十息，气行十六丈二尺，一周于身。此经脉之常度也。

骨度

黄帝问于伯高曰：脉度言经脉之长短，何以立之？伯高曰：先度其骨节之大小广狭长短，而脉度定矣。黄帝曰：愿闻众人之度，人长七尺五寸者，其骨节之大小长短各几何？古黍尺一尺，当今曲尺八寸。伯高曰：头之大骨围二尺六寸，人身之骨，头骨最巨，谓之髑髅。男自顶及耳并脑后共八片，蔡州人多一片，脑后横一缝，当正直下至发际别有一直缝。女头骨止六片，亦脑后一横缝，当正直下则无缝。此男女头骨之别。胸围四尺五寸，此兼胁而言。缺盆下两乳间为胸，胸前横骨三条，左右肋骨各十二条，八长四短，女多擎夫骨两条，左右各十四条。腰围四尺二寸。平脐周围曰腰。人肥瘦不同，腰大小亦异，今大略言。发所覆者颅至项尺二寸，此下言仰人之纵度也。前自额，后至项之数。发以下至颐长一尺，腮下为颔。颔中为颐。君子终折。终，终始也。折，折衷也。上所言者约略，如斯君子当折衷之。结喉以下至缺盆中长四寸，舌根下，肺系上，屈曲外凸者为结喉。胸上横骨为巨骨。巨骨上陷中为缺盆。缺盆以下至髑骭长九寸，过则肺大，不满则肺小。髑骭，一名鸠尾，一名尾翳，蔽心骨也。缺盆下，鸠尾上，亦为胸。髑骭以下至天枢长八寸，过则胃大，不及则胃小。天枢，在脐旁二寸。天枢以下至横骨长六寸半，过则回肠广长，不满则狭短。横骨，阴毛中曲骨也。横骨长六寸半，长，横长，横骨上廉以下至内辅之上廉长一尺八寸，廉，隅际。内辅，膝间内侧大骨也。内辅之上廉以下至下廉长三寸半，此言辅骨之上下隅也。内辅下廉下至内踝长一尺三寸，内踝以下至地长三寸，足跟前两旁高骨为踝，内曰内踝，外曰外踝。膝腘以下至跗属长一尺六寸，跗属以下至地长三寸。膝后曲处曰腘。足面曰跗属。故骨围大则大过，小则不及。角以下至柱骨长一尺，此下言侧人之纵度也，角，头侧大骨，耳上高角也。柱骨，肩骨上，颈项之根也。行腋中不见者长四寸，自柱骨下通腋中，隐伏不见之处。腋以下至季胁长一尺二寸，胁下尽处短小之肋，是为季胁。季胁以下至髀枢长六寸，足股曰髀。髀上外侧骨缝曰枢，此运动之机。髀枢以下至膝中长一尺九寸，膝中，膝外侧骨缝之处。膝以下至外踝长一尺六寸，外踝以下至京骨长三寸，京骨以下至地长一寸。京骨，足太阳穴名，在足小趾本节后大骨下，赤白肉际陷中。耳后当完骨者广九寸，耳后高骨曰完骨。耳前当耳门者广一尺三寸，两颧之间相去七寸，两乳之间广九寸半，两髀之间广六寸半。此言仰人之横度也。耳门，即手太阳听宫之分。目下高骨为颧。两髀之间，言两股中，横骨两头尽处。

足长一尺二寸，广四寸半。此下言手足之度也。肩至肘长一尺七寸，肩，肩端。臂中节曰肘。肘至腕长一尺二寸半，臂掌之节曰腕。腕至中指本节长四寸，本节至其末长四寸半。

本节，指后节根。末，指端也。项发以下至背骨长二寸半，项发，项后发际。背骨，除项骨外，以第一节大椎骨言。膂骨以下至尾骶二十一节长三尺，上节长一寸四分分之一，奇分在下，故上七节至于膂骨九寸八分分之七。膂骨，脊骨也。项脊骨共二十四椎，除项骨三节俱膂骨也。脊骨外小而内大，人之能负重者，以是骨之巨也。尾骶骨，男子者尖，女子者圆而也。此众人骨之度也，所以立经脉之长短也。是故视其经脉之在于身也，其见浮而坚、其见明而大者多血，细而沉者多气也。此结首节而言。

骨空

辅骨上横骨下为楗，楗，股骨。刚木也。挟髋为机，髋，尻也，即脽臀。机，枢机也。膝解为骸关，骸，胫骨，膝之节解处，是为骸关。挟膝之骨为连骸，膝上两侧，皆有挟膝高骨，与骸骨相连，故曰连骸。骸下为辅，连骸下高骨，为内外辅骨。辅上为腘，膝后曲处。腘上为关，腘上骨节处，即骸关也。

头横骨为枕。脑后横骨。水俞五十七穴者，尻上五行行五，伏兔上两行行五，左右各一行行五，踝上各一行行六穴。亦皆骨空也。髓空在脑后五分，在颅际锐骨之下，一在龈基下，上齿缝中曰龈交，则下齿缝中当为龈基。一在项后中、复骨下，大椎上骨节空也。复当作伏，项骨三节不甚显。一在脊骨上空、在风府上。脊骨下空，在尻骨下空。脊末为尻长强穴也。数髓空，在面挟鼻，数，数处也。在面者，如承泣、巨髎、颧髎、睛明、丝竹空、瞳子髎、听会。挟鼻者，如迎香等。或骨空在口下，当两肩。两髆骨空，在髆中之阳。臂骨空，在臂阳，去踝四寸，两骨空之间。股骨上空在股阳，出上膝四寸。胻骨空，在辅骨之上端。股际骨空，在毛中动下。尻骨空，在髀骨之后，相去四寸。扁骨有渗理凑，无髓孔，易髓无空。扁骨者，对圆骨而言。凡圆骨有髓，有髓则有髓孔。若扁骨则但有血脉渗灌之理凑而内无髓，故以渗灌易髓无髓亦无空矣，此胁肋诸骨之类是也。

十二经血气表里

夫人之常数，太阳常多血少气，少阳常少血多气，阳明常多气多血，少阴常少血多气，厥阴常多血少气，太阴常多气少血，此天之常数。足太阳与少阴为表里，少阳与厥阴为表里，阳明与太阴为表里。此言足三合之序阳为腑，经行于足之外侧。阴为脏，经行于足之内侧。此足之表里也。手太阳与少阴为表里，少阳与心主为表里，阳明与太阴为表里，是为手之阴阳也。此言手三合之序并上为六合。阳为腑，经行于手之外侧。阴为脏，经行于手之内侧。此手之表里也。今知手足阴阳所苦，凡治病必先去其血，乃去其所苦，伺之所欲，然后泻有余，补不足。刺阳明出血气，刺太阳出血恶气，刺少阳出气恶血，刺太阴出气恶血，刺少阴出气恶血，刺厥阴出血恶气也。

诸脉髓筋血气溪谷所属

诸脉者皆属于目，诸髓者皆属于脑，诸筋者皆属于节，诸血者皆属于心，诸气者皆属于肺，此四肢八溪之朝夕也。四肢，两手两足也。八溪，手有肘腋，足有髎腘，四肢之关节，故为溪。朝夕者，言人之诸脉髓筋与夫血气，无不由此出入，而朝夕运行不离也。故人卧血归于肝，肝受血而能视，足受血而能步，掌受血而能握，指受血而能摄。卧出而风吹之，血凝于肤者为痹，凝于脉者为泣，泣，涩同。凝于足者为厥，厥，气逆也。此三者，血行而不反其空，故为痹厥也。人有大谷十二分，大者，言关节之最大者。在手者肩肘腕，在足者髁膝腕，四肢各有三节，是为十二分。小溪三百五十四名，少十二俞，小溪者，言通身骨节之交也。《小针解》曰：节之交三百六十五会也，络脉之渗灌诸节者。十二俞通于脏气，不在小溪之列，则当为三百五十三名，兹乃云五十四名者，殆传写之误。

此皆卫气之所留止，邪气之所客也，针石缘而去之。缘，因也。

五脏之气上通七窍，阴阳不和乃成关格

五脏常内阅于上七窍也，阅，历也。窍有九，上七耳目口鼻也；下二，前阴后阴也。故肺气通于鼻，肺和则鼻能知臭香矣；心气通于舌，心和则舌能知五味矣；肝气通于目，肝和则目能辨五色矣；脾气通于口，脾和则口能知五谷矣；肾气通于耳，肾和则耳能闻五音矣。五脏不和则七窍不通，六腑不和则留为痈。故邪在腑则阳脉不和，阳脉不和則氣留之氣留之則陽氣盛矣陽氣太盛則陰不利陰脉不利則血留之血留之則陰氣盛矣陰氣太盛則陽氣不能榮也故曰關陽氣太盛則陰氣弗能榮也故曰格陰陽俱盛不得相榮故曰關格關格者不得盡期而死也陰自陰陽自陽不相浹洽而為關格非指人迎氣口

營衛三焦

黃帝問於岐伯曰人焉受氣陰陽焉會何氣為營何氣為衛營安從生衛於焉會老壯不同氣陰陽異位願聞其會焉何也會合也岐伯荅曰人受氣於穀穀入於胃以傳於肺五藏六府皆以受氣其清者為營濁者為衛營在脉中衛在脉外營周不休五十而復大會陰陽相貫如環無端衛氣行於陰二十五度行於陽二十五度分為晝夜故氣至陽而起至陰而止故曰日中而陽隴為重陽夜半而陰隴為重陰隴作隆盛也故太陰主內太陽主外各行二十五度分為晝夜夜半為陰隴夜半後而為陰衰平旦陰盡而陽受氣矣日中為陽隴日西而陽衰日入陽盡而陰受氣矣夜半而大會萬民皆卧命曰合陰平旦陰盡而陽受氣如是無已與天地同紀黃帝曰老人之不夜瞑者何氣使然少壯之人不晝瞑者何氣使然岐伯荅曰壯者之氣血盛其肌肉滑氣道通營衛之行不失其常故晝精而夜瞑老者之氣衰其肌肉枯氣道濇五藏之氣相搏其營氣衰少而衛氣內伐故晝不精夜不瞑黃帝曰願聞營衛之所行皆何道從來岐伯荅曰營出於中焦衛出於下焦黃帝曰願聞三焦之所出岐伯荅曰上焦出於胃上口並咽以上貫膈而布胸中走腋循太陰之分而行還至陽明上至舌下足陽明常與營俱行於陽二十五度行於陰亦二十五度一周也故五十度而復大會於手太陰矣黃帝曰願聞中焦之所出岐伯荅曰中焦亦並胃中出上焦之後此所受氣者泌糟粕蒸津液化其精微上注於肺脉乃化而為血

则气留之，气留之则阳气盛矣。阳气太盛则阴不利，阴脉不利则血留之，血留之则阴气盛矣。阴气太盛，则阳气不能荣也，故曰关。阳气太盛，则阴气弗能荣也，故曰格。阴阳俱盛，不得相荣，故曰关格。关格者，不得尽期而死也。阴自阴，阳自阳，不相浃洽而为关格，非指人迎气口。

营卫三焦

黄帝问于岐伯曰：人焉受气？阴阳焉会？何气为营？何气为卫？营安从生？卫于焉会？老壮不同气，阴阳异位，愿闻其会。焉，何也。会，合也。岐伯答曰：人受气于谷，谷入于胃，以传于肺，五脏六腑，皆以受气，其清者为营，浊者为卫，营在脉中，卫在脉外，营周不休，五十而复大会，阴阳相贯，如环无端，卫气行于阴二十五度，行于阳二十五度，分为昼夜，故气至阳而起，至阴而止。故曰日中而阳陇，为重阳，夜半而阴陇为重阴，陇，作隆盛也，故太阴主内，太阳主外，各行二十五度分为昼夜。夜半为阴陇，夜半后而为阴衰，平旦阴尽而阳受气矣。日中为阳陇，日西而阳衰，日入阳尽而阴受气矣。夜半而大会，万民皆卧，命曰合阴，平旦阴尽而阳受气，如是无已，与天地同纪。

黄帝曰：老人之不夜瞑者，何气使然？少壮之人，不昼瞑者，何气使然？岐伯答曰：壮者之气血盛，其肌肉滑，气道通，营卫之行不失其常，故昼精而夜瞑。老者之气衰，其肌肉枯，气道涩，五脏之气相搏，其营气衰少而卫气内伐，故昼不精，夜不瞑。

黄帝曰：愿闻营卫之所行，皆何道从来？岐伯答曰：营出于中焦，卫出于下焦。黄帝曰：愿闻三焦之所出。岐伯答曰：上焦出于胃上口，并咽以上，贯膈，而布胸中，走腋，循太阴之分而行，还至阳明，上至舌，下足阳明，常与营俱行于阳二十五度，行于阴亦二十五度一周也。故五十度而复大会于手太阴矣。

黄帝曰：愿闻中焦之所出。岐伯答曰：中焦亦并胃中，出上焦之后，此所受气者，泌糟粕，蒸津液，化其精微，上注于肺脉乃化而为血，以奉生身莫貴於此故獨得行於經隧命曰營氣黃帝曰夫血之與氣異名同類何謂也岐伯荅曰營衛者精氣也血者神氣也故血之與氣異名同類焉故奪血者無汗奪汗者無血故人生有兩死而無兩生營衛之氣雖分清濁然皆水穀之精華故同類焉精氣血由化而赤莫測其妙故曰神氣然血化于液液化于氣本為同類血之與汗亦非兩種但血主營為陰為裏汗屬衛為陽為表表裏無可並攻表裏並攻則不脫于陽即脫于陰脫陽亦死脫陰亦死故有兩死人之生也陰陽之氣皆不可無故曰無兩生也黃帝曰願聞下焦之所出岐伯荅曰下焦者別廻腸注於膀胱而滲入焉故水穀者當并居於胃中成糟粕而俱下於大腸而成下焦滲而俱下濟泌別汁循下焦而滲入膀胱焉濟汁同黃帝曰人飲酒酒亦入胃穀未熟而小便獨先下何也岐伯荅曰酒者熟穀之液也其氣悍以清故後穀而入先穀而液出焉黃帝曰善余聞上焦如霧中焦如漚下焦如瀆此之謂也霧者氣浮于上言宗氣積于胸中司呼吸而布濩於經隧之間如天之霧漚者水上之泡水得氣而不沉言營血化于中焦隨氣流行以奉生身如漚處浮沉之間瀆者水所注泄言下焦主出而不納逆而不反也然則肺象天而居上故司霧之化脾象地而在中故司漚之化大腸膀胱象江河淮泗而在下故司川瀆之化越人謂三焦包絡皆有名而無形誤也

營氣運行之次

黃帝曰營氣之道內穀為寶穀入於胃乃傳之肺流溢於中布散於外精專者行於經隧常營無已終而復始是謂天地之紀故氣從太陰出注手陽明上行注足陽明下行至跗上注大指間與太陰合上行抵髀從脾注心中循手少陰出腋下臂注小指合手太陽上行乘腋出䪼內注目內眥上巔下項合足太陽循脊下尻下行注小指之端循足心注足少陰上行注腎從腎注心外散於胸中循心主脈出腋下臂出兩筋之間入掌中出中指之端還注小指次指之端合手少陽上行注膻中散於三焦從三焦注膽出脅注足少陽下行至跗上復從跗注大指間合足厥陰上行至肝從肝上注肺上循喉嚨入頏顙之竅究於

以奉生身，莫贵于此，故独得行于经隧，命曰营气。

黄帝曰：夫血之与气，异名同类。何谓也？岐伯答曰：营卫者，精气也，血者，神气也，故血之与气，异名同类焉。故夺血者无汗，夺汗者无血，故人生有两死而无两生。营卫之气，虽分清浊，然皆水谷之精华，故同焉。精气血由化而赤，莫测其妙，故曰神气。然血化于液，液化于气，本为同类，血之与汗，亦非两种；但血主营，为阴为里，汗属卫，为阳为表，表里无可并攻，表里并攻则不脱于阳，即脱于阴。脱阳死，脱阴亦死，故有两死。人之生也，阴阳之气皆不可无，故曰无两生也。

黄帝曰：愿闻下焦之所出。岐伯答曰：下焦者，别回肠，注于膀胱，而渗入焉；故水谷者，当并居于胃中，成糟粕，而俱下于大肠而成下焦，渗而俱下。济泌别汁，循下焦而渗入膀胱焉。济，汁同。

黄帝曰：人饮酒，酒亦入胃，谷未熟，而小便独先下，何也？岐伯答曰：酒者，熟谷之液也。其气悍以清，故后谷而入，先谷而液出焉。黄帝曰：善。余闻上焦如雾，中焦如沤，下焦如渎，此之谓也。雾者，气浮于上。宗气积于胸中，司呼吸而布濩于经隧之间，如天之雾，沤者，水上之泡，水得气而不沉。言营血化于中焦，随气流行以奉生身，如沤处浮沉之间，渎者，水所注泄。言下焦主出而不纳，逝而不反也。然则肺象天而居上，故司雾之化。脾象地而在中，故司沤之化。大肠膀胱象江河淮泗而在下，故司川渎之化越人，谓三焦包络皆有名而无形误也。

营气运行之次

黄帝曰：营气之道，内谷为宝。谷入于胃，乃传之肺，流溢于中，布散于外，精专者，行于经隧，常营无已，终而复始，是谓天地之纪。故气从太阴出注手阳明，上行注足阳明，下行至跗上，注大指间，与太阴合；上行抵髀，从脾注心中；循手少阴，出腋下臂，注小指，合手太阳；上行乘腋，出䪼内，注目内眦，上巅，下项，合足太阳；循脊，下尻，下行注小指之端，循足心，注足少阴；上行注肾，从肾注心外，散于胸中；循心主脉，出腋，下臂，出两筋之间，入掌中，出中指之端，还注小指次指之端，合手少阳；上行注膻中，散于三焦，从三焦注胆，出胁，注足少阳；下行至跗上，复从跗注大指间，合足厥阴，上行至肝，从肝上注肺，上循喉咙，入颃颡之窍，究于畜门。其支别者，上额，循巅，下项中，循脊，入骶，是督脉也畜门，喉通鼻处；络阴器，上过毛中，入脐中，上循腹里，入缺盆，下注肺中，复出太阴。此营气之所行也，逆顺之常也。督脉，自骶前络阴器，即任脉。是十四经营气之序。

卫气运行之次

黄帝问于岐伯曰：愿闻卫气之行，出入之合，何如？岐伯曰：岁有十二月，日有十二辰，子午为经，卯酉为纬。天象定者为经，动者为纬。子午当南北二极，居其所而不移，故为经。卯酉常东升西降，列宿周旋无已，故为纬。天周二十八宿，而一面七星，四七二十八星。东方角亢氐房心尾箕，北方斗牛女虚危室壁，西方奎娄胃昴毕嘴参，南方井鬼柳星张翌轸。房昴为纬，虚张为经。是故房至毕为阳，昴至心为阴。阳主昼，阴主夜。故卫气之行，一日一夜五十周于身，昼日行于二十五周，夜行于阴二十五周，周于五岁。岁当作藏。

是故平旦阴尽，阳气出于目，目张则气上行于头，循项下足太阳，循背下至小趾之端。此下言卫气昼行阳分，始于足太阳经以周六腑而及肾。其散者，别于目锐眦，下手太阳，下至手小指之间外侧。散者，散行者也。其散者，别于目锐眦，下足少阳，注小趾次趾之间。以上循手少阳之分侧，下至小指之间。分侧当作外侧。小指下当有次指二字。别者以上至耳前，合于颔脉，注足阳明以下行，至跗上，入五趾之间。其散者，从耳下下手阳明，入大指之间，入掌中。其至于足也，入足心，出内踝，下行阴分，复合于目，故为一周。

是故日行一舍，人气行一周与十分身之八；此下言卫气运运之数也。十分身之七分八厘五毫有奇。日行二舍，人气行三周于身与十分身之六；该五分七厘一毫有奇。日行三舍，人气行于身五周与十分身之四；该三分五厘七毫有奇。日行四舍，人气行于身七周与十分身之二；该一分四厘二毫有奇。日行五舍，人气行于身九周；人气当行八周与十分身之九分二厘八毫为正数。日行六舍，人气行于身十周与十分身之八；该七分一厘四毫有奇。日行七舍，人气行于身十二周在与十分身之六；该四分九厘有奇为正数。日行十四舍，人气二十五周于身有奇分与十分身之二，阳尽于阴，阴受气矣。其始入於陰常從足少陰注於腎腎注於心心注於肺肺注於肝肝注於脾脾復注于腎為周此言衛氣夜行陰分始于足少陰腎以周五臟是故夜行一舍人氣行於陰藏一周與十分藏之八亦如陽行之二十五周而復合於目陰陽一日一夜合有奇分十分身之四與十分藏之二是故人之所以臥起之時有蚤晏者奇分不盡故也黄帝曰衛氣之在於身也上下往來不以期候氣而刺之奈何伯高曰分有多少日有長短春秋冬夏各有分理然後常以平旦為紀以夜盡為始是故一日一夜水下百刻二十五刻者半日之度也常如是無已日入而止隨日之長短各以為紀而刺之分一日為二則為晝夜分一日為四時則日出為春日中為夏日入為秋夜半為冬故平旦為陽始日入為陽止也謹候其時病可與期失時反候者百病不治故曰刺實者刺其來也刺虛者刺其去也此言氣存亡之時以候虛實而刺之是故謹候氣之所在而刺之是謂逢時在於三陽必候其氣在於陽而

刺之病在三陰必候其氣在陰分而刺之水下一刻人氣在太陽水下二刻人氣在少陽水下三刻人氣在陽明水下四刻人氣在陰分此以平旦為始首言衛氣行于陽分之一周也水下五刻人氣在太陽水下六刻人氣在少陽水下七刻人氣在陽明水下八刻人氣在陰分此衛氣行于陽分二周也水下九刻人氣在太陽水下十刻人氣在少陽水下十一刻人氣在陽明水下十二刻人氣在陰分此衛氣行於陽分三周也水下十三刻人氣在太陽水下十四刻人氣在少陽水下十五刻人氣在陽明水下十六刻人氣在陰分此衛氣行于陽分四周也水下十七刻人氣在太陽水下十八刻人氣在少陽水下十九刻人氣在陽明水下二十刻人氣在陰分此衛氣行于陽分五周也水下二十一刻人氣在太陽水下二十二刻人氣在少陽水下二十三刻人氣在陽明水下二十四刻人氣在陰分此衛氣行于陽分六周也水下二十五刻人氣在太陽此半日之度也此與前五十周之義未合意者水下一刻人氣在太阳者

始入于阴，常从足少阴注于肾，肾注于心，心注于肺，肺注于肝，肝注于脾，脾复注于肾为周。此言卫气夜行阴分，始于足少阴肾以周五脏。是故夜行一舍，人气行于阴藏一周与十分藏之八，亦如阳行之二十五周，而复合于目。阴阳一日一夜，合有奇分十分身之四，与十分藏之二，是故人之所以卧起之时，有早晚者，奇分不尽故也。

黄帝曰：卫气之在于身也，上下往来不以期，候气而刺之，奈何？伯高曰：分有多少，日有长短，春秋冬夏，各有分理，然后常以平旦为纪，以夜尽为始。是故一日一夜，水下百刻，二十五刻者，半日之度也，常如是无已，日入而止，随日之长短，各以为纪而刻之。分一日为二，则为昼夜。分一日为四时，则日出为春，日中为夏，日入为秋，夜半为冬。故平旦为阳始，日入为阳止也。谨候其时，病可与期，失时反候者，百病不治。故曰：刺实者，刺其来也，刺虚者，刺其去也。此言气存亡之时，以候虚实而刺之，是故谨候气之所在而刺之，是谓逢时。在于三阳，必候其气在于阳而刺之，病在于三阴，必候其气在阴分而刺之。

水下一刻，人气在太阳；水下二刻，人气在少阳；水下三刻，人气在阳明；水下四刻，人气在阴分。此以平旦为始，首言卫气行于阳分之一周也。水下五刻，人气在太阳；水下六刻，人气在少阳；水下七刻，人气在阳明；水下八刻，人气在阴分。此卫气行于阳分二周也。水下九刻，人气在太阳；水下十刻，人气在少阳；水下十一刻，人气在阳明；水下十二刻，人气在阴分。此卫气行于阳分三周也。水下十三刻，人气在太阳；水下十四刻，人气在少阳；水下十五刻，人气在阳明；水下十六刻，人气在阴分。此卫气行于阳分四周也。水下十七刻，人气在太阳；水下十八刻，人气在少阳；水下十九刻，人气在阳明；水下二十刻，人气在阴分。此卫气行于阳分五周也。水下二十一刻，人气在太阳；水下二十二刻，人气在少阳；水下二十三刻，人气在阳明；水下二十四刻，人气在阴分。此卫气行于阳分六周也。水下二十五刻，人气在太阳，此半日之度也。此与前五十周之义未合。意者水下一刻，人气在太阳者二周，或以一刻作半刻，恰合前数，容再为考订。从房至毕一十四舍水下五十刻，日行半度，从房至毕十四舍为阳，主一昼之度，水下当五十刻。从昴至心十四舍为阴，主一夜之度，亦水下五十刻。昼夜百刻，日行共少天一度，故昼五十刻，日行于天者半度也。回行一舍，水下三刻与七分刻之四。若以二十八归除分百刻之数，则每舍当得三刻与十分刻之五分七厘一毫四，丝有奇，亦正与七分刻之四毫忽无差也。大要曰：常以日之加于宿上也，人气在太阳，是故日行一舍，人气行三阳行与阴分，常如是无已，天与地同纪，此总结上文而言人与天地同其化也。纷纷盼盼，终而复始，一日一夜水下百刻而尽矣。

任冲督脉为病

任脉者，起于中极之下，以上毛际，循腹里，上关元，至咽喉，上颐循面入目。

冲脉者，起于气街，并少阴之经，挟脐上行，至胸中而散。

任脉为病，男子内结七疝，女子带下瘕聚。冲脉为病，逆气里急。督脉为病，脊强反折。

督脉者，起于少腹以下骨中央。女子入系廷孔，其孔溺孔之端也。其络循阴器，合篡间，绕篡后，别绕臀，至少阴与巨阳中络者合，少阴上股内后廉贯脊属肾。与太阳起于目内眦，上额交巅，上入络脑，还出别下项，循肩髆内。挟脊抵腰中，入循膂络肾。其男子循茎下至篡，与女子等，其少腹直上者，贯脐中央，上贯心，入喉上颐，环唇上系两目之下中央。

此生病，从少腹上冲心而痛，不得前后，为冲疝，其女子不孕，癃痔、遗溺、嗌干；督脉生病治督脉，治在骨上，甚者在脐下营。骨上，谓横骨上毛际中间曲骨穴也。脐下营，谓脐下一寸阴交穴也。皆任脉之穴而治督病，以本篇虽分三脉，治云督而不言任冲，可见三脉本同一体，督即任冲之纲领，任冲即督之别名耳。

跷脉分男女

黄帝曰：跷脉安起安止？何气营水？岐伯答曰：跷脉者，少阴之别，起于然骨之后，然骨后，照海穴。故阴跷为足少阴之别。若阳跷为足太阳之别，起于申脉。上内踝之上，直上循阴股入阴，上循胸里，入缺盆，上出人迎之前，入頄，属目内眦，合于太阳阳跷而上行，气并相还则为濡目，气不荣则目不合黄帝曰氣獨行五藏不榮六府何也以蹻脉為少陰之别故疑之岐伯荅曰氣之不得無行也如水之流如日月之行不休故陰脉榮其藏陽脉榮其府如環之無端莫知其紀終而復始其流溢之氣內溉藏府外濡腠理榮藏榮府指二蹻言內溉外濡不獨在藏也黄帝曰蹻脉有陰陽何脉當其數岐伯荅曰男子數其陽女子數其陰當數者為經其不當數者為絡也蹻脉陰陽數各有屬男以陽蹻為經陰蹻為絡女則反是故各屬也

陰陽離合

黄帝問曰余聞天為陽地為陰日為陽月為陰大小月三百六十日成一歲人亦應之今三陰三陽不應陰陽其故何也岐伯對曰陰陽者數之可十推之可百數之可千推之可萬萬之大不可勝數然其要一也一者理也天覆地載萬物方生未出地者命曰陰處名曰陰中之陰則出地者名曰陰中之陽陽予之正陰為之主陽正其氣萬化乃生陰主其質萬形乃成故生因春長因夏收因秋藏因冬

失常則天地四塞陰陽之變其在人者亦數之可數帝曰願聞三陰三陽之離合也岐伯曰聖人南面而立前曰廣明後曰太衝太衝之地名曰少陰少陰之上名曰太陽太陽根起於至陰結於命門名曰陰中之陽太陽之脉起于目止于足下者為根上者為結中身而上名曰廣明廣明之下名曰太陰太陰之前名曰陽明陽明根起於厲兌名曰陰中之陽厥陰之表名曰少陽少陽根起於竅陰名曰陰中之少陽是故三陽之離合也太陽為開陽明為闔少陽為樞三經者不得相失也搏而勿浮命曰一陽帝曰願聞三陰岐伯曰外者為陽內者為陰然則中為陰其衝在下名曰太陰太陰根起於隱白名曰陰中之陰太陰之後名曰少陰少陰根起於涌泉名曰陰中之少陰少陰之前名曰厥陰厥陰根起於大敦陰之絕陽名曰陰之絕陽陰是故三陰之離合也太陰為開厥陰為闔少陰為樞三經者不得相失也搏而勿沉名曰一

目不合。黄帝曰：气独行五脏，不荣六腑何也？以跷脉为少阴之别，故疑之。岐伯答曰：气之不得无行也，如水之流，如日月之行不休，故阴脉荣其脏，阳脉荣其腑，如环之无端，莫知其纪，终而复始。其流溢之气，内溉脏腑，外濡腠理。荣脏、荣腑指二跷言，言内溉外濡不独在脏也。黄帝曰：跷脉有阴阳，何脉当其数？岐伯答曰：男子数其阳，女子数其阴，当数者为经，其不当数者为络也。跷脉阴阳数，各有属。男以阳跷为经，阴跷为络；女则反是故各属也。

阴阳离合

黄帝问曰：余闻天为阳，地为阴，日为阳，月为阴。大小月三百六十日成一岁，人亦应之。今三阴三阳不应阴阳，其故何也？岐伯对曰：阴阳者，数之可十，推之可百，数之可千，推之可万，万之大不可胜数，然其要一也。一者理也。

天覆地载，万物方生。未出地者，命曰阴处，名曰阴中之阴；则出地者，名曰阴中之阳。

阳予之正，阴为之主。阳正其气万化乃生，阴主其质万形乃成。故生因春，长因夏，收因秋，藏因冬。夫常则天地四塞。阴阳之变，其在人者，亦数之可数。

帝曰：愿闻三阴三阳之离合也。岐伯曰：圣人南面而立，前曰广明，后曰太冲。太冲之地，名曰少阴；少阴之上，名曰太阳。太阳根起于至阴，结于命门，名曰阴中之阳。太阳之脉起于目止于足下者，为根上者为结。中身而上名曰广明，广明之下名曰太阴，太阴之前，名曰阳明。阳明根起于厉兑，名曰阴中之阳。厥阴之表，名曰少阳。少阳根起于窍阴，名曰阴中之少阳。是故三阳之离合也：太阳为开，阳明为阖，少阳为枢。三经者，不得相失也，搏而勿浮，命曰一阳。

帝曰：愿闻三阴？岐伯曰：外者为阳，内者为阴。然则中为阴，其冲在下，名曰太阴，太阴根起于隐白，名曰阴中之阴。

太阴之后，名曰少阴，少阴根起于涌泉，名曰阴中之少阴。

少阴之前，名曰厥阴，厥阴根起于大敦，阴之绝阳，名曰阴之绝阳。

是故三阴之离合也，太阴为开，厥阴为阖，少阴为枢。三经者不得相失也，搏而勿沉，名曰一阴。阴阳衝衝，积传为一周，气里形表，而为相成也。衝衝，一作冲冲。形以气而成，气以形而立，故气运于里，形立于表，交相为用，此则阴阳表里、离合相成之道也。

诸经根结开阖病刺

岐伯曰：天地相感，寒暖相移，阴阳之道，孰少孰多，阴道偶，阳道奇。发于春夏，阴气少，阳气多，阴阳不调，何补何泻。发于秋冬，阳气少，阴气多；阴气盛而阳气衰，故茎叶枯槁，湿雨下归，阴阳相移，何泻何补。奇邪离经，不可胜数，不知根结，五脏六腑，折关败枢，开合而走，阴阳大失，不可复取。九针之玄，要在终始；故能知终始，一言而毕，不知终始，针道咸绝。

太阳根于至阴，结于命门。命门者，目也。阳明根于厉兑，结于颡大。颡大者，钳耳也。少阳根于窍阴，结于窗笼。窗笼者，耳中也。太阳为开，阳明为合，少阳为枢，故开折，则肉节渎而暴病起矣。故暴病者，取之太阳，视有余不足。渎者，皮肉宛膲而弱也。合折，则气无所止息而痿疾起矣。故痿疾者，取之阳明，视有余不足。无所止息者，真气稽留，邪气居之也。枢折，即骨繇而不安于地。故骨繇者，取之少阳，视有余不足。骨繇者，节缓而不收也。所谓骨繇者，摇故也。当穷其本也。繇，摇同。

太阴根于隐白，结于太仓。少阴根于涌泉，结于廉泉。厥阴根于大敦，结于玉英，络于膻中。太阴为开，厥阴为合，少阴为枢。故开折，则仓廪无所输，膈洞者，取之太阴，视有余不足，故开折者，气不足而生病也。膈者，隔塞也。洞者，食不化下嗌还出也。合折，即气绝而喜悲。悲者取之厥阴，视有余不足。枢折，则脉有所结而不通。不通者，取之少阴，视有余不足，有结者，皆取之不足。

足太阳根于至阴，溜于京骨，注于昆仑，入于天柱、飞扬也。此下言手足三阳之盛络，凡治病者所当取也。足少阳根于窍阴，溜于丘墟，注于阳辅，入于天容、光明也。足阳明根于厉兑，溜于冲阳，注于下陵，入于人迎，丰隆也。手太阳根于少泽，溜于阳谷，注于小海，入于天窗，支正也。手少阳根于关冲，溜于阳池，注于支沟，入于天牖、外关也。手阳明根于商阳，溜于合谷，注于阳溪，入于扶突、偏历也。此所谓十二经者，盛络皆当取之。所谓十二经者，以手足左右共言之。

阴阳内外病生有纪

黄帝问曰：余闻皮有分部，脉有经纪，筋有结络，骨有度量，其所生病各异。别其分部，左右上下，阴阳所在，病之始终，愿闻其道。岐伯答曰：欲知皮部以经脉为纪者，诸经皆然。

阳明之阳，名曰害蜚，害，损也。蜚，古飞字。阳明之阳，释阳明之义也。下准此。三阳惟阳明为盛，故曰合阳。三阴惟厥阴为盛，故曰交尽。蜚者，飞扬也，言阳盛而浮。盛极者必损，故曰害蜚。上下同法，视其部中有浮络者，皆阳明之络也。上言手大肠，下言足胃经。其色多青则痛，多黑则痹，黄赤则热，多白则寒，五色皆见，则寒热也。络盛则入客于经。阳主外，阴主内。此因阳明浮络之色，而察阳明经病之异。病生自浅而深，故络脉邪盛，而后入于经脉。络为阳，故主外。经为阴，故主内。内又分阴阳，腑为阳，脏为阴，外亦分阴阳，筋骨为阴，皮肤为阳。

少阳之阳，名曰枢持。枢，枢机也。持，主持也。上下同法，视其部中，有浮络者，皆少阳之络也。络盛则入客于经，故在阳者主内，在阴者主出，以渗于内，诸经皆然。五色为病，与阳明者同。邪必由络入经，故阳者主内，自阳分入内也，在阴者主出以渗于内，言出于经而渗入于脏也。出，《说文》曰：进也，而不住。在此之意，此邪气之序，诸经皆然。

太阳之阳，名曰关枢。上下同法，视其部中，有浮络者，皆太阴之络也。络盛则入客于经。

少阴之阴，名曰枢儒。儒，《说文》训：柔顺。上下同法，视其部中，有浮络者，皆少阴之络也。络盛则入客于经，其入经也，从阳部注于经，其出者，从阴内注于骨。从阳部注于经，即自络入经之谓。出者从阴内注于骨，谓出于经而渗入于骨，出，亦作进字解。

心主之阴，名曰害肩，肩，任载也。阳主乎运，阴主乎载。阴盛之极，其气必伤，阴之盛在厥阴，阴之伤亦在厥阴，故曰害肩。即阳明害蜚之义。上下同法，视其部中，有浮络者，皆心主之络也。络盛则入客于经。太阴之阴，名曰关蛰。关者，固于外。蛰者，伏于中。阴主脏而太阴卫之，故曰关蛰，此亦太阴为开之义。上下同法，视其部中，有浮络者，皆太阴之络也。络盛则入客于经。

凡十二经络脉者，皮之部也。

是故百病之始生也，必先于皮毛。邪中之，则腠

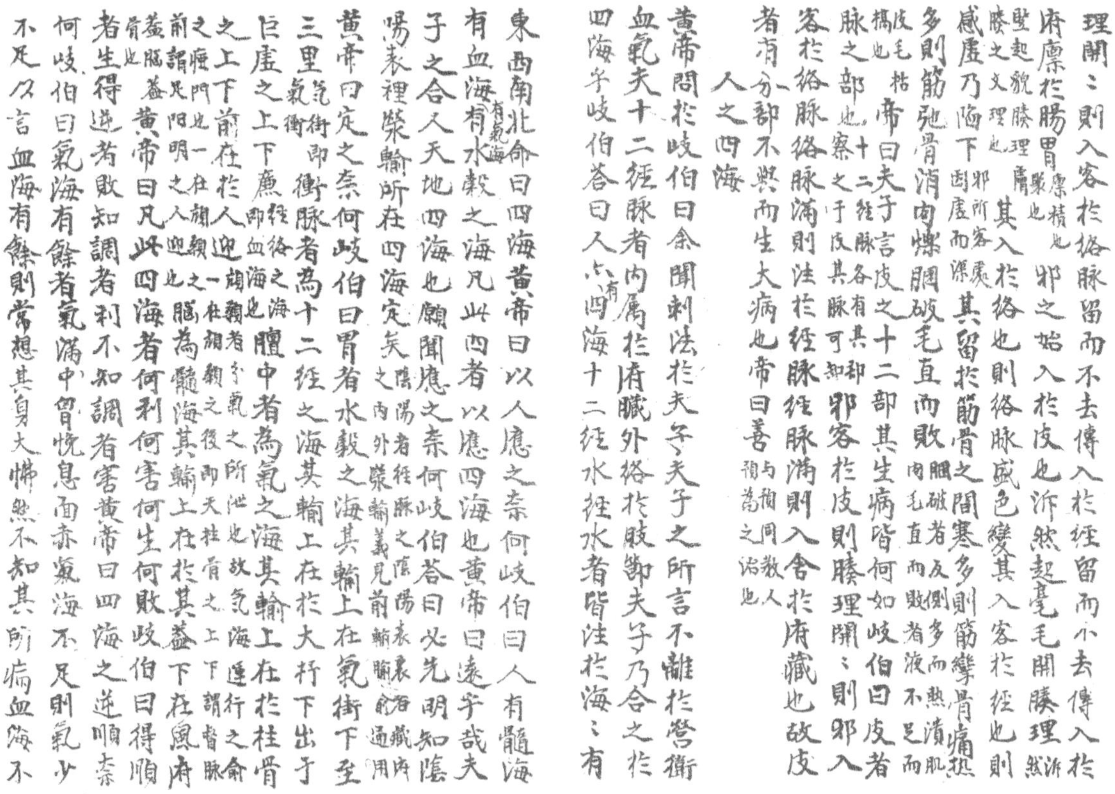
理開ニ則入客於络脉留而不去傳入於经留而不去傳入於府廩於腸胃(廩積也聚也)邪之始入於皮也泝然起毫毛開腠理(泝然竪起貌腠理膚腠之文理也)其入於络也則络脉盛色變其入客於经也則感虛乃陷下(邪所客處因虛而深)其留於筋骨之間寒多則筋攣骨痛熱多則筋弛骨消肉爍䐃破毛直而敗(䐃破者反側多而熱潰肌肉也毛直而敗者液不足而皮毛枯槁也)帝曰夫子言皮之十二部其生病皆何如岐伯曰皮者脉之部也(十二经脉各有其部察之于皮其脉可知)邪客於皮則腠理開ニ則邪入客於络脉络脉滿則注於经脉经脉滿則入舍於府藏也故皮者有分部不與而生大病也帝曰善(與預同教人預為之治也)

人之四海

黄帝問於岐伯曰余聞刺法於夫子夫子之所言不離於營衛血氣夫十二经脉者内屬於府藏外络於肢節夫子乃合之於四海乎岐伯荅曰人亦有四海十二经水经水者皆注於海ニ有東西南北命曰四海黄帝曰以人應之奈何岐伯曰人有髓海有血海有氣海有水穀之海凡此四者以應四海也黄帝曰遠乎哉夫子之合人天地四海也願聞應之奈何岐伯荅曰必先明知陰陽表裡滎輸所在四海定矣(陰陽者经脉之陰陽表裏府藏之内外滎輸義見前輸腧通用)黄帝曰定之奈何岐伯曰胃者水穀之海其輸上在氣街下至三里(氣街即氣衝)衝脉者為十二经之海其輸上在於大杼下出于巨虛之上下廉(经络之海即血海也)膻中者為氣之海其輸上在於柱骨之上下前在於人迎(頏顙者分氣之所泄也故氣海運行之俞一在頏顙之後即天柱骨之上下謂督脉之瘂門也一在前謂足陽明之人迎也)腦為髓海其輸上在於其蓋下在風府(蓋腦蓋骨也)黄帝曰凡此四海者何利何害何生何敗岐伯曰得順者生得逆者敗知調者利不知調者害黄帝曰四海之逆順奈何岐伯曰氣海有餘者氣滿胸中悗息面赤氣海不足則氣少不足以言血海有餘則常想其身大怫然不知其所病血海不

理开，开则入客于络脉，留而不去，传入于经，留而不去，传入于腑，廪于肠胃。廪，积也，聚也。

邪之始入于皮也，泝然起毫毛，开腠理，泝然，竖起貌。腠理，肤腠之文理也。其入于络也，则络脉盛色变；其入客于经也，则感虚，乃陷下，邪所客处，因虚而深。其留于筋骨之间。寒多则筋挛骨痛；热多则筋弛骨消，肉烁䐃破，毛直而败。䐃破者，反侧多而热溃肌肉也。毛直而败者，液不足而皮毛枯槁也。

帝曰：夫子言皮之十二部，其生病皆何如。

岐伯曰：皮者，脉之部也。十二经脉各有其部，察之于皮，其脉可知。邪客于皮，则腠理开，开则邪入客于络脉，络脉满，则注于经脉，经脉满，则入舍于腑脏也。故皮者有分部不与而生大病也。

帝曰：善。与，预同。教人预为之治也。

人之四海

黄帝问于岐伯曰：余闻刺法于夫子，夫子之所言，不离于营卫血气。夫十二经脉者，内属于腑脏，外络于肢节，夫子乃合之于四海乎。岐伯答曰：人亦有四海，十二经水。经水者，皆注于海，海有东西南北，命曰四海。黄帝曰：以人应之奈何？岐伯曰：人有髓海，有血海，有气海，有水谷之海，凡此四者，以应四海也。

黄帝曰：远乎哉，夫子之合人天地四海也，愿闻应之奈何？岐伯答曰：必先明知阴阳表里荥输所在，四海定矣。阴阳者，经脉之阴阳。表里者，脏腑之内外。荥输义见前。输，腧、俞，通用。

黄帝曰：定之奈何？岐伯曰：胃者水谷之海，其输上在气街，下至三里；气街即气冲。冲脉者，为十二经之海，其输上在于大杼，下出于巨虚之上下廉；经络之海，即血海也。膻中者，为气之海，其输上在于柱骨之上下，前在于人迎，颃颡者，分气之所泄也。故气海运行之俞，一在颃颡之后，即天柱骨之上下，谓督脉之喑门也。一在颃颡之前，谓足阳明之人迎也。脑为髓海，其输上在于其盖，下在风府。盖，脑盖骨也。

黄帝曰：凡此四海者，何利何害？何生何败？岐伯曰：得顺者生，得逆者败；知调者利，不知调者害。

黄帝曰：四海之逆顺奈何？岐伯曰：气海有余者，气满中胸，悗息面赤；气海不足，则气少不足以言。血海有余，则常想其身大，怫然不知其所病；血海不足亦常想其身小狹然不知其所病水穀之海有餘則腹滿水穀之海不足則飢不受穀食髓海有餘則輕勁多力自過其度髓海不足則腦轉耳鳴脛痠眩冒目無所見懈怠安臥黃帝曰余已聞逆順調之奈何岐伯曰審守其輸而調其虛實無犯其害順者得復逆者必敗黃帝曰善 無犯其害無盛盛無虛虛也

十二經水陰陽刺灸之度

黃帝問於岐伯曰經脈十二者外合於十二經水而內屬於五藏六府夫十二經水者其有大小深淺廣狹遠近各不同五藏六府之高下小大受穀之多少亦不等相應奈何 經水十二如清渭海湖汝澠淮漯江河濟漳之類 夫經水者受水而行之五藏者合神氣魂魄而藏之六府者受穀而行之受氣而揚之經脈者受血而營之合而以治奈何刺之深淺灸之壯數可得聞乎岐伯荅曰善哉問也天至高不可度地至廣不可量此之謂也且夫人生於天地之間六合之內此天之高地之廣也非人力之所能度量而至也若夫八尺之士皮肉在此外可度量切循而得之其死可解剖而視之其藏之堅脆府之大小穀之多少脈之長短血之清濁氣之多少十二經之多血少氣與其少血多氣與其皆多血氣與其皆少血氣皆有大數其治以鍼艾各調其經氣固其常有合乎黃帝曰余聞之快於耳不解於心願卒聞之岐伯荅曰此人之所以參天地而應陰陽也不可不察足太陽外合于清水內屬于膀胱而通水道焉 此下凡經脈配經水蓋欲因其象以辨血氣之盛衰也膀胱多血少氣 足少陽外合於渭水內屬於膽 膽多氣少血故外合于清水清水即大小清河屬于濟南府 足陽明外合於海水內屬於胃 胃多氣多血故外合于海 足太陰外合於湖水內屬於脾 脾多氣少血故外合于湖湖水即五湖在揚州轄數曰具區 足少陰外合於汝水內屬於腎 腎少血多氣故外合于汝水汝水源出天息山今屬汝寧府 足厥陰外合於澠

足，亦常想其身小，狭然不知其所病。水谷之海有余，则腹满；水谷之海不足，则饥不受谷食。髓海有余，则轻劲多力，自过其度；髓海不足，则脑转耳鸣，胫酸眩冒，目无所见，懈怠安卧。

黄帝曰：余已闻逆顺，调之奈何？岐伯曰：审守其输，而调其虚实，无犯其害，顺者得复，逆者必败。黄帝曰：善。无犯其害，无盛盛，无虚虚也。

十二经水阴阳刺灸之度

黄帝问于岐伯曰：经脉十二者，外合于十二经水，而内属于五脏六腑。夫十二经水者，其有大小、深浅、广狭、远近各不同；五脏六腑之高下、大小、受谷之多少亦不等，相应奈何？经水十二，如清渭海湖汝渑淮漯江河济漳之类。夫经水者，受水而行之；五脏者，合神气魂魄而藏之；六腑者，受谷而行之，受气而扬之；经脉者，受血而营之。合而以治，奈何？刺之深浅，灸之壮数，可得闻乎？

岐伯答曰：善哉问也！天至高不可度，地至广不可量，此之谓也。且夫人生于天地之间，六合之内，此天之高，地之广也，非人力之所能度量而至也。若夫八尺之士，皮肉在此，外可度量切循而得之，其死可解剖而视之。其藏之坚脆，腑之大小，谷之多少，脉之长短，血之清浊，气之多少，十二经之多血少气，与其少血多气，与其皆多血气，与其皆少血气，皆有大数。其治以针艾，各调其经气，固其常有合乎。

黄帝曰：余闻之，快于耳不解于心，愿卒闻之。岐伯答曰：此人之所以参天地而应阴阳也，不可不察。足太阳外合于清水，内属于膀胱，而通水道焉。此下以经脉配经水，盖欲因其象，以辨血气之盛衰也。膀胱，多血少气，故外合于清水。清，即大小清河属济南府，足少阳外合于渭水，内属于胆。胆，少血多气，故外合于渭水，渭，即渭源，属临洮。足阳明外合于海水，内属于胃。胃，多气多血，故外合于海水。海包地外，地在海中，水虽周流，实一而已。以四方言之。东曰渤海，南曰涨海，西曰青海，北曰瀚海。足太阴外合于湖水内属于脾。脾，多气少血，故外合于湖水。湖即五湖，皆在扬州泽薮曰具区。足少阴外合于汝水，内属于肾。肾，少血多气，故外合于汝水。汝源出天息山，今属汝宁府。足厥阴外合于渑水，内属于肝。肝，多血少气，故外合于渑水。渑，即间水，渑池也。属河南府。手太阳外合于淮水，内属于小肠，而水道出焉。小肠，多血少气，故外合于淮水。淮绕徐扬之界，属南阳府。手少阳外合于漯水，内属于三焦。三焦，少血多气，故外合于漯水。漯属济南府。手阳明外合于江水，内属于大肠。大肠，多血多气，故外合于江水。江出岷山，属成都府，其长万里。手太阴外合于河水，内属于肺。肺，多气少血，故外合于河水。河有两源，一出葱岭，一出于阗，一说出星宿海，至太宁始入中国。手少阴外合济水，内属于心。心，少血多气，故外合于济水。济截河而流，不混其清，流虽微而独尊，属怀庆府。手心主外合于漳水，内属于心包。包络多血少气，故外合于漳水。漳有二，属太原潞安二府。凡此五脏六腑十二经水者，外有源泉，而内有所禀，此皆内外相贯，如环无端，人经亦然。故天为阳，地为阴，腰以上为天，腰以下为地。故海以北者为阴，湖以北者为阴中之阴；漳以南者为阳，河以北至漳者为阳中之阴；漯以南至江者，为阳中之太阳，此一隅之阴阳也，所以人与天地相参也。只举中国言，故曰一隅。

黄帝曰：夫经水之应经脉也，其远近浅深，水血之多少，各不同，合而以刺之，奈何？岐伯答曰：足阳明，五脏六腑之海也，其脉大，血多气盛，热壮，刺此者不深弗散，不留不泻也。足阳明刺深六分，留十呼。足太阳深五分，留七呼。足少阳深四分，留五呼。足太阴深三分，留四呼。足少阴深二分，留三呼。足厥阴深一分，留二呼。此足六经之刺度也。出气曰呼，入气曰吸，但刺法有补泻，呼吸有先后。用泻必候病者之吸而入针，再吸转针，候呼出针。用补者，必因其呼而入针，再呼转针，候吸出针。手之阴阳，其受气之道近，其气之来疾，其刺深者，皆无过二分，其留，皆无过一呼。其少长、大小、肥瘦，以心撩之，命曰法天之常，灸之亦然。灸而过此者，得恶火则骨枯脉涩，刺而过此者，则脱气。刺有浅深迟速之度，灸有壮数大小之度。刺有补泻，灸亦有补泻。凡以火补者，毋吹其火；以火泻者，疾吹其火。黄帝曰：夫经脉之小大，血之多少，肤之厚薄，肉之坚脆及腘之大小，可为量度乎？岐伯答曰：其可为度量者，取其中度也。不甚脱肉，而血气不衰也。若夫度之人，消瘦而形肉脱者，恶可以度量刺乎。审、切、循、扪、按，视其寒温盛衰而调之，是谓

因適而為之真也。中度言中人之常度。因其情適其宜必出于心應于手方得病治真訣上云云大凡耳

手足陰陽繫日月

黄帝曰余聞天為陽地為陰日為陽月為陰其合之於人奈何岐伯曰腰以上為天腰以下為地故天為陽地為陰足之十二經脉以應十二月月生於水故在下者為陰手之十指以應十日日主火故在上者為陽黄帝曰合之於脉奈何岐伯曰寅者正月之生陽也主左足之少陽未者六月主右足之少陽卯者二月主左足之太陽午者五月主右足之太陽辰者三月主左足之陽明巳者四月主右足之陽明此兩陽合於前故曰陽明申者七月之生陰也主右足之少陰丑者十二月主左足之少陰酉者八月主右足之太陰子者十一月主左足之太陰戌者九月主右足之厥陰亥者十月主左足之厥陰此兩陰交盡故曰厥陰甲主左手之少陽己主右手之少陽乙主左手之太陽戊主右手之太陽丙主左手之陽明丁主右手之陽明此兩火并合故為陽明庚主右手之少陰癸主左手之少陰辛主右手之太陰壬主左手之太陰故足之陽者陰中之少陽也足之陰者陰中之太陰也手之陽者陽中之太陽也手之陰者陽中之少陰也腰以上者為陽腰以下者為陰其於五藏也心為陽中之太陽肺為陽中之少陰肝為陰中之少陽脾為陰中之至陰腎為陰中之太陰黄帝曰以治之奈何岐伯曰正月二月三月人氣在左無刺左足之陽四月五月六月人氣在右無刺右足之陽七月八月九月人氣在右無刺右足之陰十月十一月十二月人氣在左無刺左足之陰黄帝曰五行以東方為甲乙木王春春者蒼色主肝肝者足厥陰也今乃以甲為左手之少陽不合於數何也岐伯曰此天地之陰陽也非四時五行之以次行也且夫陰陽者有名而無形故數之可十離之可百散之可

因适而为之真也。中度，言中人之常度。因其情，适其宜，必出于心，应于手，方得病治真诀，上云云大凡耳。

手足阴阳系日月

黄帝曰：余闻天为阳，地为阴，日为阳，月为阴，其合之于人，奈何？岐伯曰：腰以上为天，腰以下为地，故天为阳，地为阴，足之十二经脉，以应十二月，月生于水，故在下者为阴；手之十指，以应十日，日主火，故在上者为阳。

黄帝曰：合之于脉，奈何？岐伯曰：寅者，正月之生阳也，主左足之少阳；未者，六月，主右足之少阳。卯者，二月，主左足之太阳；午者，五月，主右足之太阳。辰者，三月，主左足之阳明；巳者，四月，主右足之阳明。此两阳合于前，故曰阳明。申者，七月之生阴也，主右足之少阴；丑者，十二月，主左足之少阴；酉者，八月，主右足之太阴；子者，十一月，主左足之太阴；戌者，九月，主右足之厥阴；亥者，十月，主左足之厥阴；此两阴交尽，故曰厥阴。

甲主左手之少阳；己主右手之少阳；乙主左手之太阳，戊主右手之太阳；丙主左手

之阳明，丁主右手之阳明，此两火并合，故为阳明。庚主右手之少阴，癸主左手之少阴，辛主右手之太阴，壬主左手之太阴。

故足之阳者，阴中之少阳也；足之阴者，阴中之太阴也。手之阳者，阳中之太阳也；手之阴者，阳中之少阴也。腰以上者为阳，腰以下者为阴。其于五脏也，心为阳中之太阳，肺为阳中之少阴，肝为阴中之少阳，脾为阴中之至阴，肾为阴中之太阴。

黄帝曰：以治之奈何？岐伯曰：正月二月三月，人气在左，无刺左足之阳；四月五月六月，人气在右，无刺右足之阳，七月八月九月，人气在右，无刺右足之阴，十月十一月十二月，人气在左，无刺左足之阴。

黄帝曰：五行以东方为甲乙木主春。春者，苍色，主肝，肝者，足厥阴也。今乃以甲为左手之少阳，不合于数，何也？岐伯曰：此天地之阴阳也，非四时五行之以次行也。且夫阴阳者，有名而无形，故数之可十，离之可百，散之可

千推之可萬此之謂也

身形應九野并日忌

黃帝曰願聞身形應九野奈何九野即八卦九宮岐伯曰請言身形之應九野也左足應立春其日戊寅己丑艮宮東北方左脇應春分其日乙卯震宮正東方左手應立夏其日戊辰己巳巽宮東南方膺喉首頭應夏至其日丙午离宮正南方右手應立秋其日戊申己未坤宮西南方右脇應秋分其日辛酉兌宮正西方右足應立冬其日戊戌己亥乾宮西北方腰尻下竅應冬至坎宮正北方其日壬子六府膈下三藏應中州其大禁大禁太一所在之日及諸戊己中州三藏肝脾腎也凡此九者善候八正所在之處所主左右上下身體有癰腫者欲治之無以其所直之日潰治之是謂天忌日也

内經經絡說

千，推之可万，此之谓也。

身形应九野并日忌

黄帝曰：愿闻身形应九野奈何？九野，即八卦九宫。岐伯曰：请言身形之应九野也，左足应立春，其日戊寅己丑。艮宫，东北方。左胁应春分，其日乙卯。震宫，正东方。左手应立夏，其日戊辰己巳。巽宫，东南方。膺喉首头应夏至，其日丙午。离宫，正南方。右手应立秋，其日戊申己未。坤宫，西南方。右胁应秋分，其日辛酉。兑宫，正西方。右足应立冬，其日戊戌己亥。乾宫，西北方。腰尻下窍应冬至。坎宫，正北方。其日壬子。六腑、膈下三脏应中州，其大禁，大禁太一所在之日及诸戊己。中州三脏，肝脾肾也。凡此九者，善候八正所在之处，所主左右上下身体有痈肿者，欲治之，无以其所直之日溃治之，是谓天忌日也。

《内经》经络论

经络考略

乌程恂菴先生　陶　集　编次

一纂勤甫《经络笺注》先生姓韦讳编号谵台湖滨人

巅顶一

巅顶头顶心也。属手三阳小肠、三焦、大肠，足三阳膀胱胃经。《素问》曰：三阳并至如风雨，上为巅疾，下为漏病。注：并至谓手三阳足三阳气，并合而至也。又属足太阳膀胱、厥阴肝经、督脉之交会。张洁古曰：巅顶痛，非藁本不能除，此足太阳本经药也。王海藏曰：巨阳从头走足，惟厥阴与督脉会于巅，逆而上行。诸阳不得下，故令巅痛。钱氏泻青丸，用羌活，以其气雄，入太阳也。泻青丸，乃足太阳、厥阴之药。注：巨阳，即太阳也。又属足少阳胆经。《灵枢》曰：足少阳之筋，直者上头角交巅上。又属足少阴肾经。《素问》曰：头痛巅疾，下虚上实，过在足少阴，巨阳甚，则入肾。注：肾虚而不能引巨阳之气，故头痛而为上巅之疾。按：手三阳从手至头，足三阳从头至足，然惟足太阳上额交巅，其足阳明上至额颅，足少阳上抵头角，俱不至巅顶，故惟太阳伤寒必病巅顶痛也。

头二。头有五行

头属足三阳膀胱、胆、胃经。王太仆曰：三阳之脉，尽上于头。头者，诸阳之会也。张子和曰：头痛不止，乃三阳受病也。张景思曰：今人头风，亦由阳虚气弱。统属足太阳膀胱经。《素问》曰：伤寒一日，巨阳受之，故头痛。六日，巨阳病衰，头痛少愈。又曰：热病始于头者，刺项太阳而汗出止。又曰：巨阳之厥，则肿首头重。又属足厥阴肝经。《素问》曰：肝病气逆则头痛。又曰：肝热病者，其逆则头痛员员，脉引冲头也。又曰：春气者，病在头。注：春气谓肝气也。许可知曰：肝虚为上虚，虚则头晕。王海藏曰：酒煎当归治诸头痛，盖诸头痛皆属肝木，故以血药主之。又属足少阴肾经。许可知曰：肾虚谓下虚，虚则头痛。按：肺出气，肾纳气，足太阳膀胱乃肾之府，肾虚则不能纳气归源，反从足太阳经泝而上行入脑交巅，故头痛也。又分属足六经。李东垣曰：头痛须用川芎。如不应，各加引经药。太阳川芎、阳明白芷、少阳柴胡、太阴苍术、少阴细辛、厥阴吴茱萸。又曰：太阳头痛，恶风，脉浮紧，川芎、羌活、麻黄之类为主。少阳头痛，脉弦细，寒热往来，柴胡为主。阳明头痛，自汗，发热恶寒，脉浮缓长者，升麻、葛根、石膏、白芷为主。太阴头痛，必有痰，体重或腹痛，脉沉缓，苍术、半夏、南星为主。少阴头痛，足寒气逆为寒厥，脉沉细，麻黄附子细辛为主。厥阴头痛，或吐痰沫，厥冷，脉浮缓，以吴茱萸汤主之。头有五行。《素问》曰：头上五行行五者，以越诸阳之热逆也。

中行前自发际循项下项至大椎。注：大椎，第一椎也。统属督脉。前发际上一寸。名神庭穴。中行内又分前后。属足太阳膀胱经、阳明胃经、督脉之会。后发际上一寸。名风府穴。上五分。名哑门穴。并属督脉、阳维之会。第二行。去中行左右各开一寸五分，前后各以发际为度。属足太阳膀胱经。第三行。左右各直目瞳子上，前后亦各以发际为度。属足太阳膀胱、少阳胆经、阳维之会。针灸经定发际法，以当人手中指中节两头横纹为，则男左女右，此名同身寸。取此三寸前自眉心，后自大椎后直量上取尽处为发际。度随人高低各适其度而不失真也。

头角三

头角颜也，俗呼额角。统属足少阳胆经。张子和曰：额角上痛，俗呼偏头痛，足少阳经也。王叔和所谓寸脉急而头痛者是也。如久痛不已，则令人丧，目以三阳受病皆胸膈有宿痰所致也。先以茶调散吐之，乃服川芎、薄荷辛凉清上之药。其在小儿面部属手少阴心经。《素问》曰：心热病者，颜先赤。

附直两耳上属手足少阳三焦、胆，足太阳膀胱经、阳维之会。两耳前角上属手足少阳三焦、胆，足阳明胃经之会。两耳后角上属足太阳膀胱、少阳胆经之会。

额颅四

額顱髮際之前闕庭之上也屬足陽明胃太陽膀胱厥陰肝經任脈之交會張潔古曰白芷治陽明經頭痛在額及諸風通用王海藏曰葛根湯陽明胃中風之仙藥也若太陽初病未入陽明者不可便服此湯發之

頷 五

頷額兩旁也屬足少陽膽經素問曰上部天兩額之動脈註在額兩旁動脈應于手足少陽脈氣所行也

顳 六

顳音冥眉目之間闕庭之部也屬督脈

面 七

面統屬諸陽靈樞曰諸陽之會皆在于面又屬足陽明胃經素問曰五七陽明脈衰面始焦髮始墮六八衰竭面焦髮鬢頒白靈樞曰邪中于面則下陽明中藏曰胃熱則面赤如醉人素問又曰已食如飢者胃疸面腫曰風註胃陽明之脈行于面故腫又屬足太陽膀胱經靈樞曰足太陽之上血多氣少則面多澤少理血少氣多則面多肉肥而不澤血氣和則美色俱有餘則肥澤俱不足則瘦而無澤又統屬手少陰心經素問曰心者生之本神之變也其華在面又曰心之合脈也其榮色也又以五色候五臟故面青屬肝素問曰生于肝如以縞裹紺故青欲如蒼璧之澤不欲如藍註縞繒之精白者紺淺青揚赤色又曰青如翠羽者生如草茲者死註茲滋也如草初生之色也赤屬心素問曰生于心如以縞裹朱故赤欲如白裹朱不欲如赭註赭赤土也又曰赤如雞冠者生如衃血者死註衃血凝血也黃屬脾素問曰生于脾如以縞裹栝蔞實故黃欲如羅裹雄黃不欲如黃土又曰黃如蟹腹者生如枳實者死不治白屬肺素問曰生于肺如以縞裹紅故白欲鵝羽不欲如鹽又曰白如豕膏者生如枯骨者死黑屬腎素問曰生于腎如以縞裹紫故黑欲如重漆色不欲如地蒼又曰黑如烏羽者生如炲者死註炲煤也〇又曰五藏六府固盡有部黃赤為熱白為寒青黑為痛視此以別之

頞中 八

頞中頞亦作齃鼻山根也俗呼鼻梁屬足陽明胃經督脈之會素問曰膽移熱于腦則辛頞鼻淵傳為衄衊瞑目註足太陽膀胱脈起目內眥上頞交巔絡腦陽明脈起于鼻交頞中旁約太陽之脈今腦熱則足太陽逆與陽明之脈俱盛薄于頞中故頞辛鼻淵頞辛者鼻酸痛也鼻淵者濁涕下而不止如水泉也熱盛則陽絡溢陽絡溢故衄衄者鼻出汗血也又謂之衊血出甚則陽明太陽脈衰不能榮養于目故目瞑瞑暗也

鼻 九

鼻屬手太陰肺經素問曰西方白色入通于肺開竅于鼻畏熱靈樞曰肺病者喘息鼻張又曰肺虛則鼻息

额颅发际之前，阙庭之上也。属足阳明胃、太阳膀胱、厥阴肝经、任脉之交会。张洁古曰：白芷，治阳明经头痛，在额及诸风通用。王海藏曰：葛根汤，阳明胃中风之仙药也。若太阳初病，未入阳明者，不可便服此汤发之。

颔五

颔额两旁也。属足少阳胆经。《素问》曰：上部天两额之动脉。注：在额两旁动脉应于手足少阳脉气所行也。

顳六

顳音冥，眉目之间，阙庭之部也。属督脉。

面七

面统属诸阳。《灵枢》曰：诸阳之会皆在于面。又属足阳明胃经。《素问》曰：五七，阳明脉衰，面始焦，发始堕；六八，衰竭，面焦，发鬓颁白。《灵枢》曰：邪中于面，则下阳明。《中藏经》曰：胃热则面赤如醉人。《素问》又曰：已食如饥者胃疸，面肿曰风。注：胃阳明之脉，行于面故尔。又属足太阳膀胱经。《灵枢》曰：足太阳之上血多气少则面多泽少理；血少气多则面多肉肥而不泽；血气和，则美色。俱有余则肥泽；俱不足则瘦而无泽。又统属手少阴心经。《素问》曰：心者，生之本，神之变也，其华在面。又曰：心之合，脉也；其荣，色也。又以五色候五脏，故面青属肝。《素问》曰：生于肝，如以缟裹绀，故青欲如苍璧之泽，不欲如蓝。注：槁，续之精白者；绀，深青扬赤色。又曰：青如翠羽者生，如草兹者死。注：兹，滋也。如果初生之色也。赤属心。《素问》曰：生于心，如以缟裹朱，故赤欲如白裹朱；不欲如赭。注：赭，赤土也。又曰：赤如鸡冠者生，如衃血者死。注：衃血，凝血也。黄属脾。《素问》曰：生于脾，如以缟裹栝蒌实，故黄欲如罗裹雄黄，不欲如黄土。又曰：黄如蟹腹者生，如枳实者死，不治。白属肺。《素问》曰：生于肺，如以缟裹红，故白欲如鹅羽，不欲如碱。又曰：白如豕膏者生，如枯骨者死。黑属肾。《素问》曰：生于肾，如以缟裹紫，故黑欲如重漆色，不欲如地苍。又曰：黑如乌羽者生，如炲者死。注：炲，煤也。又曰：五脏六腑固尽有部黄赤为热，白为寒，青黑为痛，视此以别之。

頞中八

頞中頞，亦作齃，鼻山根也。俗呼鼻梁。属足阳明胃经、督脉之会。《素问》曰：胆移热于脑，则辛頞鼻渊，传为衄蔑瞑目。注：足太阳膀胱脉，起目内眦，上额，交巅，络脑。阳明脉起于鼻，交頞中，旁约太阳之脉。令脑热，则足太阳逆与阳明之脉俱盛，薄于頞中，故頞辛。鼻渊頞辛者，鼻酸痛也。鼻渊者，浊涕下而不止如水泉也。热盛则阳络溢，阳络溢故衄，衄者，鼻出污血也，又谓之衊。血出盛，则阳明、太阳脉衰，不能荣养于目，故目瞑。瞑，暗也。

鼻九

鼻属手太阴肺经。《素问》曰：西方白色，入通于肺，开窍于鼻，畏热。《灵枢》曰：肺病者，喘息鼻张。又曰：肺虚则鼻息不利，和则能知香臭矣。乔岳曰：肺绝则无涕，鼻孔黑燥。肝逆乘之而色青。李东垣曰：伤风，鼻中气出粗，合口不开，肺气通于天也。又属手少阴心经。李东垣曰：鼻本主肺，而复能闻香臭者，鼻中有心，庚金生于己也。《素问》曰：正气入鼻，藏于心肺，心肺有病，而鼻为之不利也。又属手足阳明、大肠、胃经、督脉之交会。刘河间曰：伤风寒于腠理，而为鼻塞者，寒能收敛。阳气不通畅也。《素问》曰：伤寒二日，阳明受之。阳明主肉，其脉挟鼻，故鼻干不得卧。王海藏曰：石膏发汗，辛寒入手太阴经，仲景治伤寒阳明经症，乃用之，何也？盖胃脉行身之前，而胸为胃肺之室，邪热在阳明，则肺受火制，故用辛寒以清肺，所以号为白虎汤也。《素问》又曰：运气阳明所至为鼽嚏。注：鼽，鼻室也。嚏，喷嚏也。其在小儿面部，谓之明堂。《灵枢》曰：脉见于气口，色见于明堂。明堂者，鼻也。明堂广大者寿，小者殆，况加疾乎？属足太阴脾经。《素问》曰：脾热病者，鼻先赤。侠鼻孔两旁五分。名迎香穴。属手足阳明大肠、胃经之会。按：手阳明之脉上挟鼻孔至迎香穴而止。足阳明之脉起于鼻交頞中，受手阳明之交，亦会于迎香穴也。直两目瞳子名巨髎穴。属足阳明胃经、阴跷脉之会。

人中十

人中名水沟穴，属手阳明大肠、督脉之交，又属足太阴脾经。玄珠曰：人中肿者，脾绝也。挟人中两旁五分名禾髎穴，属手阳明大肠经。

口十一

口属足太阴脾经。《素问》曰：中央黄色，入通于脾，开窍于口，畏风。又曰：脾和，则口能知五谷矣。李东垣曰：伤食，口无味，涎不纳，鼻息气微，脾气通于地也。又以五味辨五脏，故肝热则口酸。刘河间语。心热则口苦，口苦者又属胆兼属肝。《灵枢》曰：足少阳，是动则病口苦，善太息。胆胀胁下胀痛，口中亦热。注：是动者，气也。详见后编《营卫篇》。又曰：邪在胆，逆在胃。胆液泄，则口苦；胃气逆，则呕苦。《素问》曰：肝气逆，则胆泄口苦。又曰：肝咳不已，则胆受之。胆咳之状，咳呕胆汁。又曰：肝者，中之将也，取决于胆，咽为之使。凡人数谋虑不决，则胆虚，气上溢，而口为之苦，病名胆瘅。治之以胆募、俞。注：胆募，日月穴也，在两乳第二肋端，期门穴下五分。胆俞，临泣穴也，在目上直入发际五分陷中。朱丹溪曰：胆热口苦，谋虑不决。口苦，小柴胡汤加麦门冬、酸枣仁、地骨皮、远志。脾热则口甘。《素问》曰：此五气之溢也，名曰脾瘅。夫五味入口，藏于胃，脾为之行，故其精气津液在脾。凡人数食肥甘，则令人内热；甘则令人中满。故其气上溢，转为消渴。治之以兰，消陈气也。朱丹溪曰：以三黄丸治之。肺热则口辛，肾热则口咸，胃热则口淡。成聊摄曰：淡者，一也。口入一而为甘，甘甚则反淡也。小肠热则口疮。《中藏》曰：小肠实则热，热则口疮。《素问》曰：膀胱移热于小肠，膈肠不便，上为口糜。注：口糜，口生疮而糜烂也。侠口侠口环唇下交承浆。属足阳明胃经。陈良甫曰：足阳明之筋，上挟于口，凡人体虚受风，风入于筋，其筋偏急不调，故令口㖞僻，谓之偏风。

口吻两旁四分。名地仓穴，口唇边曰口吻。属手足阳明大肠胃经阳跷脉之会。滑伯仁曰：阳跷脉起于跟中，循外踝上行与手足阳明会于地仓。

唇十二

唇属足太阴脾经。《素问》曰：脾者，仓廪之本，营之居也，其华在唇。《灵枢》曰：脾者，主为卫使之迎粮，视唇舌好恶以知吉凶。故唇上下好者，脾端正，唇偏举者脾偏倾。揭唇者脾高。唇下纵者脾下。唇坚者脾坚，唇大而不坚者脾脆。脾病者，唇黄。脾绝者，唇四面肿。又曰：唇舌者，肌肉之本也。足太阴气绝则脉不荣肌肉，脉不荣则肌肉软，肌肉软则舌萎、人中满，人中满则唇反，唇反者肉先死，甲笃乙死木胜土也。又属足阳明胃经。《灵枢》曰：足阳明所生病者，口㖞唇胗。注：所生病者，血也。详见后编《营卫篇》。胗，古“疹”字，唇疡也。又曰：阳明气至则啮唇。《中藏经》曰：胃中热，则唇黑。又属手少阴心经。《玄珠》曰：上下唇皆赤者，心热也；上唇赤、下唇白者，肾虚而心火不降也。又属手太阴肺经。钱仲阳曰：肺主唇白，白而泽者吉，白如枯骨者死。唇白当补脾肺。盖脾者，肺之母也，子母皆虚，不能相营，是名曰怯，故当补。若深红色，则当散肺虚热。侠口统属冲任二脉。《灵枢》曰：冲任二脉，皆起于胞中，上循背里，为经络之海。其浮而外者，循腹右上行，会于咽喉，别而络唇口。故气血盛，则充肤热肉；血独盛，则淡渗皮肤，而生毫毛。妇人数脱血，是气有余血不足。冲任之脉，不荣唇口，所以无须也。按此语，则男子无须，似亦由血少之故。上唇侠口属手阳明大肠经。下唇侠口属足阳明胃经。又按：足厥阴肝经之支者，从目系下颊里环唇内，故肿症五不治。唇黑者为肝绝也。

齿十三

齿统属足少阴肾经。《素问》曰：丈夫五八肾气衰，发堕齿槁。又曰：肾热者，色黑而齿槁。少阴终者，面黑，齿长而垢。齿分上下断。亦作龈。龈，齿根肉也。上断属足阳明胃经。李东垣曰：上断隶于坤土，乃胃脉之贯络也，止而不动。《素问》曰：邪客于足阳明之经。令人鼽衄。上齿寒。《针灸经》云：上爿痛喜寒而恶热，取足阳明之原冲阳，在两足跗上五寸骨间动脉中。注：爿，判也。左半为爿，右半为片。朱丹溪曰：当灸三里穴，三里，足阳明经之合穴也。在两膝下外侧辅骨下三指地，离骺骨外一指许，两筋间宛宛中。下断属手阳明大肠经。东垣曰：下断啮物动而不休，大肠之脉所贯络也。张洁古曰：秦艽去下牙痛，及除本经风湿。《针经》曰：下爿痛喜热而恶寒，取手阳明之原合谷穴，在两手大指次指岐骨间陷中。朱丹溪曰：当灸三间穴。三间者，手阳明经之俞穴也，在两手大指、次指本节后内侧骨上缝中，赤白肉际。

舌十四

舌属手少阴心经《素问》曰：心在窍为舌，畏寒。《内经》曰：心气通于舌，心和则舌能知五味矣。病则舌卷短，颧赤。其脉搏坚而长。乔岳曰：心绝，则舌不能收，及不能语。又属足太阴脾经。李东垣曰：舌者，心也。复能知味是舌，中有脾也。《灵枢》曰：足太阴之正贯舌中。《素问》曰：中央黄色，入通于脾，故病在舌本。《灵枢》又曰：足太阴是动则病舌本强，所生病者舌本痛。又曰：刺舌下中脉太过，血出不止为瘖。注：舌下脉，脾脉也。瘖，不能言也。孙景思曰：舌者，心气之所主，脾脉之所通。二脏不和，风邪中之，则舌强不能言；壅热攻之，则舌肿不能转。更有重舌、木舌、舌肿出血等症，皆由心脾二经，风热所乘而然也。又兼属足阳明胃经。张鸡峰曰：脾胃主四肢，其脉连舌本，而络于唇口。胃为水谷之海，脾气磨而消，由是水谷之精，化为营卫，以养四肢。若起居失节，饮食不时，则致脾胃之气不足，而营卫之养不周，风邪乘虚而干之，则四肢与唇口俱痹，语言蹇涩，久久不治，变为痿疾。经云：治痿独取阳明，谓足阳明也。治法宜多用脾胃药，少服去风药则可安矣。又属足少阴肾经。《灵枢》曰：足少阴之正直者系舌本，舌纵涎下烦悗，取足少阴。《玄珠》曰：舌之下窍，肾之津液所朝也。注：下窍，廉泉穴也。一名舌本，在颔下结喉上。《素问》曰：刺足少阴脉，重虚出血，为舌难以言。又属足厥阴肝经。《灵枢》曰：肝者筋之合也，筋者聚于阴器，而脉络于舌本。

眉棱骨十五

眉棱骨属足太阳膀胱经。《灵枢》曰：足太阳之脉，气血多则美眉，眉有毫毛气血少，或血多气少则恶眉。朱丹溪曰：眉棱骨痛属风热与痰。治类头风白芷、酒黄芩为细末，茶调下。常患此以川芎茶调敷治之极验。又属足厥阴肝经。戴复庵曰：有肝经停饮一症，发明眉棱骨痛，眼不可开，昼静夜剧，宜导痰饮或芎辛汤去茶芽，或二陈汤吞青州白丸子。

目眶骨十六

目眶骨属足厥阴肝经。戴复庵曰：眼属肝，有肝虚而痛，终见光明，则眶骨痛甚，宜生熟地黄丸。《素问》曰：刺眶上陷骨中脉，为漏、为盲。注：眶，古作匡。匡骨中脉，目之系，肝之脉也。刺内陷，则目系绝，故为目漏。目盲漏，谓目脉漏，脉漏则盲。

目十七

目属足厥阴肝经。《素问》曰：东方青色，入通于肝，开窍于目，畏清。《灵枢》曰：肝气通于目，肝和则目能辨五色矣。又曰：肝者，主为将，使之候外，欲知坚固，视目大小。又曰：五十岁，肝气始衰，肝叶始薄，胆汁始减，目始不明。《素问》又曰：肝受血而能视。《灵枢》又曰：肝病者眦青。乔岳曰：肝绝，则目涩欲睡。又属手少阴心经。《素问》曰：心者，五脏之专精也；目，其窍也。皇甫士安曰：心藏脉，脉舍神，神明通体，经所谓诸脉皆通于目者也。又属足太阴脾、阳明胃经。孙景思曰：古人治目疾，以神曲为君者，盖目疾多因脾胃有痰，故浸渍于肝，久则昏眩，故用神曲以健脾胃、消痰饮也。《医说》曰：有人患赤眼肿痛，不能饮食，诊其脉，肝盛脾弱。服凉药以平肝，则损脾；服温药以益脾，则肝愈盛而加病，何以治之？曰：当以温平药倍加肉桂，勿用茶调，恐损脾也。肉桂杀肝而益脾，故一举而两得之。传曰：木得桂而死。又属足太阳膀胱经兼属足阳明胃、少阳胆经。《内经》以太阳根起于至阴，结于命门。命门者，目也。《玄珠》曰：痛症有戴眼者，谓睛不转而仰视也。灸昆仑穴，即随下不戴，穴在两足外踝骨、后跟骨上陷中，动脉应手。若灸之，仍戴不下者，此为太阳终。故曰：太阳之脉，其终也，戴眼。《灵枢》曰：诊目痛，赤脉从上下者，太阳病；从下上者，阳明病；从外走内者，少阳病。注：诊，视也。赤脉，赤筋也。非诊之脉也。又统属脏腑。《灵枢》曰：五脏六腑之精气皆上注于目而为之精。注：精气谓精液也。乃阳气之上出者。注：犹渗也。又以五色应五脏，故目色赤者病在心。钱仲阳曰：目内症，赤者心热，导赤散主之；淡红者心虚，生犀散主之。白者病在肺。钱仲阳曰：白带赤者肺热，泻白散主之。青者病在肝。钱仲阳曰：青者肝热，泻青丸主之。黄者病在脾。钱仲阳曰：黄者脾热，泻黄散主之。黑者病在肾。钱仲阳曰：无精光者，肾虚，地黄丸主之。黄色不可名者病在胸中。瞳子属足少阴肾经。《灵枢》曰：肾主骨，骨之精为瞳子。又属足太阳膀胱经。《素问》曰：瞳子高者太阳不足。又属足厥阴肝经。朱丹溪曰：目瞳人痛足厥阴。乌轮属足厥阴肝经。《灵枢》曰：肝主筋，筋之精为黑眼。白睛属手太阴肺经。《灵枢》曰：肺主气，气之精为白眼。赤眦属少阴心经。《灵枢》曰：心主血脉，血之精为络，其窠。胞睑目上下睑也，俗呼眼胞。属足太阴脾经。《灵枢》曰：脾主肌肉，肌肉之精为约束里结。《玄珠》曰：上下睑肿者，脾气热也。又属足阳明胃经。朱丹溪曰：阳明经有风热则为烂匡眼，或曰湿热久则有虫。又属手太阴肺经。乔岳曰：肺主眼胞，肺绝则眼胞陷。

附直两目瞳子上。接头第三行，属手少阳、三焦经阳维之会。直目瞳子下七分，名承泣穴。属足阳明胃经任脉阴跷脉之会。直目瞳子下一寸。名四白穴。属足阳明胃经，又属足厥阴肝经。《素问》曰：肝风之状，诊在目下，其色青。目内眦在内近鼻者睛明穴之分也，穴在眼皮宛宛陷中。属手太阳小肠少阳三焦，足太阳膀胱、少阳胆、足阳明胃经五脉之会。王太仆曰：太阳之脉起于目内眦，太阳绝则目内陷而死。《素问》曰：风气与阳明入胃循脉而上至目内眦。又属手少阴心经。《灵枢》：手少阴之正出于面合目内眦。又属二跷合脉。《素问》曰：邪客于足阳跷之脉，令人目痛从内眦始。《针经》曰：阴跷脉入鼽属目内眦，合于太阳、阳跷而上行，寻此则至于目内眦。按：寻当作循。附直目内眦上属足太阳膀胱经。《灵枢》曰：足太阳之筋，其支者为目上纲。直目内眦下属足阳明胃、厥阴肝经之会。《灵枢曰》：阳明为目下纲。目锐眦目眦外决于面者。属手足少阳三焦、胆、手太阳小肠经之会。《灵枢》曰：手少阳之脉所生病者，目锐眦痛。又曰：足少阳之筋，支者结于目眦，为外维。所生病者目锐眦痛。又曰：手太阴之筋直者上属目外眦。又属足太阳膀胱经、二跷脉。《灵枢》曰：足太阳有通项入于脑者，正属目本，名曰眼系。头目苦痛取之，在项中两筋间，入脑乃别。阴跷、阳跷，阴阳相交，阳入阴，阴出阳，交于目锐眦。阳气盛，则瞋目；阴气盛，则瞑目。直目锐眦上属手足少阳三焦、胆经之会。直锐眦下属手足少阳、三焦、胆，手太阳小肠经之交会。

鬓间十八

鬓间属手少阳三焦经。

耳十九

耳属足少阴肾经。《中藏》曰：肾者精神之舍，性命之根，外通于耳。《素问》曰：肾，在窍为耳。肾和则耳能闻五音矣。又曰：肾者，主为外，使之远听，视耳好恶以知其性。故耳好，前居牙车者肾端正。注：牙车，即颊车穴也，在耳下曲颔端陷中。耳偏高者，肾偏倾；耳高者，肾高；耳后陷者，肾下；耳坚者，肾坚；耳薄不坚者，肾脆。《玄珠》曰：耳薄而黑或白者，坚败也。又属手少阴心经。《素问》曰：南方赤色，入通于心，开窍于耳。又曰：手少阴之络会于耳中。又属手太阴肺经。东垣曰：耳本主肾，而复能听声者，声为金，是耳中有肺水，土生于中也。王太仆曰：手太阴肺耳聋。又属足厥阴肝经。《素问》曰：肝病气逆则耳聋不聪。朱丹溪曰：耳聋属热，少阳、厥阴热多。又属手足少阳三焦胆，手太阳小肠经之会。《灵枢》曰：少阳根于窍阴，结于窗笼，窗笼者，耳中也。《素问》曰：一阳独啸，少阳厥也，其终者耳聋啸。注：啸，耳中鸣如啸声也。胆及三焦脉皆入耳，故气逆上则耳中鸣。又曰：少阳主胆，其脉循胁络于耳，故伤寒三日少阳受之，则胸胁痛而耳聋，九日少阳病衰，耳聋微闻。《灵枢》又曰：手太阳所生病者，耳聋，目黄。又属手足阳明大肠胃经。《素问》曰：头痛耳鸣，九窍不利，肠胃之所生也。《灵枢》曰：聋而痛者，取手阳明。聋而不痛者，取足阳明。又曰：耳者，宗脉之所聚也。胃中空则宗脉虚，虚则下溜，脉有所竭，故耳鸣。又属足太阳膀胱经。太阳所谓耳鸣者，阳气万物盛上而跃，故耳鸣也。语见《素问》。又属手足少阴心肾，太阴肺脾，足阳明胃经之络。《素问》曰：此五络皆属于耳中，上络左角，邪客之则病。

耳前，属手足少阳三焦胆，足阳明胃经之会。《素问》曰：上部人，耳前之动脉。注：在耳前陷者中，动应于手，手少阴脉气之所行也。耳后，属手足少阳三焦胆经之会。李东垣曰：少阳者，邪出于耳前后也。按此语并证上文。耳下曲颊，属足少阳胆，手阳明大肠经之会，又属手太阳小肠经。《灵枢》曰:手太阳当曲颊之分。曲颊前，属足少阳胆，手阳明大肠经之会。曲颊前寸许，属手阳明大肠经。曲颊后，属足少阳胆经。《灵枢》曰:足少阳在耳下曲颊之后。

䪼二十

䪼頄也，俗呼颧骨。属手足少阳三焦胆，手太阳小肠经之会，又属手少阴心经。《灵枢》曰：心病者颧赤。乔岳曰：心绝则虚阳上发，面赤如脂。按：如脂者，如女人以粉敷面，以丹敷颧也。夫白者肺之候，丹者心之候，《发明》谓之火克金，是从所不胜来者，为贼邪，其病不治。故《脉诀》云：面赤如妆，不久居也。又属足少阴肾经。《灵枢》曰：肾病者，颜与颧黑。

颊二十一

颊面旁也。属手足少阳三焦胆，手太阳小肠，足阳明胃经之会。《素问》曰：少阳之脉色荣颊前，热病也。注：足少阳部在颊。色，赤色也；前，当依《甲乙经》作筋。《灵枢》曰：邪气中于颊，则下少阳。又曰：少阳之气至则啮颊。《素问》又曰：少阳之厥，则暴聋颊肿而热。又曰：上部地，两颊之动脉。注：在鼻孔下两旁，近于巨髎穴之分，动应于手足阳明脉气之所行也。巨髎直两目瞳子。又属足厥阴肝经。《素问》曰：肝病气逆则颊肿。其在小儿面部。左颊属足厥阴肝经。《素问》曰：肝热病者，左颊赤。右颊属手太阴肺经。《素问》曰：肺热病者，右颊先赤。颊侧蕃也。属足少阳胆，阳明胃经之会。

颐本作𦣝，颐中也，俗呼腮。属足阳明胃经。《素问》曰：阳明虚则寒栗鼓颔，终则口耳动作。注：口耳动作，谓目睒，睒而鼓颔也。又属足少阴肾经。《素问》曰：肾热病者颐先赤。颊颐面旁腮颔属足阳明胃经。《素问》曰：病上冲喉者，治其渐，渐者上侠颐也。注：阳明之脉渐上颐而环唇，故名侠颐为渐，即大迎穴也，在曲颔下一寸三分，骨陷中动脉。

颏二十三

颏名承浆穴属足阳明胃经、任脉之交其在小儿面部，属足少阴肾经。《心鉴》曰：北方之应水性顺下润。

项中二十四

项中属足太阳膀胱经、督脉之会，《灵枢》曰：邪气中于项，则下太阳。《素问》曰：邪客于足太阳之络，令人头项背痛。又曰：太阳所谓强上引背者，阳气太上而争也。注：强上，谓颈项禁强也。又曰：诸痉项强，皆属于湿。痉，强急也，太阳伤湿。李东垣曰：脊背项强，腰似折、项似拔者，此足太阳经不通行，以羌活胜湿汤主之。《素问》又曰：厥头痛，项先痛不可俯仰，腰脊为应，先取天柱，后取足太阳。又属足厥阴肝经，张鸡峰曰：肝主项背与臂膊。又属足少阴肾经。《五脏绝歌》注曰：肾绝则天柱骨倒。挟项两旁大筋中，属足太阳膀胱经。《灵枢》曰：足太阳之经，挟项大筋之中发际。大筋外，属足少阳胆经；大筋前、耳后，属手少阳三焦经。

颈二十五

颈统属足阳明胃经，《灵枢》曰：足阳明，是动则病，齿痛颈肿。李东垣曰：瘰疬绕颈或至耳下曲颊皆出胃经中来，以升阳调经汤治之。又属足厥阴肝经。《素问》曰：东风生于春，病在肝俞，在颈项。

咽二十六

咽在喉之前，所以咽物。杨上善谓：喉咙之后属咽者非。属手太阳小肠，少阴心，足太阴脾，厥阴肝经之会。《素问》曰：咽主地气，地气通于嗌，足太阴脉布胃中，络于嗌，故病则腹满而嗌干。《灵枢》曰：足太阴之正，上结于咽。又属足少阴肾经。《灵枢》曰：足少阴所生病者，口热舌干，咽肿上气，嗌干及痛。《素问》曰：邪客于足少阴之络，令人嗌痛，不可内食，无故善怒，气上走贲上。注：贲，膈也。贲上，贲门也。《难经》胃为贲门。旧注：气奔而上者非。朱丹溪曰：手足阴阳合生见症曰，咽肿，足少阴厥阴。又属足阳明胃经。《灵枢》曰：阳明之脉上通于心，上循咽，出于口。又属足厥阴肝，少阳胆经。《素问》曰：肝者中之将也，取决于胆，咽为之使。《灵枢》曰：足少阳之正，上挟咽，出颐颔。《素问》又曰：一阴，一阳代绝，此阴气至心，上下无常，出入不知，喉咽干燥，病在脾土。故咽喉病虽在脾上，实由肝胆之所为何也。一阴厥阴脉，一阳少阳脉，并木之气，木克土故也。侠咽属手少阴心，足太阴脾经之会。《灵枢》曰：手少阴心之脉起于心中，其支者从心系上侠咽系目系，手太阳小肠之脉入缺盆络心循咽下膈抵胃。

喉二十七

喉在咽之后，所以候气。属手太阴肺，足阳明胃，少阴肾，厥阴肝经，任脉之会。《灵枢》曰：足阳明之支从人迎前下人迎，循喉咙络脾下膈属胃。足少阴循喉咙，侠舌本，足厥阴贯膈布胁，循喉咙入颃颡。任脉循腹上关元至咽喉。又曰：手太阴之正出缺盆，循喉咙。《素问》曰：喉主天气，天气通于肺谓之肺系。又属手少阴心，少阳三焦经。《灵枢》曰：手少阴之正，上走喉咙，出于面。《素问》曰：心咳之状，咳则心痛，喉则介介如哽状，甚则咽肿喉痹。又曰：邪客于手少阴之络，令人喉痹舌卷，口干心烦。又曰：运气少阳所至为喉痹，耳鸣，呕涌。又曰：一阴一阳结，谓之喉痹。注：一阴手少阴心也，一阳手少阳三焦也，二脉并络于喉，气热内结，故为喉痹。张洁古曰：三焦通喉，喉和则声鸣利，不和则暴喑热闭。又属手足阳明大肠胃，手少阳三焦经之合。《灵枢》曰：手阳明之正，上循喉咙，出缺盆。又曰：喉痹不能言，取足阳明，能言取手阳明。《素问》曰：手阳明、少阳厥逆，发喉痹嗌肿痓。注：痓者，骨强而不随也。朱丹溪曰：手足阴阳经合主见症曰喉痹，手足阳明、手少阳。又属足太阴脾经。《千金方》曰：喉咙，脾胃之候也。喉咙后属手厥阴心包经。结喉两旁应手大动脉名人迎脉，一名五会。属足阳明胃经。《内经》曰:颈侧侠喉之动脉曰人迎，人迎者足阳明胃脉也。阳明者常动。注：动谓动于结喉旁也。《素问》曰：其脉之动，常左小而右大，左小常以候脏，右大常以候腑。按：此动字与上文不同，谓左右手二脉之动也。人迎后属手阳明大肠经。

缺盆二十八

缺盆在两肩下横骨陷中。属手足少阳三焦胆、阳明大肠胃、手太阳小肠经五脉之交会。《灵枢》曰：手少阳循臑上肩出足少阳之后，入缺盆布膻中，足少阳循颈至肩入缺盆，其直者从缺盆下腋，循胸下季胁。手阳明之正循乳，上喉咙出缺盆。足阳明从人迎循喉入缺盆。手太阳绕肩胛入缺盆络心。

肩端二十九

肩端髃骨也，即髆前骨，俗呼肩头。属手三阳小肠、三焦、大肠经阳维之会。肩前廉属手阳明大肠经。《灵枢》曰：手阳明之筋，其支者绕肩胛。又曰：手阳明所生病者，肩前臑痛。注：臑，臂节也。肩后廉属手太阳小肠经。《灵枢》曰：手太阳之筋，其病绕肩胛引颈而痛。李东垣曰：有背痛不可回顾者，此手太阳气抑而不行，以风药发散之。髆肩胛也。属手足太阳小肠膀胱经之会。

背三十

背统属足太阳膀胱经《素问》曰：三阳为经。注：三阳，足太阳脉也。从目内眦上头，分为四道，下项，并正别脉，上下六道，以行于背，与身为经。又曰：足太阳脉令人腰痛引项脊尻背如重状。又曰：邪客于足太阳之络，令人拘挛背急，引胁而痛。又曰：巨阳虚则腰背、头项痛。又属手太阴肺经《素问》曰：背为阳，阳中之阴肺也。又曰：西方白色，入通于肺，故病在背。又曰：秋气者，病在肩背。注：肺之应也。又曰：肺脉太通则令逆气而背痛。《灵枢》曰：肩背厚者肺坚，肩背薄者肺脆；背膺厚者肺端正。李东垣曰:肩背痛，汗出，小便数而少，风热乘肺，肺气郁甚也。

大椎项下大骨突起骨第一椎也。属手足三阳小肠、膀胱经督脉之会。三阳谓太阳非兼少阳阳明而言也。

脊三十一

脊有三行。脊中行自大椎，下至尾骶端，共二十一节。属督脉，又属足少阴肾经。《灵枢》曰：足少阴之脉，贯脊属肾。《素问》曰：足少阴令人腰痛，痛引脊内廉。督脉太过则令人解脊，㑊脊脉痛，不及则令人心悬如病，饥胗中清脊中痛。注：太过者，来如弹石也。解㑊，不可名貌。肾太过，则强不强、弱不弱、寒不寒、热不热，解解㑊㑊然，不可名也。不及者，其去如数胗。季胁下侠脊两旁空软处，清冷也。《中藏》曰：肾之精微，脊与腰相引而痛。饥见饱减。《素问》又曰：肾风之状，多汗恶风，面庞然浮肿，脊病不能正立。注：庞然，肿起貌。

膂二行膂侠脊两旁也。二行，去中行左右各开一寸五分。

大杼穴名，在大椎两旁。属足太阳膀胱、少阳胆经之会。见《甲乙经》。大杼之下并属足太阳膀胱经。《灵枢》曰：厥侠脊而痛者，至项，头沉沉然，目𥆨𥆨然，腰脊强，取足太阳腘中血络。注：沉，沉重貌。𥆨𥆨，不明貌。腘中，曲脚中也。

膂三行去中行左右各开三寸。

附分穴名，在二椎两旁。属手足太阳小肠膀胱经之会。附分之下并属足太阳膀胱经。脊骶端长强穴也。俗呼尻尾骨。属督脉别络。见《针灸经》。又属足少阴肾、少阳胆所结会。见《甲乙经》。

胸三十二

胸分四行，统属手少阴心经。《素问》曰：南风生于夏，其脏心，俞在胸膈，其病内合心胁。

中行自结喉下循钤骨，抵髃骬，属任脉。《灵枢》曰：任脉之别名曰尾翳，下鸠尾散于腹。髃骬臆前心蔽骨下五分尖头软骨也，名鸠尾穴。一名尾翳，尾即鸠尾，翳，蔽也。言髃骬像鸠鸟之尾而蔽心也。如人无蔽骨者可在两岐骨下增同身寸之一寸。属手少阴心经。《灵枢》曰：无髃骬者心高，髃骬小短举者心下。髃骬长者心下坚，髃骬弱小以薄者心脆。髃骬直下不举者心端正，髃骬倚一方者心偏倾。膺二行。膺，胸两旁高处也，又谓之臆二行去中行左右各开二寸。属足少阴肾经。膺三行。去中行左右，各开四寸。属足阳明胃经。

膺四行。去中行左右，各开六寸。属足太阴脾经。

腹三十三

腹统属足太阴脾经。《素问》曰：阴中之至阴，脾也。腹者，至阴之所居。又曰：脾病内舍心腹，外在肌肉四肢。又中气不足，谓之脾虚，则腹满肠鸣，飧泄，食不化。又曰：伤寒十日，太阴病衰，腹减如故，则思饮食。又属足阳明胃经。《素问》曰：二阳为维。注：二阳者，足阳明脉也。从鼻而起，下咽分为四道，并正别脉六道上下行腹，纲维于身。

腹分四行。中行一行之内又有上中下之分。属任脉。脐上五寸。名上脘。属足阳明胃、手太阳小肠经、任脉之会。脐上四寸。名中脘，一名太仓，又谓之上纪。属手太阳小肠、少阳、三焦、足阳明胃经所生任脉之会。脐上二寸。名下脘。属足太阴脾经任脉之会。第三行去中行左右各开二寸。属足阳明胃经。第四行。去中行左右各开三寸五分。属足太阴脾经阴维之会。

腋间三十四

腋臂下胁上际也。属手厥阴心包经。朱丹溪曰：手足阴阳合生见症，曰腋肿，手厥阴、足少阳。又属足厥阴肝经。《灵枢》曰：肝有邪，其气留于两腋。腋前属手太阴肺经。腋后属手少阴心经。腋下属足厥阴肝经。下六寸属足太阴脾之大络。《灵枢》曰：脾之大络，名曰大包，出渊腋三寸，布胸胁。注：大包、渊腋皆穴名。穴各有二。渊腋在腋下三寸宛宛中，举臂取之。

乳头三十五

乳头属足厥阴肝经，又属足阳明胃经。《针灸经》曰：乳中二穴当乳，是足阳明脉气所发。乳房亦属足阳明胃经。王太仆曰：乳之上下，皆足阳明之脉也。朱丹溪曰：胃经见症，胸旁过乳痛。《妇人良方》曰：乳痈者，由乳肿结聚，皮薄以泽而成。盖足阳明之经脉主血，其血又归厥阴之气，血涩不通，气积不散，故结聚成痈也。《乳痈论》曰：乳房阳明所经，乳头厥阴所属。凡乳母不知调养，怒忿所逆，郁闭所遏，厚味所酿，以致厥阴之气不行，故窍不得通；而汗不出，阳明之血沸腾，故热甚而化脓。治法以青皮疏厥阴之滞，以石膏清阳明之热，以生甘草节行污浊之血，以栝蒌子或加没药、青橘叶、皂角刺、金银花、当归消肿导毒，随病消息。然须以少酒佐之，加以艾火于肿处灸两三壮，其效尤捷。附直乳下三寸五分。名期门穴，肝之募也。属足厥阴肝、太阴脾经、阴维之会。直两乳下四寸。名曰月穴，胆之募也。属足少阳胆经、太阴脾经、阴维之会。左乳下动脉属足阳明胃之大络。《素问》曰：胃之大络名曰虚里，贯膈络肺出于左乳下，其动应衣，脉宗气也。注：动应衣者，脉动能令衣亦动也。视应手者大矣，宗主也，尊也。谓十二经脉之尊主也。

胁肋三十六

胁肋胁，胠也。肋，胁骨也。有骨曰肋，无骨曰胁。属足厥阴肝经。《灵枢》曰：胸胁好者肝坚，胁骨弱者肝脆；膺腹好相得者肝端正，肋骨偏举者肝偏倾。《素问》曰：其脏肝，其病内舍胠胁。《灵枢》又曰：邪在肝，则两胁中痛。《素问》又曰：肝病者，两胁下痛引少腹，令人善怒。又曰：肝病，头目眩，呕泄，胁支满。朱丹溪曰：胁痛，肝火盛，木气实。木气实，以苍术、川芎、青皮、当归之类泻之；肝火盛，以姜汁下当归龙荟丸以泻之。又曰：去滞气，用青皮，青皮乃肝胆二经之药。人多怒，胁下有郁积，固宜以此解二经之积。若二经气不足者，当先补血，少加青皮可也。戴复庵曰：胁痛别无杂症，在左为肝经受邪，在右为肝移病于肺。《素问》又曰：肝咳之状，咳则两胁下痛，甚则不可以转。转则两胠下满。又曰：运气厥阴所主为胁痛呕泄。又属足少阳胆经。《素问》曰：邪客于足少阳之络令人胁痛不得息，咳而汗出。又曰：少阳有余，病筋痹胁满。又曰：伤寒三日，少阳受之，其脉循胁络于耳，故胸胁痛而耳聋。李东垣曰：两筋痛，刺少阳丘墟。丘墟在两足外踝下，微前骨缝陷中，乃足少阳经之原穴也。又兼他经。张洁古曰：胁痛者，肝也。身热而烦者，心也。体重而满者，脾也。寒热皆肺也。足胫寒而逆者肾也。胁前属足少阳胆经。胁后属足太阳膀胱经。季胁下至髋骨季胁，胁下也。髋骨，股骨也。属足少阳胆经。又属足厥阴肝经。《灵枢》曰：若有所大怒气上而不下，积于胁下则伤肝。《中藏》曰：肝虚冷则胁下坚痛。目盲臂痛发寒如疟状，不欲食，妇人月水不来，气急，其脉左关上沉而弱者是也。又为脏之会。《难经》曰：脏会季胁。注：脏，五脏也。季胁，章门穴也。一名胁髎，在脐旁左右九寸直。季胁乃足厥阴经之穴，带脉发于此。脾之募也。脾受谷气播敷各脏，故脏会于季胁。不能食而热可灸章门。

眇季胁下侠脊两旁空软处。属足少阴肾经。王太仆曰：肾外当眇。又属足太阳膀胱经，又属足少阳胆经。《灵枢》曰：足少阳之筋，其直者上乘眇季胁。

脐三十七

脐神阙穴也。一名气舍。属任脉，又属督脉。《素问》曰：督脉者，起于少腹，其少腹直上者贯脐中央。又属足少阴肾经。李东垣曰：脐腹痛，少阴也，四逆真武附子汤类主之。又属足太阴脾经。《灵枢》曰：足太阴之筋，其直者上腹，结于脐。《心鉴》曰：脾绝者，脐突唇反。又属足太阳膀胱经。朱丹溪曰：足太阳膀胱经见症，脐反出。又属手阳明大肠经。《素问》曰：人有身体髀股胻皆肿，环脐而痛者，病名伏梁，此风根也。其气溢于大肠而着于肓；肓之原在脐下，故环脐而痛。《中藏经》曰：冬日大肠，重感于寒，则肠中当脐而痛，鸣濯濯，不能久立，痛已则泄白物。又以动气之左右上下分属五脏。《难经》曰：脐左动气属肝，脐右动气属肺，脐上动气属心，脐下动气属肾，当脐动气属脾。

侠脐旁左右二寸。名天枢穴，大肠之募也。属足阳明胃经会手阳明大肠经。脐下一寸。名阴交穴。脐下一寸五分。名气海穴。脐下二寸。名石门穴。脐下三寸。名关元穴。一名丹田，又谓之下乳，小肠之募也。脐下四寸。名中极穴。一名玉泉。膀胱之募也。并属足三阴脾、肾、肝经任脉之会。《机要》曰：脐下发热者，肾经病也。非熟地黄不能除，以其能补肾也。

少腹三十八

少腹即小腹，下焦也。统属足厥阴肝经、任脉之会。《素问》曰：厥阴之疾，则少腹肿痛，腹胀，泾溲不利。又曰：足厥阴之疟，令人腰痛，少腹满。又曰：少腹满，刺足厥阴。李东垣曰：少腹痛，厥阴也，重则正阳、回阳丹之类；轻则当归四逆汤。王海藏曰：延胡索，治心气痛、少腹痛如神，入足厥阴也。又属手太阳小肠经。《灵枢》曰：小肠病，少腹痛。又曰：小肠胀者，小腹䐜胀，引腰而痛。注：䐜，起也。

腰三十九

腰本作要，尻上横骨也。按：足太阳之脉从巅络脑下项循肩膊内，侠脊抵腰中，故太阳经症有头项痛，腰脊强也。属足太阳膀胱经。《素问》曰：巨阳虚则肩背头项痛。李东垣曰：太阳气虚，则邪客之。邪者，风、热、寒、湿、燥皆能为病。然寒湿多而风热少，又有房劳伤肾而腰痛者，此由阳虚不能运动也，宜补阳。若膏粱之人，久服阳药，醉以入房，损其真阴，肾气热，腰脊痛而不能举，久则髓减骨枯，发为骨痿，此由阴虚也，宜补阴。《素问》又曰：足太阳之疟令人腰痛头重，寒从背起。又曰：运气太阳所至为腰痛。李东垣曰：防风辛温，气味俱薄，浮而升阳也。若脊痛项强，不可回顾，腰似折，项似拔者，乃手足太阳症，正当用之。统属足少阴肾经。《素问》曰：北风生于冬，病在肾，俞在腰股。又曰：肾病内舍腰脊骨髓，外在溪谷踹膝。注：踹，腓肠也。张鸡峰曰：肾主腰胯与脚膝。王太仆曰：腰者，肾之大关节，所以司屈伸而利机关也。《素问》又曰：少阴贯肾络肺，得肺脉肾为之病，故肾病腰痛。又曰：肾病，少腹腰脊痛，骱酸又减，发为骨痿。又曰：肾脉搏坚而长，其色黄而赤者，当病折腰。《三因方》曰：肾着为病，体重，腰冷痛，如带五千钱，宜肾着汤。《素问》又曰：肾咳之状，咳则腰背相引而痛。朱丹溪曰：诸经皆贯于肾，而络于腰脊。肾气一虚，则凡冲风受湿，伤冷蓄热，血涩气滞，水积堕伤，与夫失志作劳，种种腰疼，叠见而层出矣。《素问》又曰：腰者肾之腑，转摇不能，肾将惫矣。又曰：因而强力，肾气乃伤，高骨乃坏。注：高骨谓腰高之骨也。又属足少阳胆经。《素问》曰：少阳厥逆，机关不利者，腰不可以行，项不可以顾。按：侠腰髋骨两旁相接处为机，伏兔后交纹为关。足少阳之脉出气街，统毛际，横入髀厌中，故其经厥逆，则机关不利也。又属足太阴脾经《素问》曰：足太阴之络令人腰痛引少腹，控胁不可以仰息。

髀关四十

髀关两膝上起肉为伏兔，伏兔后交纹为髀关。属足少阳胆、阳明胃经之会。髋骨髀上也。属足少阳胆经。髀枢髀骨也。字书谓之踝。按：髀枢即髀厌也。谓之枢者，以楗骨转动如户之枢。当环跳穴之分。窦氏以腹下、腿上接处为髀枢者，非盖误指髀关为枢也。属足少阳胆、太阳膀胱经之会。《素问》曰：邪客于足少阳之络，令人留于枢中，痛髀不可举。注：枢，髀枢也。又属足阳明胃经《灵枢》曰：足阳明之筋，结于髀枢，上循胁。

臀四十一

臀本作尻。属足太阳膀胱经。《灵枢》曰：足太阳之筋上结于臀。《素问》曰：太阳所谓肿，腰脽痛。注：脽，臀肉也。又属足阳明胃经。按：足阳明主肌肉，臀肉隆盛，故属胃。又属督脉、冲脉之会。按：身有一谷八溪，肉之大会为谷，一谷者，臀也。肉之小会为溪，八溪者，二肘二膝四腕也。溪谷之间以行营卫，以会大气，故督脉之络别绕臀，冲脉为血海，主渗灌溪谷。

毛际四十二

毛际少腹下阴毛上之边际也。曲骨穴在毛际下，即会阴穴也。属足少阳胆经、任脉之会。

《灵枢》曰：足少阳之正，绕髀入毛际。又属足厥阴肝经。《灵枢》曰：足厥阴之脉，起于大指丛毛之际，循股内入阴中。注：阴中，阴毛之中也。又曰足厥阴之正，别跗上，上至毛际。

阴器四十三

阴器男曰玉茎，女曰玉门，门之开合者曰交骨。属足厥阴肝经、任脉之会。《素问》曰：厥阴之脉者，络阴器，系于肝。又曰：肝热病者，小便先赤。《灵枢》曰：筋者，聚于阴器而脉络于舌本。肝者，筋之会也。又曰：足厥阴之筋，则阴器不用，伤于内，则不起；伤于寒，则阴缩入；伤于热，则挺纵不收。又曰：足厥阴之所生病者，遗溺、闭癃。《难经》曰：假令得肝脉，其病四肢满，闭淋，溲、便难，转筋，有是者肝也，无是者非也。李东垣曰：肾主大便，肝主小便。又曰：小便淋、溲者，邪在少阳、厥阴。按：少阳者，足少阳胆经也。胆与肝为表里。《素问》又曰：肝热病者，小便先黄。朱丹溪曰：阴茎痛，是厥阴经气滞兼热，宜用甘草梢以缓其气。又属督脉《素问》曰：督脉者，其络循阴器合篡间。又属足太阳膀胱经。《内经》曰：足太阳外合于清水，内属于膀胱而通水道，故膀胱者，州都之官，津液藏焉，气化则能出矣。《素问》曰：膀胱不约为遗，水泉不止是膀胱不藏也，不利为癃，小便闭也。《灵枢》曰：膀胱病者，小便偏肿而痛，以手按之即欲小便而不得。《中藏经》曰：热入膀胱，则其气急而小便黄，膀胱寒，则小便数而清白。王海藏曰：小便不通，宜用滑剂利窍，以通水道。滑石入足太阳经，为至燥之剂，木通、猪苓、阿胶，皆滑剂也。朱丹溪曰：膀胱有热者，宜用黄柏、知母之类以泻之。又属手太阳小肠经。《灵枢》曰：手太阳外合于清水，内属于小肠，而水道出焉。朱丹溪曰：凡小肠有气则小便胀，有血则小便涩，有热则小便痛；痛者为血淋，不痛者为尿血。陈良甫曰：小肠有热，入于脬内，热结甚，则小便不通。小便不通，则心胁小腹，气涩而喘急。又属足少阴肾经。成聊摄曰：水者，肾所主也。甘遂、大戟，苦以泄水。所谓苦以泄之也。王海藏曰：凡服泽泻散，人未有不小便多者，小便既多，肾气安得复实。又属少太阴肺经。《素问》曰：饮入于胃，游溢精气，上输于脾，脾气散精，上归于肺，通调水道，下输膀胱。水精四布，五经并行，合于四时，五脏阴阳，揆度以为常也。注：水土合化上滋肺金，金气通肾，故调水道，转注下焦，膀胱禀化，以为溲矣。李东垣曰：小便属水，水生于申，申者，西方金，金者，肺也。王海藏曰：或用栀子利小便，非利小便也，以清肺也。肺气清而能化，膀胱为津液之腑，小便乃得出。东垣又曰：肺中伏热，水不能生，是绝小便之源也。又曰：小便遗失，肺金虚也。朱丹溪曰：小便不如，因肺燥不能生水，则清金，此隔二之治，用车前子、茯苓之类。又曰：香茹属金与水，而有彻上彻下之功，治水甚捷。肺得之，则清化行，而热自下。又曰：一人小便不通，脉右寸软滑，此积痰在肺。肺为上焦，膀胱为下焦，上焦闭，则下焦塞，如滴水之器，必上窍通，而后下窍之水出焉。以药大吐之，病如失。又属足太阴脾、阳明胃经。《素问》曰：前阴者，宗筋之所聚，太阴、阳明之所合。注：宗筋者，阴毛中横骨上下之竖筋也。太阴脾脉也。阳明胃脉也。朱丹溪曰：人因脾湿不运，而精不升，则肺不能生水，而小便不通，法当燥胃健脾。此隔三之治，用苍术、白术之类。又：琥珀属阳金，以燥脾土有功，故古方利小便用之。盖脾能运化，则肺自下降，而小便可通也。又曰：古方有脾约症，谓胃强脾弱，约束津液，不得四布，但输膀胱，故小便数而大便难，于是制脾约丸以下脾之结燥。肠润结化，津液入肾而愈。然既曰脾约，必阴血枯槁，内火燔灼，热伤元气。故金耗津竭，势必窃母气以自救，由是土受木伤，脾失转输，肺失传送，宜乎大便闭而难，小便数而无藏蓄也。理宜滋养阴血，使阳火不炽，金行清化，脾土精健，津液入胃，肠润而通矣。今此丸用之热盛而气血实，与西北方人，禀赋壮实者，固无不安，若概用之东南方人，与热虽甚而气血不实者，虽得暂通，将见脾愈热而肠愈燥矣，要之在西北以开结为主，在东南以润燥为主。

睾音高，阴丸也。属足厥阴肝经。王太仆曰：足厥阴之络循胫上睾，结于茎。按：睾当作睾茎、玉茎也。《素问》曰：邪客于足厥阴之络，令人卒疝暴痛。《灵枢》曰：足厥阴之别，其病气逆则睾肿卒疝。朱丹溪曰：疝气者，睾丸连小腹急痛也，有痛在睾丸者，有痛在带脉下三寸名五枢穴旁者，或无形无声，或有形如瓜，有声如蛙者皆是。此专主肝经，与肾经绝无相干。自《素问》而下，皆以为寒也。谓寒主收引，经络得寒，则引而不行，所以作痛。殊不知此症，始于湿热在经，郁而至久，又得寒气外束，不能疏散，故痛。若但作寒论，恐为未备，常见有蹈水涉水，而终身不病此者，无热在内故也。或曰厥阴经郁积湿热，何由而致？答曰：大劳则火起于脾，醉饱则火起于胃，房劳则火起于肾，大怒则火起于肝。火积之久，子能令母虚，湿气便盛，浊液凝聚，并入血隧，流于厥阴，厥阴入木系于肝，为将军之官，其性急速，火性又暴，为寒所束，宜其痛之大暴也。

囊阴囊也。俗呼卵脬。亦属足厥阴肝经。《素问》曰：厥阴脉，循阴器而络于肝，故烦满而囊缩。张仲景曰：伤寒六日，厥阴受病，故舌卷囊缩。

魄门四十四

魄门肛门也。内通于肺，故曰魄门，又谓之下极。属任督二脉，又属手太阴肺、阳明大肠经。玉海藏曰：贲门上主往来，魄门下主收闭，故肺与大肠为通道。注：贲门，胃也。孙景思曰：肛门者，肺之口也。肺与大肠为表里，故肺实则大肠热，热则秘结；肺虚则大肠寒，寒则脱肛。《素问》曰：肺咳不已，则大肠受之，大肠咳状，咳而遗失。按：失当依《甲乙经》作矢。又曰：大肠者传导之官，变化出焉。注：传导，谓传不洁之道。变化，谓变化物之形。王海藏又曰：年高虚人，大肠燥秘，不可过泄者，脉浮在气，杏仁、陈皮；脉沉在血，桃仁、陈皮。所以俱用陈皮者，以手阳明与足太阴，俱为表里也。又属足太阴脾、阳明胃经。《素问》曰：仓廪不藏者，是门户不要也。注：仓廪谓脾胃门户，谓魄门；要，谓紧要也。王海藏曰：汗多，胃热、便难，三者皆因燥热而亡津液，即前所谓脾约症也。经云：燥者润之。故仲景用麻子仁入足太阴、手阳明，所以润燥，通肠也。又属足少阴肾经。李东垣曰：肾主大便。《素问》曰：大便难，刺足少阴。又属足厥阴肝经。刘河间曰：大便涩滞，由火盛制金，不能平木，肝木生风，风能胜湿，热能耗液故也。又属足太阳膀胱经。《灵枢》曰：足太阳之正，别入于腘中，其一道下尻五寸，别入于肛门。

大小便四十五

大小便属下焦。《中藏》曰：下焦实热则小便不通，大便难，苦重痛；虚寒则大小便泄下不止。李东垣曰：防己大苦，寒统阴，泄血中之湿热，通血中滞塞。补阴泻汤助秋冬泻春夏之药也。下焦有湿热流入十二经以致二阴不通，方可审用。若上焦湿热，则不可用。又统属足少阴肾经。《素问》曰：北方黑色，入通于肾，开窍于二阴，畏湿。王太仆曰：肾气开则二阴通，二阴闭则胃填满。盖肾者，胃之关也。王海藏曰：以在下言之，则便溺俱阴；以前后言之，则前气后血；以肾言之，则总主大小便难。溺涩闭秘，俱为水少。经言：热淫于内，治以咸寒，佐以苦辛。故用芒硝、大黄相须为使。按：芒硝辛也，大黄苦也。或问《古今方论》以涩为收，芍药本收剂，而本注云：利小便何谓也？李东垣曰：芍药能停诸湿，而益津液以此补阴滋湿，故小便自行非通利之谓也。又属手阳明大肠、太阳小肠经。陈良甫曰：脏腑气实，皆生于湿热，随所停之处而成病。故热结于大肠，则大便不通；热结于小肠，则小便不通；若大小肠俱为热所结，则烦满，而大小便皆不通也。

篡间四十六

篡间，前阴后阴之间屏翳处也，即会阴穴。属任脉别络侠督脉、冲脉之会。《素问》曰：屏翳两筋间为篡内，深处即下极之俞，是督脉之起处也。又曰：下阴。别一注：下阴即会阴穴也。是任脉别络侠督脉、冲脉之会。故曰下阴，别一也。

臑四十七

臑肩之下肘之上。中外廉，属手少阳三焦经。《灵枢》曰：手少阳之筋，上绕臑外廉。又曰：手少阳所生病者，臑肘臂外皆痛。外前廉，属手阳明大肠经。《灵枢》曰：手阳明所生病者，肩前臑弱。外后廉，属手太阳小肠经。《灵枢》曰：手太阳所生病者，臑肘臂外后廉痛。中内廉，属手厥阴心包经。内前廉属手太阴肺经。《灵枢》曰：手太阴所生病者，臑臂内前廉痛厥。内后廉，属手少阴心经。《灵枢》曰：手少阴所生病者，臑臂内后廉痛厥。

肘四十八

肘臑之下，臂之上，即臂节也。统属手太阴肺、少阴心经。《灵枢》曰：肺、心有邪，其气留于两肘。内廉中间曲泽穴之分也，穴在左右。尺泽穴下一寸筋间动脉陷中，屈肘得之，尺泽见下。属手厥阴心包经；内上廉尺泽穴之分也，穴在左右，肘中约纹上动脉中。属手太阴肺经；内下廉少海穴之分也，穴在两肘辅骨内廉，节后缝中肘内大骨外去肘端五分。属手少阴心经；外廉中间天井穴之分也，穴在左右，屈肘后一寸。又手按膝头，取两筋骨罅中。属手少阳三焦经；外上廉曲池穴之分也。在两肘外辅骨屈肘，曲骨中以手拱胸，取之横纹尽处是穴。属手阳明大肠经；外下廉两骨间少海穴之分也，穴在两肘辅骨外骨缝中，去肘端五分陷中，屈手向头取之。属手太阳小肠经。

臂四十九

臂肘之下，腕之上也。统属足厥阴肝、少阴肾经。张鸡峰曰：臂细无力不任重，此肝肾气虚，风邪客滞于营卫之间，使气血不能周养四肢，故有此症，宜专补肝补肾。上廉，属手阳明大肠经。下廉属手太阳小肠经。外廉属手少阳三焦经。朱丹溪曰：手足阴阳合生见症，曰臂外痛，手太阴、少阳。内廉属手厥阴心包经。内上廉属手太阴肺经。内下廉属手少阴心经。

掌后五十

掌后，上廉高骨，关也。属手太阴肺经。下廉锐骨，踝也。属手少阴心、太阳小肠经之会。《灵枢》曰：少阴独无俞者不病乎。曰其外经病而脏不病，故独取其经于掌后锐骨之端。按：外经者，手厥阴心包经也。脏不病谓心脏不可病，如少阴厥逆，心痛引喉身热，死不可治之类，非谓心不病也。《难经》云：假令得心脉，其外症面赤，口干，喜笑，其病烦心，心痛，掌中热而啘。有是者，心也；无是者，非也。注：喜当作善。啘者，有声而无物，心热所发也。此数症者，皆手厥阴经中是动所生病，而《难经》置之手少阴经者，正谓心主不可病，其病皆外经之意也。与《灵枢》语异而意同。独谓少阴无俞者，未详其义。盖五脏皆有俞，心即锐骨、神门二穴是也。一名锐冲，在掌后锐骨端两筋间陷中，手 少阴脉之所注也。今日无俞，不知何谓。姑阙以俟知者。

手表中间五十一

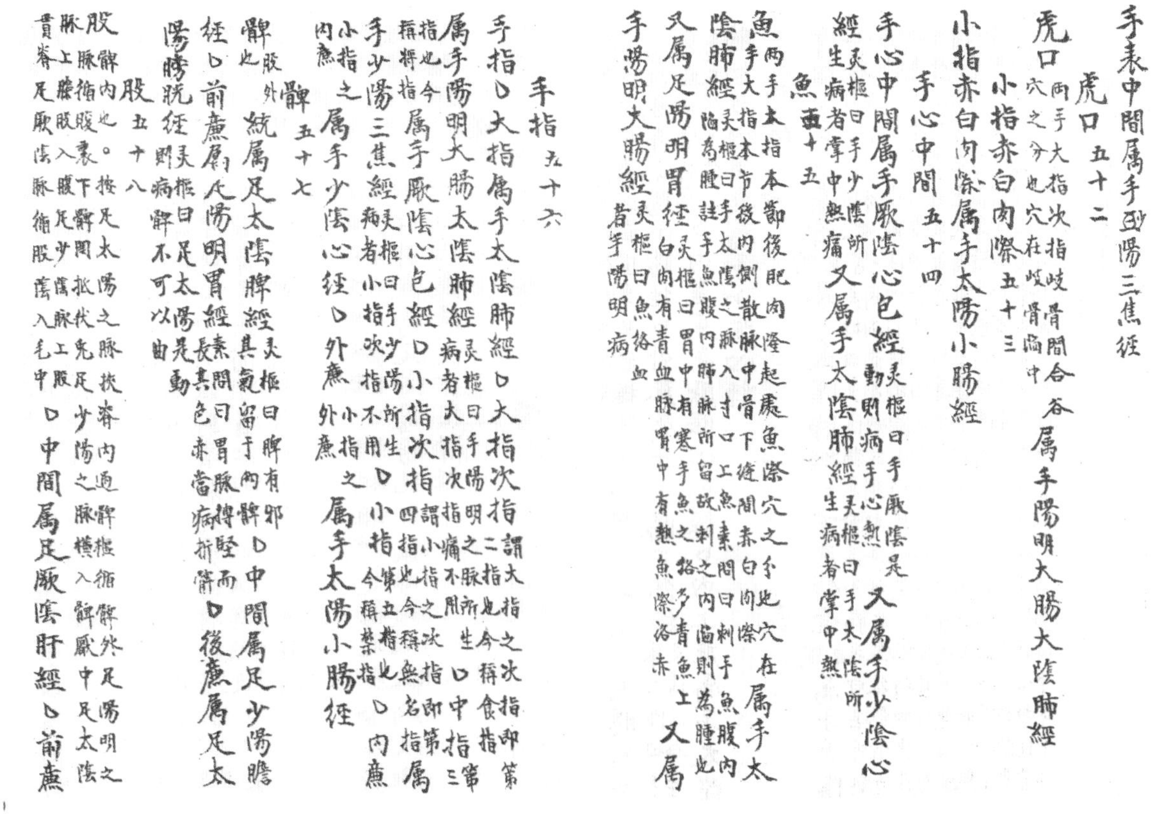

手表中间属手少阳三焦经。

虎口五十二

虎口两手大指、次指歧骨间合谷穴之分也，穴在歧骨陷中。属手阳明大肠、太阴肺经。

小指赤白肉际五十三

小指赤白肉际属手太阳小肠经。

手心中间五十四

手心中间属手厥阴心包经。《灵枢》曰：手厥阴，是动则病，手心热。又属手少阴心经。《灵枢》曰：手少阴所生病者，掌中热痛。又属手太阴肺经。《灵枢》曰：手太阴所生病者，掌中热。

鱼五十五

鱼两手大指本节后，肥肉隆起处，鱼际穴之分也。穴在手大指本节后内侧散脉中，骨下缝间赤白肉际。属手太阴肺经。《灵枢》曰：手太阴之脉，入寸口上鱼。《素问》曰：刺手鱼腹，内陷为肿。注：手鱼腹内，肺脉所留，故刺之内陷则为肿也。又属足阳明胃经。《灵枢》曰：胃中有寒，手鱼之络多青，鱼上白肉有青血脉；胃中有热，鱼际络赤。又属手阳明大肠经。《灵枢》曰：鱼络血者，手阳明病。

手指五十六

手指。大指属手太阴肺经。大指次指谓大指之次指即第二指也。今称食指。属手阳明大肠、太阴肺经。《灵枢》曰：手阳明之脉所生病者，大指次指痛不附。中指第三指也，今称将指。属手厥阴心包经。小指次指。谓小指之次指，即第四指也，今称无名指。属手少阳三焦经。《灵枢》曰：手少阳所生病者，小指次指不用。小指第五指也，今称禁指。内廉小指之内廉。属手少阴心经。外廉，小指之外廉。属手太阳小肠经。

髀五十七

髀，股外也。统属足太阴脾经。《灵枢》曰：脾有邪，其气留于两髀。中间属足少阳胆经。前廉属足阳明胃经。《素问》曰：胃脉搏坚而长，其色赤当病折髀。后廉属足太阳膀胱经。《灵枢》曰：足太阳是动则病。髀不可以曲。

股五十八

股髀内也。按：足太阳之脉侠脊内，通髀枢，循髀外。足阳明之脉循腹里，下髀关抵伏兔。足少阳之脉横入髀厌中，足太阴脉上膝股入腹，足少阴脉上股贯脊。足厥阴脉循股阴入毛中。中间属足厥阴肝经。前廉属足太阴脾经。《灵枢》曰：足太阴所生病者，股膝内肿厥。后廉属足少阴肾经。《灵枢》曰：足少阴所生病者，在股内后廉痛。按：足三阳之脉在外皆曰髀。足三阴之脉在内皆曰股。

膝五十九

膝统属足少阴肾、厥阴肝经。李东垣曰：脚膝痿软，行步乏力或痛，乃肾肝伏热。王海藏曰：木瓜入肝，故益筋与血，病腰肾脚膝无力者不可缺也。外廉辅骨属足少阳胆经。《灵枢》曰：足少阳之筋，上循胫外廉络于膝。外前廉属足阳明胃经。《灵枢》曰：足阳明之筋上结于膝外廉。内廉，膝曲横纹头，属足厥阴肝经。内前廉，属足太阴脾经。

腘中六十

腘中，腓肠之上，腿之下，膝之后曲处约纹中。委中穴之分也，穴在约纹间动脉陷中。统属足少阴肾经。《灵枢》曰：肾有邪，其气留于两腘。外廉，属足太阳膀胱经。《灵枢》曰：足太阳是动则病，腘如结。又曰：是足太阳之筋，其病腘挛，脊反折。内廉属足少阴肾经。

外踝骨六十一

外踝骨。中央上至膝属足少阳胆经。《灵枢》曰：足少阳之筋，上结外踝上，循胫外廉，结于膝外廉。又曰：足少阳所生病者，髀膝外至胫绝骨，外踝前及诸节皆痛。外前廉骱，外廉也。属足阳明胃经。《灵枢》曰：足阳明所生病者，骭外廉足跗上皆痛。注：骭谓胫骨近足而细于股者也。《素问》曰：热病始于足胫者，刺足阳明而汗出止。又曰：连骱若折，治阳明中俞髎。按：足阳明之脉下循骱外廉，故其病连骱若折。阳明中，足阳明经之中也。前髎，三里穴也。在两膝下外侧辅骨下三指地，离骭骨外一指许，两筋间宛宛中。外后廉。腨，外廉也。属足太阳膀胱经。《灵枢》曰：足太阳之筋，其别者结于腨外。又曰：足太阳是动则病，腨如裂。《素问》曰：三阳为病，发寒热，下为痈肿及为痿厥腨痛。注：三阳谓太阳痛酸疼也。又曰：刺腨肠内，陷为肿。注：腨肠之中，足太阳脉也，太阳气泄故为肿。

内踝骨六十二

内踝骨。中央上至膝属足厥阴肝经。上踝三寸，名三阴交穴。属足三阴脾、肾、肝经之交会。内前廉。骭，内廉也。属足太阴脾经。内后廉踹，内廉也。属足少阴肾经。按：手足六经散而为十二，则曰自臑下臂外廉之中手少阳也；外之上廉，手阳明也；外之下廉，手太阳也。自髀下胫外廉之中，足少阳也；外之前廉，足阳明也；外之后廉，足太阳也；自臑下臂内廉之中，手厥阴也；内之上廉，手太阴也；内之下廉，手少阴也。自股下胫内廉之中足厥阴也；内之前廉足太阴也；内之后廉足少阴也。统而为六，则曰外则三阳主之，中曰少阳；前曰阳明；后曰太阳。内则三阴主之，中曰厥阴，前曰太阴，后曰少阴。约而为三则曰阳明与太阴为表里，故并居于前；太阳与少阴为表里，故并居于后；少阳与厥阴为表里，故并居于中。在手为手经，在足为足经，虽若不齐，而实则一贯。又少阳曰一阳；阳明曰二阳；太阳曰三阳。厥阴曰一阴；少阴曰二阴；太阴曰三阴。

跗六十三

跗足面也，亦作趺。属足厥阴肝、阳明胃经之会。按：跗上有太冲穴，一名冲阳，又名跗阳，在两跗上大趾次趾本节后二寸许。寻摸动脉陷中，穴中有脉则生，无脉则死。盖此穴乃足厥阴脉之所注，肝之俞也。足阳明脉之所过，胃之原也。肝为生发之源，胃为五脏之本。以其能冲贯百骸，营养诸经，故谓之冲也。二经相须，未有肝死而胃独生，胃绝而肝犹在者，故异经而同穴，不必分其孰为肝孰为胃也。《灵枢》云：两跗之上，脉竖陷者，足阳明病，此胃脉也。《素问》曰：身重难以行者，胃脉在足也。专言胃则肝可知然，须诊太溪脉以参决之，详见后"踵"条。内上廉，属足厥阴肝经。内下廉赤白肉际。属足太阴脾经。内后廉属足少阴肾经。中间属足阳明胃经。外上廉属足少阳胆经。《灵枢》曰：足少阳是动则病，足外反热。外下廉赤白肉际。属足太阳膀胱经。

足心六十四

足心属足少阴肾经。《灵枢》曰：足少阴所生病者，足下热而痛。又曰：阴脉者起于足下，而聚于足心，故阳气胜，则足下热也。《灵枢》又曰：足少阴之筋，其病足下转筋。按：足三阴之脉，集于足下。足少阴之经聚于足心，阳胜则阴虚，故足下热。丹溪云：热从脚下起入腹者，虚之极也，正为阴虚也。

踵六十五

踵，足跟也。亦属足少阴肾经。《灵枢》曰：足少阴之筋，结于踵。《素问》曰：肾痹者善胀，尻以代踵，脊以代头。注：肾者，胃之关。关不利，则胃气不转，故善胀。尻以代踵，谓足挛急也；脊以代头，谓身踡屈也。肾气不足而受邪，故不伸展。按：外踝骨下略。近后跟骨缘上，动脉陷中者，名太溪穴。此穴有脉则生，无脉则死。盖肾者，生气之源。十二经之根本，太溪则其俞穴也。其脉动而不息者，真气充达于一身也；若真气澌肾气绝，则其脉不动而死矣。循跗阳有脉稍能进食，亦主死。故二脉宜参究。

足趾六十六

足趾亦作指。拇，足大指也。拇内廉属足太阴脾经。《灵枢》曰：足太阴所生病者，足大趾不用。又曰：足太阴之筋，其病足大趾支，内踝痛。拇外廉属足厥阴肝经。《灵枢》曰：足厥阴之筋，其病足大趾支，内踝之前痛。大趾次趾谓大趾之次趾也。属足阳明胃经。中趾无经脉当亦属足阳明胃经。《灵枢》曰：足阳明所生病者，足跗上皆痛，中指不用。又曰：足阳明之筋，其病足中趾支，胫转筋。小趾次趾。谓小指之次指也。属足少阳胆经。《灵枢》曰：足少阳所生病者，小指次指不用。又曰：足少阳之筋，其病小指次指支，转筋。小趾属足太阳膀胱经。《灵枢》曰：足太阳所生病者，小指不用。又曰：足太阳之筋，其病小指支，跟踵痛。

经络考略

乌程恂菴先生　陶　集　编次

一纂《内经》经络图像

十二经歌

太阳小肠足膀胱，阳明大肠足胃当，少阳三焦足胆配，太阴手肺足脾乡，少阴心经足为肾，厥阴包络足肝方。此歌上者为手。

十二经纳甲歌

甲胆乙肝丙小肠，丁心戊胃己脾乡。庚属大肠辛属肺，壬属膀胱癸肾脏。三焦阳腑须归丙，包络从阴丁火旁。旧云:三焦亦向壬中寄，包络同归入癸方。虽三焦为决渎，犹可言壬；而包络附心主，安得云癸？且二脏表里，皆相火也。今改正之。

十二经气血多少歌

多气多血惟阳明，少气太阳同厥阴。二少太阴常少血，六经气血须分明。

仰人骨度部位圖

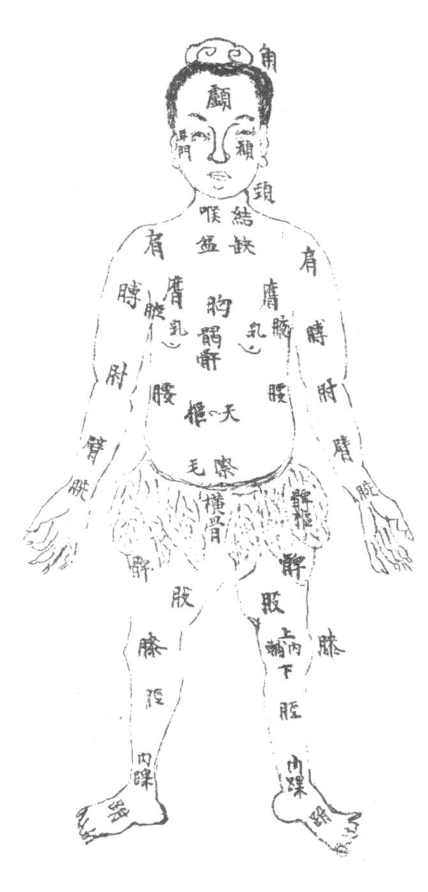

伏人骨度部位圖

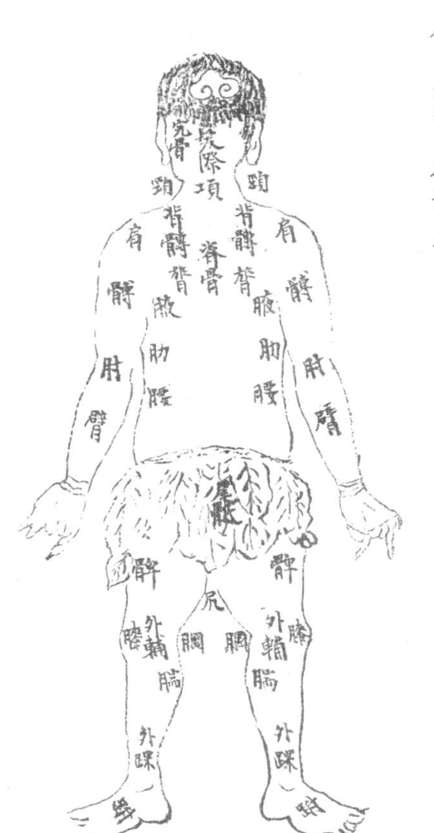

仰人骨度部位图（图见上）

伏人骨度部位图（图见上）

周身骨部名目

巅项巅也。脑头中髓也。囟音信，脑盖骨也。婴儿脑骨未合，软而跳动之处，谓之囟门。额颅囟前为发际，发际前为额颅。颜额上曰颜。《说文》曰：眉目之间也。頞音遏，鼻梁，亦名下极，即山根也。䪼音拙。目下为䪼。颞颥颞，柔直切。颥，音如。耳前动处。盖即俗所云两太阳也。一曰鬓骨。顑音坎，又海敢切。《释义》曰：饥而面黄。頄音求，颧颊间骨。颊耳下曲处为颊。颐音移，颔中为颐。颔何敢切，腮下也。虎头燕颔义即此。

目系目内深处脉也。目内眦目内角也。目锐眦目外角也。人中唇之上，鼻之下也。齿牙前小者曰齿，后大者牙。舌本舌根也。咽所以通饮食，居喉之后。喉所以通呼吸，居咽之前。嗌音益，喉也。会厌在喉间，为音声启闭之户。肺系喉咙也。颃颡颃，音杭，又上去二声。颡，思党切。咽颡也。颈项头茎之侧曰颈，头茎之后为项。又脑后为项。天柱骨肩骨上际，颈骨之根也。

肩解膂上两角为肩解。肩胛胛，音甲，肩解下成片骨也。亦名肩髆。巨骨膺上横骨。膺音英，胸前为膺。一曰：胸两旁高处为膺。胸中两乳之间也。膈膈膜也。膈上为宗气之所聚，是为膻中。腋胁之上际。腹脐之上下皆曰腹。脐下为少腹。季胁胁下小肋。胠区去二音，腋之下，胁之上也。鸠尾蔽心骨也。䯏骬音结于，即鸠尾别名。眇中眇，音秒，季胁下两旁空软处也。脊骨脊，音即。

椎骨也。胂音申，膂内曰胂，夹脊肉也。膂吕同，脊骨曰吕，象形也。又曰：夹脊两旁肉也。髃骨髃，音鱼，端也。肩端之骨。

腰骨尻上横骨也。腰髁髁，苦瓦切，《中原雅音》云：作去声，即腰胯骨，自十六椎而下，挟脊附着之处也。毛际曲骨两旁为毛际，其动脉即足阳明之气冲也。睾音高，阴丸也。篡初贯切，屏翳两筋间曰篡。篡内深处为下极。下极两阴之间，屏翳处也。即会阴穴。臀音屯，机后为臀，尻旁大肉也。机挟腰髋骨两旁为机。髋音宽，尻臀也，曰两股间也。尻开高切，尾骶骨也，亦名穷骨。肛音工，又好纲切，俗作纲，大肠门也。

臑儒、软二音，又奴刀切，肩膊下内侧对腋处，高起软白肉也。肘手臂中节也。一曰：自曲池穴以上为肘。臂肘之上下皆名为臂。一曰：自曲池以下为臂。腕臂掌之交也。兑骨手外踝也。

寸口关前后两手动脉，皆曰寸口。关手掌后动脉高骨处曰关。鱼际在手腕之前，其肥肉隆起处形如鱼者统谓之鱼。寸之前，鱼之后，曰鱼际穴。大指次指谓大指之次指，即食指也。足亦同。小指大指谓小指之次指，即无名指也。足亦同。髀比、婢二音，股也。一曰股骨。髀关伏兔上交纹处曰髀关。髀厌捷骨之下为髀厌，即髀枢中也。髀枢捷骨之下，髀之上，曰髀枢，当环跳穴。股大腿也。伏兔髀前膝上起肉处曰伏兔。膑频、牝二音，膝盖骨也。腘音国，膝后曲处也。

辅骨膝下内外侧大骨也。成骨膝外廉之骨独起者。腨，音篆，一名腓肠，下腿肚也。腓肠腓，音肥，足肚也。胻骨胻，音杭，又形敬切，足胫骨也。骭音干，足胫骨也。胫形景、形敬二切，足胫骨也。

绝骨外踝上尖骨曰绝骨。䐃劬允切，筋肉结聚之处也。《直音》云：肠中脂。王氏曰：肘膝后肉如块者。

踝骨踝，胡寡切。足跗后两旁圆骨，内曰内踝，外曰外踝，俗名孤拐骨。手腕两旁圆骨，亦名踝骨。跗附、敷二音，足面也。内筋内踝上大筋在太陰後上踝二寸所。足岐骨大指本節後曰岐骨。跟骨跟音根足跟也。覈骨覈玄陌切又胡骨玄不二切一作核骨足大指本節之後內側圓骨也。踵足跟也。踹音煅足跟也本經與腨通用。臚音閭盧二音皮也一曰腹前曰臚。毛三足大指爪甲後為三毛毛後橫紋為聚毛。

十二經穴歌

手太陰肺經穴

手太陰經十一穴中府雲門天府列俠白尺澤孔最存列缺經渠太淵涉魚際直出大指端內側少商如韭葉

手陽明大腸經穴

手陽明穴起商陽二間三間合谷藏陽谿偏歷歷溫溜下廉上廉三里長曲池肘髎迎五里臂臑肩髃巨骨起天鼎扶突接禾髎終以迎香二十止

足陽明胃經穴

四十五穴足陽明承泣四白巨髎經地倉大迎登頰車下關頭維對人迎水突氣舍連缺盆氣戶庫房屋翳屯膺窗乳中下乳根不容承滿出梁門關門太乙滑肉起天樞外陵大巨裏水道歸來達氣衝髀關伏兔走陰市梁邱犢鼻足三里上巨虛連條口底下巨虛下有豐隆解谿衝陽陷谷同內庭厲兌陽明穴大指次指之端終

足太陰脾經穴

足太陰脾由足拇隱白先從內側起大都太白繼公孫商邱直上三陰蹻漏谷地機陰陵泉血海箕門衝門前府舍腹結大橫上腹哀食竇天谿連胸鄉周榮大包盡二十一穴太陰全

手少陰心經穴

手少陰心起極泉青靈少海靈道全通里陰郄神門下少府少衝小指邊

手太陽小腸經穴

上大筋，在太阴后，上踝二寸所。足岐骨大指本节后曰岐骨。跟骨跟，音根，足根也。覈骨覈，玄陌切，又胡骨、玄不二切。一作核骨，足大指本节之后，内侧圆骨也。踵足跟也。踹音煅，足跟也。本经与腨通用。胪闾、卢二音，皮也。一曰：腹前曰胪。毛三足大指爪甲后为三毛，毛后横纹为聚毛。

十二经穴歌

手太阴肺经穴

手太阴经十一穴，中府云门天府列。侠白尺泽孔最存，列缺经渠太渊涉。

鱼际直出大指端，内侧少商如韭叶。

手阳明大肠经穴

手阳明穴起商阳，二间三间合谷藏。阳溪偏历历温溜，下廉上廉三里长。

曲池肘髎迎五里，臂臑肩髃巨骨起。天鼎扶突接禾髎，终以迎香二十止。

足阳明胃经穴

四十五穴足阳明，承泣四白巨髎经。地仓大迎登颊车，下关头维对人迎。

水突气舍连缺盆，气户库房屋翳屯。膺窗乳中下乳根，不容承满出梁门。

关门太乙滑肉起，天枢外陵大巨里。水道归来达气冲，髀关伏兔走阴市。

梁丘犊鼻足三里，上巨虚连条口底。下巨虚下有丰隆，解溪冲阳陷谷同。

内庭厉兑阳明穴，大指次指之端终。

足太阴脾经穴

足太阴脾由足拇，隐白先从内侧起。大都太白继公孙，商丘直上三阴坞。

漏谷地机阴陵泉，血海箕门冲门前。府舍腹结大横上，腹哀食窦天溪连。

胸乡周容大包尽，二十一穴太阴全。

手少阴心经穴

手少阴心起极泉，青灵少海灵道全。通里阴郄神门下，少府少冲小指边。

手太阳小肠经穴

手太陽經小腸穴少澤先於小指設前谷後谿腕骨間陽谷須同養老列支正小海上肩貞臑俞天宗秉風合曲垣肩外復肩中天窗循次上天容此經穴數一十九還有顴髎入聽宮

足太陽膀胱經穴

足太陽經六十三睛明攢竹曲差參五處承光接通天絡却玉枕天柱邊大杼風門引肺俞厥陰心膈肝胆居脾胃三焦腎俞次大腸小腸膀胱如中膂白環皆二行去脊中間二寸許上髎次髎中復下會陽須向尻旁取還有附分在三行二椎三寸半相當魄戶膏肓與神堂譩譆膈關魂門旁陽綱意舍及胃倉肓門志室連胞肓秩邊承扶殷門穴浮郄相鄰是委陽委中再下合陽去承筋承山相次長飛揚跗陽達崑崙僕參申脈過金門京骨束骨近通谷小指外側尋至陰

足少陰腎經穴

足少陰俞二十七湧泉然谷照海出太谿水泉連大鍾復溜交信築賓立陰谷橫骨趨大赫氣穴四滿中注得肓俞商曲石關蹲陰都通谷幽門值步廊神封出靈墟神藏彧中俞府畢

手厥陰心包絡經穴

心包九穴天池近天泉曲澤郄門認間使內關踰大陵勞宮中衝中指盡

手少陽三焦經穴

手少陽三焦所從二十三穴起關衝向液門中渚陽池歷外關支溝會宗三陽絡入於四瀆注天井清冷淵中消濼臑會肩髎同天髎天牖經翳風瘈脈顱息角孫入耳門和髎絲竹空

足少陽膽經穴

足少陽經瞳子髎四十三穴行迢迢聽會客主頷厭集懸顱懸釐曲鬢率谷天衝浮白處竅陰完骨本神至陽白臨泣開目

手太阳经小肠穴，少泽先于小指设，前谷后溪腕骨间，阳谷须同养老列，支正小海上肩贞，臑俞天宗秉风合，曲垣肩外复肩中，天窗循次上天容，此经穴数一十九，还有颧髎入听宫。

足太阳膀胱经穴

足太阳经六十三，睛明攒竹曲差参。五处承光接通天，络却玉枕天柱边。大杼风门引肺俞，厥阴心膈肝胆居。脾胃三焦肾俞次，大肠小肠膀胱如。中膂白环皆二行，去脊中间二寸许。上髎次髎中复下，会阳须向尻旁取。还有附分在三行，二椎三寸半相当。魄户膏肓与神堂，譩譆膈关魂门旁。阳纲意舍及胃仓，肓门志室连胞肓。秩边承扶殷门穴，浮郄相邻是委阳。委中再下合阳去，承筋承山相次长。飞扬跗阳达昆仑，仆参申脉过金门。京骨束骨近通谷，小指外侧寻至阴。

足少阴肾经穴

足少阴俞二十七，涌泉然谷照海出。太溪水泉连大钟，复溜交信筑宾立。阴谷横骨趋大赫，气穴四满中注得。肓俞商曲石关蹲，阴都通谷幽门值。

步廊神封出灵墟，神藏彧中俞府毕。

手厥阴心包络经穴

心包九穴天池近，天泉曲泽郄门认。间使内关逾大陵，劳宫中冲中指尽。

手少阳三焦经穴

手少阳三焦所从，二十三穴起关冲。向液门中渚阳池，历外关支沟会宗。

三阳络入于四渎，注天井清冷渊中。消泺臑会肩髎同，天髎天牖经翳风。

瘈脉颅息角孙入，耳门和髎丝竹空。

足少阳胆经穴

足少阳经瞳子髎，四十三穴行迢迢。听会客主颔厌集，悬颅悬厘曲鬓翘。

率谷天冲浮白处，窍阴完骨本神至。阳白临泣开目

牕正營承靈腦空是風池肩井淵腋長輒筋日月京門鄉帶脉五
樞維道續居髎環跳下中瀆陽関陽陵復陽交外邱光明陽輔
高懸鍾邱墟足臨泣地五俠谿竅陰畢

足厥陰肝經穴

足厥陰經一十四大敦行間太衝是中封蠡溝伴中都膝関曲
泉陰包次五里陰廉上急脉章門才過期門至

附任脉穴

任脉中行二十四會陰潜伏两陰間曲骨之前中極在関元石
門氣海邊陰交神闕水分處下脘建里中脘前上脘巨闕連鳩
尾中庭膻中玉堂裡紫宫華蓋運璇璣天突廉泉承漿止

附督脉穴

督脉行背之中行二十八穴始長强腰俞陽関入命門懸樞脊
中中樞長筋縮至陽歸靈臺神道身柱陶道開大椎瘂門連風
府腦户强間後頂排百會前頂通顖會上星神庭素髎對水溝
兊端在唇上齦交上齒縫之内

十二經脉起止歌 經始太陰而厥陰最後穴先中府而終則
期門原夫肺脉胷中始生出腋下而行於少商絡食指而接乎
陽明大腸起自商陽終迎香於鼻外胃歷承泣而降寻厲兊於
足經脾自足之隐白趨大包於腋下心由極泉而出注小指之
少衝小腸兮起端於少澤維肩後上絡乎聽宫膀胱穴自睛明
出至陰於足外腎以湧泉發脉通俞府於前胷心包起乳後之
天池絡中衝以手中指三焦始名指之外側從関中而絲竹空
膽從瞳子髎穴連竅陰於足之四指肝因大敦而上至期門而
復於太陰肺經

周身經絡部位歌 脉絡周身十四經六經表裏督和任陰陽
手足經皆六督揔諸陽任揔陰諸陽行外陰行裡四肢腹背皆

窗，正营承灵脑空是。

风池肩井渊腋长，辄筋日月京门乡。带脉五枢维道续，居髎环跳下中渎。

阳关阳陵复阳交，外丘光明阳辅高。悬钟丘墟足临泣，地五侠溪窍阴毕。

足厥阴肝经穴

足厥阴经一十四，大敦行间太冲是。中封蠡沟伴中都，膝关曲泉阴包次。

五里阴廉上急脉，章门才过期门至。

附任脉穴

任脉中行二十四，会阴潜伏两阴间。曲骨之前中极在，关元石门气海边。

阴交神阙水分处，下脘建里中脘前。上脘巨阙连鸠尾，中庭膻中玉堂里。

紫宫华盖运璇玑，天突廉泉承浆止。

附督脉穴

督脉行背之中行，二十八穴始长强。腰俞阳关入命门，悬枢脊中中枢长。

筋缩至阳归灵台，神道身柱陶道开。大椎哑门连风府，脑户强间后顶排。

百会前顶通囟会，上星神庭素髎对。水沟兑端在唇上，龈交上齿缝之内。

十二经脉起止歌

经始太阴而厥阴最后，穴先中府而终则期门。原夫肺脉，胸中始生；出腋下而行于少商，络食指而接乎阳明。大肠起自商阳，终迎香于鼻外；胃历承泣而降，寻厉兑于足经。脾自足之隐白，趋大包于腋下；心由极泉而出，注小指之少冲。小肠兮，起端于少泽；维肩后，上络乎听宫。膀胱穴自睛明，出至阴于足外；肾以涌泉发脉，通俞府于前胸。心包起乳后之天池，络中冲于手中指；三焦始名指之外侧，从关冲而丝竹空。胆从瞳子髎穴，连窍阴于足之四指；肝因大敦而上，至期门而复于太阴肺经。

周身经络部位歌

脉络周身十四经，六经表里督和任。阴阳手足经皆六，督总诸阳任总阴。

诸阳行外阴行里，四肢腹背皆

如此督由脊骨過齦交臍腹中行任脈是足太陽經小指藏從跟入膕會尻旁上行夾脊行分四前繫睛明脈最長少陽四指端前起外踝陽關環跳裏從脇貫肩行曲髩耳前耳後連眥尾大指次指足陽明三里天樞貫乳行腹第三行通上齒環唇俠鼻目顴迎足有三行陰內廉厥中少後太交前腎出足心從內踝俠任胷腹上廉前太厥兩陰皆足拇內側外側非相聯太陰內側衝門去腹四行兮挨次編厥陰毛際循陰器斜絡期門乳肋間手外三陽誰在上陽明食指肩髃向頰中鑽入下牙牀相逢鼻外迎香傍三焦名指陽明後貼耳周回眉竹湊太陽小指下行低肩後盤旋耳顴遘還有三陰行臂內太陰大指肩前配厥從中指腋連胷極泉小內心經位手足三陽俱上頭三陰穴止乳胷遊唯有厥陰行顙後上巔會督下任流經脈從來皆直行絡從本部絡他經經凡十四絡十六請君切記須分明十六絡者自十五絡之外復有胃之大絡名曰虛里也

五藏六府內景之圖

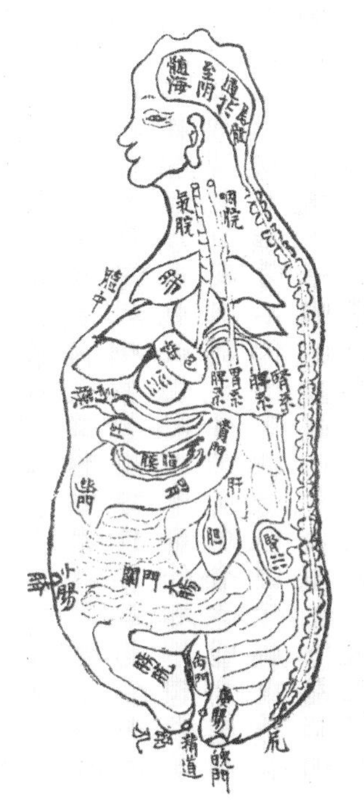

如此。督由脊骨过龈交，脐腹中行任脉是。

足太阳经小指藏，从跟入腘会尻旁。上行挟脊行分四，前系睛明脉最长。

少阳四指端前起，外踝阳关环跳里。从胁贯肩行曲髩，耳前耳后连眦尾。

大指次指足阳明，三里天枢贯乳行。腹第三行通上齿，环唇侠鼻目颧迎。

足有三行阴内廉，厥中少后太交前。肾出足心从内踝，侠任胸腹上廉前。

太厥两阴皆足拇，内侧外侧非相联。太阴内侧冲门去，腹四行兮挨次编。

厥阴毛际循阴器，斜络期门乳肋间。手外三阳谁在上，阳明食指肩髃向。

颊中钻入下牙床，相逢鼻外迎香旁。三焦名指阳明后，贴耳周回眉竹凑。

太阳小指下行低，肩后盘旋耳颧遘。还有三阴行臂内，太阴大指肩前配。

厥从中指腋连胸，极泉小内心经位。手足三阳俱上头，三阴穴止乳胸游。

唯有厥阴行颡后，上巅会督下任流。经脉从来皆直行，络从本部络他经。

经凡十四络十六，请君切记须分明。十六络者，自十五络之外，复有胃之大络名曰虚里也。

五脏六腑内景之图（图见上）

内景图说

腑脏内景，各有区别。达以行术，养生之要。参稽古论，述此明征。

凡人咽喉二窍，同出一脘，异涂施化。喉在前，主出纳；咽在后，主吞咽。喉系坚空，连接肺本，为气息之路。呼吸出入，下通心肝之窍，以激诸脉之行气之巨海也。咽系柔空，下接胃本，为饮食之路。

水食同下，并归胃中，乃水谷之海也。二道并行，各不相犯。盖饮食必历气口而下。气口有形，谓之会厌。当饮食方咽，会厌即垂，厥口乃闭。故水谷下咽，了不犯喉。言语呼吸，则会厌开张。当食言语，则水谷乘气送入喉咙，遂戕刺而咳矣。

喉之下为肺，两叶白莹，谓为华盖。以覆诸脏，虚如蜂窠，下无通窍，故吸之则满，呼之则虚。一呼一吸，消息自然，无有穷已，乃清浊之交运，人身之橐籥也。

肺之下为心。心上有系络，上属于肺。肺受清气，下乃灌注。外有胞络，裹赤黄脂。其象尖长圆扁，其色黑赤青黄。其中窍数，多寡各异，迥不相同。上通于舌，下无透窍，惟旁有一脉，下连于肾而注气焉。

心之下有膈膜，与脊胁周回相着，遮蔽浊气，使不得上熏心肺，所谓膻中也。膈膜之下有肝。肝有独叶者，有二三叶者。其系亦上络心肺，为血之海。上通于目，下亦无窍。肝短叶下有胆。胆有汁，藏而不溜。此喉之一窍，施气运化，蒸熏流行，以成脉络者如此。

咽至胃长一尺六寸，通谓之咽门。咽下有膈膜，膈膜之下有胃，盛受饮食而熟腐之。其左有脾，与胃同膜而附其上。其色如马肝赤紫，其形如刀镰。闻声则动，动则磨胃，食乃消化。

胃之下，左有小肠，后附脊里，膂左环回周叠积。其注于回肠者，外附脐上，其盘十六曲。右有大肠，即回肠，左环叠积下辟，乃出滓秽之路。

广肠左侧为膀胱，乃津液之府。五味入胃，其精液上升，化为血脉，以成骨髓。津液之余，流入下部，得气海之气施化，小肠渗出，膀胱渗入，而溲便注泄矣。

凡胃中腐熟水谷，

其精氣自胃之上口曰賁門傳於肺〻播於諸脉其滓穢自胃
之下口曰幽門傳於小腸而滲入膀胱滓濁之積則轉入大腸
膀胱赤白瑩淨外無所入之竅全假氣化施行氣不能化則悶
隔不通而為病矣三焦有名無形即府藏空處主持諸氣以象
三才故呼吸升降水穀往來皆待此通上焦出于胃口並咽以
上貫膈而布胸中走腋循太陰之分而行傳胃中穀味之精氣
于肺〻播於諸脉中焦在胃中脘不上不下主腐熟水穀泌糟
粕蒸津液化其精微上注於肺脉乃化而為血以奉生身莫貴
於此故獨得行於经命曰營氣下焦如瀆其氣起於胃下脘別
廻腸注于膀胱主出而不納此脾胃大小腸三焦乃咽之一竅
資生血氣轉化糟粕而出入如此腎有二精所舍也生於脊膂
十四椎下兩旁各一寸五分形似豇豆相並而曲附於脊外有
黄脂包裹裏白外黑各有帶二條上條繫於心下條過屏翳穴
後趋脊骨下有大骨在脊之端如半手許中有兩穴是腎帶经
過處上行夾脊至腦中是為髓海五藏之真唯腎為根上下有
竅穀味之液化而為精人乃久生腎虚精絶其生乃滅凡人腎
虚水不足也補以燥藥其精乃爍攝生者觀於腎之神理則夭
壽之消息亦思過半矣

又内景賦

嘗計夫人生根本兮由乎元氣表裡陰陽兮升降沉浮出入運
行兮周而復始神機氣立兮生化無休经络兮行乎肌表藏府
兮通於咽喉〻在前其形堅健咽在後其質和柔喉通呼吸之
氣〻行五藏咽為飲食之道六府源頭氣食兮何能不亂主宰
者會厭分流從此兮下咽入膈藏府兮陰陽不併五藏者肺為
華蓋而上連喉管肺之下心包所護而君主可求此即膻中宗
氣所存膈膜周蔽清虚上宫脾居膈下中州胃同膜聯胃左運

其精气自胃之上口，曰贲门，传于肺，肺播于诸脉。其滓秽自胃之下口，曰幽门，传于小肠而渗入膀胱。滓浊之积，则转入大肠。膀胱赤白莹净，外无所入之窍，全假气化施行。气不能化，则闷膈不通而为病矣。三焦有名无形，即腑脏空处，主持诸气，以像三才。故呼吸升降，水谷往来，皆待此。通上焦出于胃口，并咽以上，贯膈而布胸中，走腋，循太阴之分而行，传胃中谷味之精气于肺，肺播于诸脉。中焦在胃中脘，不上不下，主腐熟水谷，泌糟粕，蒸津液，化其精微，上注于肺脉，乃化而为血，以奉生身，莫贵于此。故独得行于经，命曰营气。下焦如渎，其气起于胃下脘，别回肠，注于膀胱，主出而不纳。此脾胃大小肠三焦乃咽之一窍，资生血气，转化糟粕而出入如此。

肾有二，精所舍也。生于脊膂十四椎下两旁各一寸五分，形似豇豆，相并而曲附于脊，外有黄脂包裹，里白外黑，各有带二条。上条系于心，下条过屏翳穴后趋脊骨，下有大骨，在脊之端，如半手许。中有两穴，是肾带经过处。上行夹脊至脑中，是为髓海。五脏之真，唯肾为根。

上下有窍，谷味之液，化而为精，人乃久生。肾虚精绝，其生乃灭。凡人肾虚，水不足也，补以燥药，其精乃灼。摄生者观于肾之神理，则夭寿之消息亦思过半矣。

又内景赋

尝计夫人生根本兮由乎元气。表里阴阳兮升降沉浮。出入运行兮周而复始，神机气立兮生化无休。经络兮行乎肌表，脏腑兮通于咽喉。喉在前，其形坚健；咽在后，其质和柔。

喉通呼吸之气，气行五脏；咽为饮食之道，六腑源头。气食兮何能不乱，主宰者会厌分流。从此兮下咽入膈，脏腑兮阴阳不侔。五脏者，肺为华盖而上连喉管；肺之下，心包所护而君主可求。此即膻中，宗气所存。膈膜周蔽，清虚上宫。脾居膈下，中州胃同。膜联胃左，运化乃功肝葉障於脾後膽府附於葉東兩腎又居脊下腰間有脉相通主閉蟄封藏之本為二陰天一之宗此屬喉之前竅精神須賴氣衝又如六府陽明胃先熟腐水穀胃脘通咽上口稱為賁門穀氣從而散宣輸脾經而達肺誠藏府之大原歷幽門之下口聯小腸而盤旋再小腸之下際有闌門者在焉此泌別之關隘分清濁於後前大腸接其右導渣穢於大便膀胱無上竅由滲泄而通泉羨二陰之和暢皆氣化之自然再詳夫藏府略備三焦未言號孤獨之府擅總司之權體三才而定位法六合而象天上焦如霧兮靄氤氳之天氣中焦如漚兮化營血之新鮮下焦如瀆兮主宣通乎壅滯此所以上焦主內而不出下焦主出而如川又摠諸藏之所居隔高低之非類求脉氣之往來果何如而相濟以心主之為君朝諸經之維繫是故怒動於心肝從而熾慾念方萌腎經精沸構難釋之苦思枯脾中之生意肺脉濇而氣沉為悲憂於心內惟脉絡有以相通故氣得從心而至雖諸藏之歸心實上系之聯肺肺氣何生根從脾胃賴水穀於敖倉化精微而為氣氣旺則精盈精盈則氣盛此是化源根坎裡藏真命雖內景之緣由尚根苗之當究既云兩腎之前又曰膀胱之後出大腸之上左居小腸之下右其中果何所藏蓄坎離之交姤為生氣之海為元陽之竇闢精血於子宮司人生之夭壽稱命門者是也號天根者非謬使能知地下有雷聲方悟得春光彌宇宙

化乃功。肝叶障于脾后，胆腑附于叶东。两肾又居脊下，腰间有脉相通。主闭蛰封藏之本，为二阴天一之宗。此属喉之前窍，精神须赖气冲。又如六腑，阳明胃先。熟腐水谷，胃脘通咽。上口称为贲门，谷气从而散宣。输脾经而达肺，诚脏腑之大源。历幽门之下口，联小肠而盘旋。再小肠之下际，有阑门者在焉。此泌别之关隘，分清浊于后前。大肠接其右，导渣秽于大便；膀胱无上窍，由渗泄而通泉。羡二阴之和畅，皆气化之自然。再详夫脏腑略备，三焦未言。号孤独之府，擅总司之权。体三才而定位，法六合而象天。上焦如雾兮，霭氤氲之天气；中焦如沤兮，化营血之新鲜。下焦如渎兮，主宣通乎壅滞；此所以上焦主内而不出，下焦主出而如川。又总诸脏之所居，隔高低之非类。求脉气之往来，果何如而相济。以心主之为君，朝诸经之维系。是故怒动于心，肝从而炽。欲念方萌，肾经精沸。构难释之苦思，枯脾中之生意。肺脉涩而气沉，为悲忧于心内。惟脉络有以相通，故气得从心而至。虽诸脏之归心，实上系之联肺。肺气何生？根从脾胃。赖水谷于敖仓，化精微而为气。气旺则精盈，精盈则气盛。此是化源根，坎里藏真命。虽内景之缘由，尚根苗之当究。既云两肾之前，又曰膀胱之后。出大肠之上左，居小肠之下右。其中果何所藏？蓄坎离之交姤。为生气之海，为元阳之窦。辟精血于子宫，司人生之夭寿。称命门者是也，号天根者非谬。使能知地下有雷声，方悟得春光弥宇宙。

肺者相傳之官治節出焉其形四垂附着於脊之第三椎中有二十四空行列分布以行諸藏之氣為藏之長為心之蓋。是經常多氣少血其合皮也其榮毛也開竅於鼻。難經曰肺重三斤三兩六葉兩耳凡八葉主藏魄。華元化曰肺者生氣之原乃五藏之華蓋。肺葉白瑩謂為華蓋以覆諸藏虛如蜂窠下無透竅吸之則滿呼之則虛一呼一吸消息自然司清濁之運化為人身之橐籥

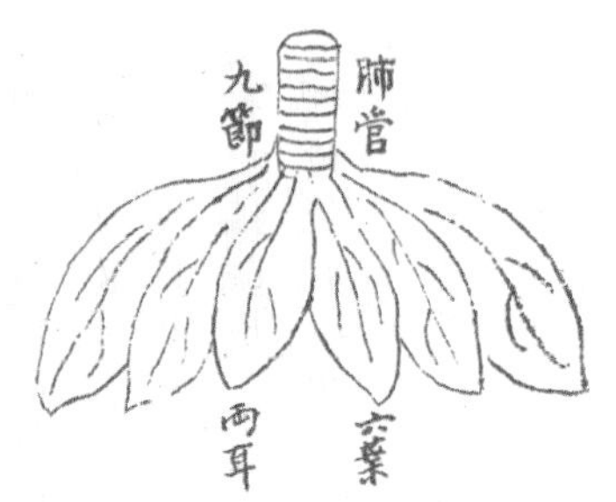

大腸者傳道之官變化出焉。迴腸當臍左迴十六曲大四寸徑一寸寸之少半長二丈一尺受穀一斗水七升半。廣腸傳脊以受迴腸乃出滓穢之路大八寸徑二寸寸之大半長二尺八寸受穀九升三合八分合之一。是經多氣多血。難經曰大腸重二斤十二兩肛門重十二兩。按迴腸者以其迴疊也廣腸者即迴腸之更大者直腸者又廣腸之末節也下連肛門是為穀道後陰一名魄門總皆大腸也

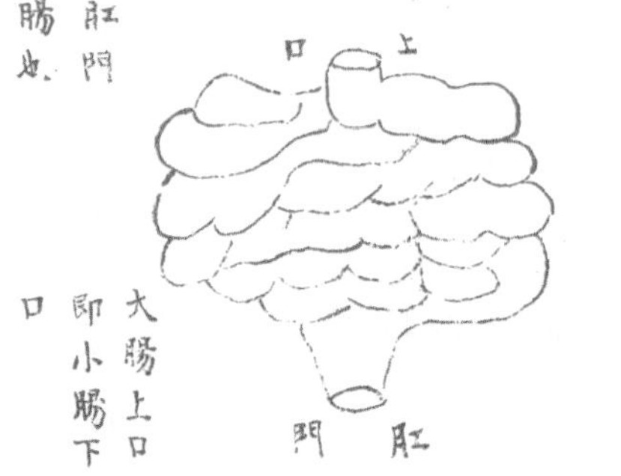

肺者，相傅之官，治节出焉。其形四垂，附着于脊之第三椎中。有二十四空，行列分布，以行诸脏之气，为脏之长，为心之盖。是经常多气少血，其合皮也，其荣毛也，开窍于鼻。

《难经》曰：肺重三斤三两，六叶两耳，凡八叶，主藏魄。

华元化曰：肺者生气之原，乃五脏之华盖。

肺叶白莹，谓为华盖，以覆诸脏。虚如蜂窠，下无透窍，吸之则满，呼之则虚，一呼一吸，消息自然，司清浊之运化，为人身之橐籥。

肺脏图（图见上）

大肠者，传道之官，变化出焉。回肠当脐左回十六曲，大四寸，径一寸寸之少半，长二丈一尺，受谷一斗，水七升半。广肠传脊以受回肠，乃出滓秽之路。大八寸，径二寸，寸之大半，长二尺八寸，受谷九升三合八分合之一。是经多气多血。

《难经》曰：大肠重二斤十二两，肛门重十二两。

按：回肠者，以其回叠也；广肠者，即回肠之更大者；直肠者，又广肠之末节也，下连肛门。是为谷道后阴一名魄门，总皆大肠也。

大肠腑图（图见上）

脾胃者倉廪之官五味出焉。胃者水穀氣血之海也。胃大一尺五寸徑五寸長二尺六寸橫屈受水穀三斗五升其中之穀常留二斗水一斗五升而滿。是經多氣多血。難經曰胃重二斤一兩

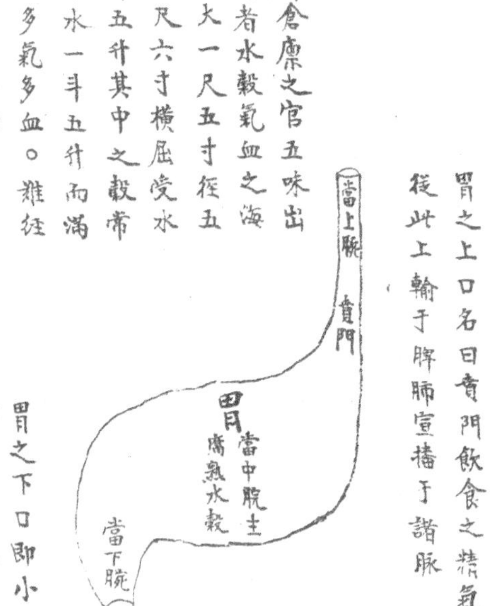

脾者倉廪之官五味出焉。形如刀鐮與胃同膜而附其上之左俞當十一椎下聞聲則動動則磨胃而主運化其合肉也其榮唇也開竅于口是經常多氣少血。難經曰脾重二斤三兩廣扁三寸長五寸有散膏半斤主裹血溫五藏主藏意與智。滑氏曰掩乎太倉。華元化曰脾主消磨五穀養于四傍

脾

遺篇刺法論曰脾爲諫議之官知周出焉

脾胃者，仓廪之官，五味出焉。胃者，水谷气血之海也。胃大一尺五寸，径五寸，长二尺六寸，横屈，受水谷三斗五升，其中之谷，常留二斗，水一斗五升而满。是经多气多血。

《难经》曰：胃重二斤一两。

胃之上口名曰贲门，饮食之精气，从此上输于脾肺，宣播于诸脉。胃之下口，即小肠上口，名幽门。

胃腑图（图见上）

脾者，仓廪之官，五味出焉。形如刀镰，与胃同膜，而附其上之左俞，当十一椎下。闻声则动，动则磨胃而主运化。其合肉也，其荣唇也，开窍于口。是经常多气少血。

《难经》曰：脾重二斤三两，广扁三寸，长五寸，有散膏半斤，主裹血，温五脏，主藏意与智。

滑氏曰：掩乎太仓。

华元化曰：脾主消磨五谷，养于四旁。

遗篇《刺法论》曰：脾为谏议之官，知周出焉。

脾脏图（图见上）

心者君主之官神明出焉。心居肺管之下膈膜之上附着脊之第五椎是經常少血多氣其合脈也其榮色也開竅於耳又曰舌。難經曰心重十二兩中有七孔三毛盛精汁三合主藏神。心象尖圓形如蓮蕊其中有竅多寡不同以導引天真之氣下無透竅上通乎舌其有四系以通四藏心外有赤黃裹脂是為心包絡心下有膈膜與脊脇周回相着遮蔽濁氣使不得上薫心肺所謂膻中也

肺系即肺管

心

腎系 肝系 脾系

四藏皆系於心

小腸者受盛之官化物出焉。小腸後附於脊前附于臍上左廻疊積十六曲大二寸半徑八分分之少半長三丈二尺受穀二斗四升水六升三合合之大半。小腸上口在臍上二寸近脊水穀由此而入復下一寸外附于臍為水分穴當小腸下口至是而泌別清濁水液滲入膀胱滓穢流入大腸。是經多血少氣。難經曰小腸重二斤十四兩

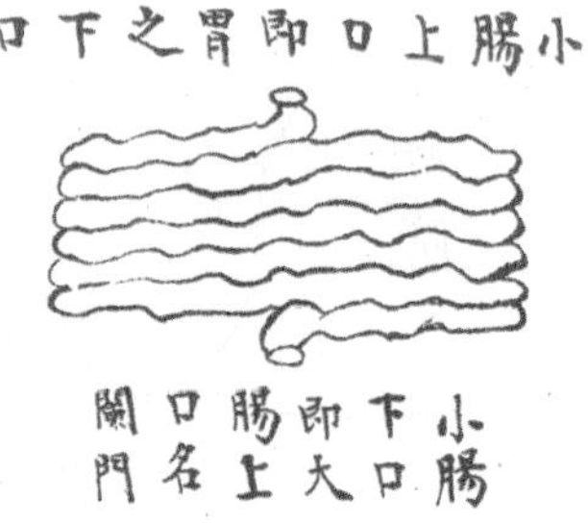

心者，君主之官，神明出焉。心居肺管之下，膈膜之上，附着脊之第五椎。是经常少血多气。其合脉也，其荣色也。开窍于耳，又曰舌。

《难经》曰：心重十二两，中有七孔三毛，盛精汁三合，主藏神。

心象尖圆，形如莲蕊。其中有窍，多寡不同，以导引天真之气。下无透窍，上通乎舌，其有四系，以通四脏。心外有赤黄裹脂，是为心包络。心下有膈膜，与脊胁周回相着，遮蔽浊气，使不得上熏心肺，所谓膻中也。

心脏图（图见上）

小肠者，受盛之官，化物出焉。小肠后附于脊，前附于脐，上左回叠，积十六曲，大二寸半，径八分分之少半，长三丈二尺，受谷二斗四升，水六升三合合之大半。小肠上口在脐上二寸近脊，水谷由此而入。复下一寸，外附于脐，为水分穴，当小肠下口，至是而泌别清浊，水液渗入膀胱，滓秽流入大肠。是经多血少气。《难经》曰：小肠重二斤十四两。

小肠腑图（图见上）

膀胱者州都之官津液藏焉氣化則能出矣。膀胱當十九椎居腎之下大腸之前有下口無上口當臍上一寸水分穴處為小腸下口乃膀胱上際水液由此別回腸隨氣泌滲而入其出其入皆由氣化入氣不化則水歸大腸而為泄瀉出氣不化則閉塞下竅而為癃腫後世諸書有言其有上口無下口有言上下俱有口者皆非。是經多血少氣。難經曰膀胱重九兩二銖縱廣九寸盛溺九升九合口廣二寸半

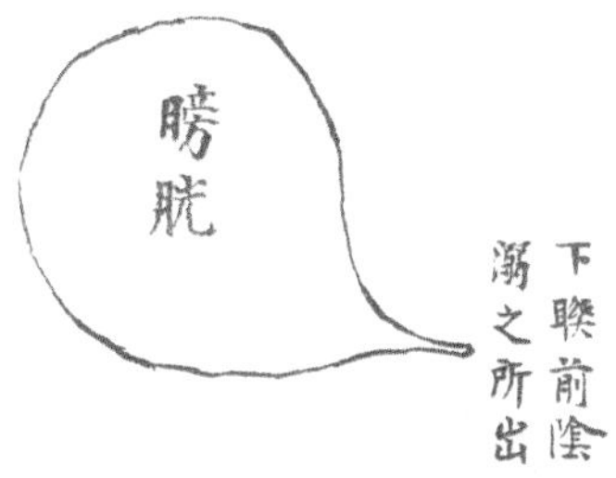

腎者作强之官伎巧出焉。腎附於脊之十四椎下是經常少血多氣其合骨也其榮髮也開竅於二陰。難經曰腎有兩枚重一斤二兩主藏精與志。華元化曰腎者精神之舍性命之根。腎有兩枚形如豇豆相並而曲附于脊之兩傍相去各一寸五分外有黃脂包裹各有帶二條上條系于心下條趍脊下大骨在脊骨之端如半手許中有兩穴是腎帶經過處上行脊髓至腦中連于髓海

膀胱者，州都之官，津液藏焉，气化则能出矣。膀胱当十九椎，居肾之下，大肠之前。有下口，无上口。当脐上一寸水分穴处，为小肠下口，乃膀胱上际，水液由此别回肠，随气泌渗而入。其出其入皆由气化，入气不化，则水归大肠，而为泄泻。出气不化，则闭塞下窍，而为癃肿。后世诸书有言其有上口无下口；有言上下俱有口者皆非。是经多血少气。《难经》曰：膀胱重九两二铢，纵广九寸，盛溺九升九合，口广二寸半。

膀胱腑图（图见上）

肾者，作强之官，伎巧出焉。肾附于脊之十四椎下。是经常少血多气。其合骨也，其荣发也，开窍于二阴。

《难经》曰：肾有两枚，重一斤二两，主藏精与志。

华元化曰：肾者，精神之舍，性命之根。

肾有两枚，形如豇豆。相并而曲，附于脊之两旁，相去各一寸五分；外有黄脂包裹，各有带二条，上条系于心，下条趋脊下大骨，在脊骨之端，如半手许；中有两穴，是肾带经过处，上行脊髓至脑中，连于髓海。

心包一经難经言其無形滑伯仁曰心包一名手心主以藏象校之在心下横膜之上竪膜之下其與横膜相粘而黄脂裹者心也脂漫之外有細筋膜如絲與心肺相聯者心包也此説為是凡言無形者非。又按灵蘭秘典論有十二官獨少心包一官而多膻中者臣使之官喜樂出焉一節今考心包藏居膈上经始胸中正值膻中之所位居相火代君行事實臣使也此一官者其即此经之謂欤

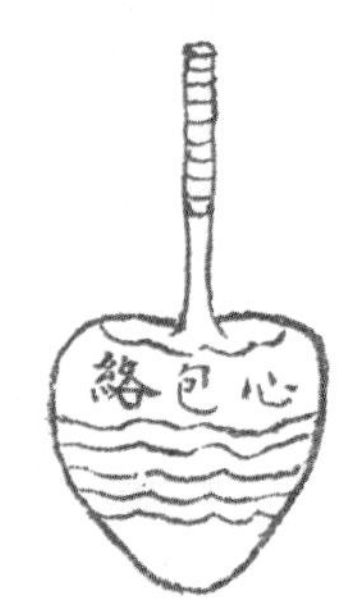

三焦者決瀆之官水道出焉。是经少血多氣

中藏经曰

三焦者人之三元之氣也總領五藏六腑營衛经络内外左右上下之氣三焦通則内外左右上下皆通其於周身灌體和内調外榮左養右導上宣下莫大於此

心包一经，《难经》言其无形。滑伯仁曰：心包一名手心主。以脏象校之，在心下横膜之上，竖膜之下，其与横膜相粘，而黄脂裹者心也；脂漫之外，有细筋膜如丝，与心肺相连者，心包也。此说为是，凡言无形者非。又按《灵兰秘典论》有：十二官，独少心包一官。而多“膻中者，臣使之官，喜乐出焉”一节。今考心包，脏居膈上，经始胸中，正值膻中之所，位居相火，代君行事，实臣使也。此一官者其即此经之谓欤。

心包络图（图见上）

三焦者，决渎之官，水道出焉。是经少血多气。

《中藏经》云：三焦者，人之三元之气也。总领五脏六腑，营卫经络，内外、左右、上下之气。三焦通则内外、左右、上下皆通。其于周身灌体，和内调外，荣左养右，导上宣下，莫大于此。

三焦图（图见上）

膽者中正之官決斷出焉。難经云胆在肝之短葉間重三两三銖長三寸盛精汁三合。是经多血少氣。華元化曰胆者中清之府號曰將軍。主藏而不寫

六節藏象論曰凡十

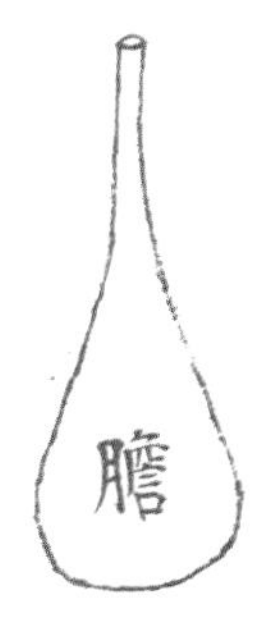

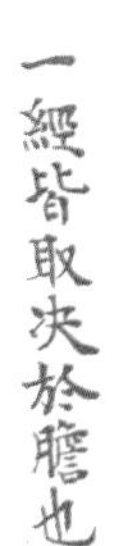

肝者將軍之官謀慮出焉。肝居膈下上着脊之九椎下是经常多血少氣其合筋也其榮爪也主藏魂開竅於目其系上絡心肺下亦無竅。難经曰肝重二斤四两左三葉右四葉凡七葉。刺禁論曰肝生于左。滑氏曰肝之為藏其治在左其藏在右脅右脇之前並胃着脊之第九椎

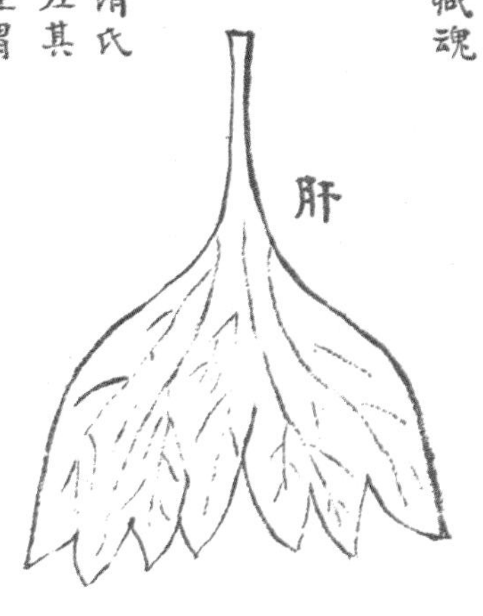

胆者，中正之官，决断出焉。

《难经》云：胆在肝之短叶间，重三两三铢，长三寸，盛精汁三合。

是经多血少气。

华元化曰：胆者中清之府，号曰将军，主藏而不泻。

《六节藏象论》曰：凡十一经皆取决于胆也。

胆腑图（图见上）

肝者，将军之官，谋虑出焉。肝居膈下，上着脊之九椎下。是经常多血少气。其合筋也，其荣爪也。主藏魂，开窍于目。其系上络心肺，下亦无窍。

《难经》曰：肝重二斤四两，左三叶右四叶，凡七叶。

《刺禁论》曰：肝生于左。

滑氏曰：肝之为脏，其治在左，其脏在右，肾右胁之前，并胃着脊之第九椎。

肝脏图（图见上）

宗營衛三氣解

宗氣積於胷中出於喉嚨以貫心脉而行呼吸決氣篇曰上焦開發宣五穀味熏膚充身澤毛若霧露之溉者是謂宗氣宗之為言大也營氣者陰氣也水穀之精氣也其精氣之行於经者為營氣營氣出於中焦並胃中出上焦之後上注于肺受氣取汁化而為血以奉生身莫貴於此其行始於太陰肺经漸降而下而終於厥陰肝经隨宗氣而行於十二经隧之中故曰清者為營營行脉中衛氣者陽氣也水穀之悍氣也其浮氣之慓疾滑利而不循於经者為衛氣衛氣出於下焦漸升而上每日平旦陰盡陽氣出於目之睛明穴上行於頭晝自足太陽始行於六陽经以下陰分夜自足少陰始行於六陰经復注於腎晝夜各二十五周不隨宗氣而自行於各经皮膚分肉之間故曰濁者為衛衛行脉外

十二经经脉歌

手太陰肺中焦起下絡大腸胃口行上膈屬肺從肺系横從腋下臑內縈前於心與心包脉下肘循臂骨上廉遂入寸口上魚際大指內側爪甲根支絡還從腕後出接次指交陽明经

手陽明经大腸脉次指內側起商陽循指上廉出合谷兩骨兩筋中間行循臂入肘行臑外肩髃前廉柱骨傍會此下入缺盆內絡肺下膈屬大腸支從缺盆上入頸斜貫兩頰下齒當挾口人中交左右上挾鼻孔盡迎香

足陽明胃鼻頞起下循鼻外入上齒環唇挾口交承漿頤後大迎頰車裡耳前髮際至頭顱支循喉嚨缺盆入下膈屬胃絡脾宮直者下乳挾臍中支起胃口循腹裡下行直合氣衝逢遂由髀關下膝臏循脛足跗中指通支從中指入大指厲兑之穴经盡矣

宗营卫三气解

宗气积于胸中，出于喉咙，以贯心脉而行呼吸。《决气篇》曰：上焦开发，宣五谷味，熏肤充身泽毛，若雾露之溉者，是谓宗气。宗之为言大也。

营气者，阴气也，水谷之精气也。其精气之行于经者，为营气。营气出于中焦，并胃中出上焦之后，上注于肺，受气取汁化而为血，以奉生身，莫贵于此。其行始于太阴肺经，渐降而下，而终于厥阴肝经，随宗气而行于十二经隧之中，故曰清者为营，营行脉中。

卫气者，阳气也，水谷之悍气也。其浮气之慓疾滑利而不循于经者，为卫气。卫气出于下焦，渐升而上，每日平旦阴尽，阳气出于目之睛明穴，上行于头，昼自足太阳始，行于六阳经以下阴分，夜自足少阴始，行于六阴经复注于肾，昼夜各二十五周，不随宗气而自行于各经皮肤分肉之间，故曰浊者为卫，卫行脉外。

十二经经脉歌

手太阴肺中焦起，下络大肠胃口行，上膈属肺从肺系，横从腋下臑内萦。

前于心与心包脉，下肘循臂骨上廉，遂入寸口上鱼际，大指内侧爪甲根。
支络还从腕后出，接次指交阳明经。
手阳明经大肠脉，次指内侧起商阳，循指上廉出合谷，两骨两筋中间行。
循臂入肘行臑外，肩髃前廉柱骨傍，会此下入缺盆内，络肺下膈属大肠。
支从缺盆上入颈，斜贯两颊下齿当，挟口人中交左右，上挟鼻孔尽迎香。
足阳明胃鼻頞起，下循鼻外入上齿，环唇挟口交承浆，颐后大迎颊车里。
耳前发际至頞颅，支循喉咙缺盆入，下膈属胃络脾宫，直者下乳挟脐中。
支起胃口循腹里，下行直合气街逢，遂由髀关下膝膑，循胫足跗中指通。
支从中指入大指，厉兑之穴经尽矣。

太陰脾起足大指循指內側白肉際過核骨後內踝前上腨循
脛膝股裡股內前廉入腹中屬脾絡胃上膈通俠咽連舌散舌
下支者從胃注心宮
手少陰心起心經下膈直絡小腸承支者挾咽繫目系直者心
系上肺騰下腋循臑後廉出太陰心主之後行下肘循臂抵掌
後銳骨之端小指停
手太陽經小腸脈小指之端起少澤循手上腕出踝中上臂骨
出肘內側兩筋之間臑後廉出肩解而繞肩胛交肩之上入缺
盆直絡心中循嗌咽下膈抵胃屬小腸支從缺盆上頸頰至目
銳眥入耳中支者別頰復上䪼抵鼻至於目內眥絡顴交足太
陽接
足太陽經膀胱脈目內眥上額交巔支者從巔入耳角直者從
巔絡腦間還出下項循肩髆挾脊抵腰循膂旋絡腎正屬膀胱
腑一支貫臀入膕傳一支從髆別貫胛挾脊循髀合膕行貫腨
出踝循京骨小指外側至陰全
足腎經脈屬少陰斜從小指趨足心出於然谷循內踝入跟上
腨膕內尋上股後廉直貫脊屬腎下絡膀胱深直者從腎貫肝
膈入肺挾舌循喉嚨支者從肺絡心上注於胸交手厥陰
手厥陰經心主標心包下膈絡三焦起自胸中支出脇下腋三
寸循臑迤太陰少陰中間走入肘下臂兩筋趨行掌心從中指
出支從小指次指交
手少陽經三焦脈起手小指次指間循腕出臂之兩骨貫肘循
臑外上肩交出足少陽之後入缺盆布膻中傳散絡心包而下
膈循屬三焦表裏聯支從膻中缺盆出上項出耳上角巔以屈
下頰而至䪼支從耳後入耳緣出走耳前交兩頰至目銳眥膽經
連

太阴脾起足大指，循指内侧白肉际，过核骨后内踝前，上腨循胫膝股里。

股内前廉入腹中，属脾络胃上膈通，挟咽连舌散舌下，支者从胃注心宫。

手少阴心起心经，下膈直络小肠承，支者挟咽系目系，直者心系上肺腾。

下腋循臑后廉出，太阴心主之后行，下肘循臂抵掌后，锐骨之端小指停。

手太阳经小肠脉，小指之端起少泽，循手上腕出踝中，上臂骨出肘内侧。

两筋之间臑后廉，出肩解而绕肩胛，交肩之上入缺盆，直络心中循嗌咽。

下膈抵胃属小肠，支从缺盆上颈颊，至目锐眦入耳中，支者别颊复上䪼。

抵鼻至于目内眦，络颧交足太阳接。

足太阳经膀胱脉，目内眦上额交巅，支者从巅入耳角，直者从颠络脑间。

还出下项循肩膊，夹脊抵腰循膂旋，络肾正属膀胱腑，一支贯臀入腘传。

一支从膊别贯胛，挟脊循髀合腘行，贯腨出踝循京骨，小指外侧至阴全。

足肾经脉属少阴，斜从小指趋足心，出于然谷循内踝，入跟上腨腘内寻。

上股后廉直贯脊，属肾下络膀胱深。直者从肾贯肝膈，入肺夹舌循喉咙。

支者从肺络心上，注于胸交手厥阴。

手厥阴经心主标，心包下膈络三焦，起自胸中支出胁，下腋三寸循臑迢。
太阴少阴中间走，入肘下臂两筋超，行掌心从中指出，支从小指次指交。
手少阳经三焦脉，起手小指次指间，循腕出臂之两骨，贯肘循臑外上肩。
支出足少阳之后，入缺盆布膻中传，散络心包而下膈，循属三焦表里联。
支从膻中缺盆出，上项出耳上角巅，以屈下颊而至頔，支从耳后入耳缘。
出走耳前交两颊，至目锐眦胆经连。

足少陽脉膽之經起於兩目銳眥邊上抵頭角下耳後循頸行手少陽前至肩却出少陽後入缺盆中支者分耳後入耳丶前走支别銳眥下大迎合手少陽抵於䪼下加頰車下頸連復合缺盆下胸膈絡肝屬膽表裡縈循脇裡向氣街出繞毛際入髀厭橫直者從缺盆下腋循胸季脇過章門下合髀厭髀陽外出膝外廉外輔緣下抵絕骨出外踝循跗入小次指間支者别跗入大指循指岐骨出其端

足厥陰肝脉所終大指之端毛際叢循足跗上丶內踝出太陰後入膕中循股入毛繞陰器上抵小腹侠胃通屬肝絡胆上貫膈布於脇肋循喉嚨上入頏顙連目系出額會督頂巔逢支者復從目系出下行頰裏交環唇支者從肝别貫膈上注於肺乃交宮

附奇經經脉歌

任脉起於中極底以上毛際循腹裡上於關元至咽喉上頤循面入目是衝起氣街並少陰侠臍上行胸中至衝為五藏六府海五藏六府所稟氣上滲諸陽灌諸精從下衝上取諸義亦有並腎下行者注少陰絡氣街出陰股內廉入膕中伏行骭骨內踝際下滲三陰灌諸絡以温肌肉至跗指督起少腹骨中央入繫廷孔絡陰器合纂至後别繞臀與巨陽絡少陰比上股貫脊屬腎行上同太陽起內眥上額交巔絡腦間下項循肩仍侠脊抵腰絡腎循男莖下纂亦與女子類又從少腹貫臍中貫心入喉頤及唇上繫目下中央際此為並任亦同衝大抵三脉同一本靈素言之每錯綜蹻乃少陰之别脉起于然骨至內踝直上陰股入陰間上循胸入缺盆過出人迎前入頄眥合於太陽陽蹻和此皆靈素說奇經帶及二維未說破

十二經見志

足少阳脉胆之经，起于两目锐眦边，上抵头角下耳后，循颈行手少阳前，至肩却出少阳后，入缺盆中支者分，耳后入耳耳前走，支别锐眦下大迎。合手少阴抵于䪼，下加颊车下颈连，复合缺盆下胸膈，络肝属胆表里萦，循胁里向气街出，绕毛际入髀厌横，直者从缺盆下腋，循胸季胁过章门，下合髀厌髀阳外，出膝外廉外辅缘，下抵绝骨出外踝，循跗入小次指间，支者别跗入大指，循指岐骨出其端。

足厥阴肝脉所终，大指之端毛际丛，循足跗上上内踝，出太阴后入腘中，循股入毛绕阴器，上抵小腹复胃通，属肝络胆上贯膈，布于胁肋循喉咙，上入颃颡连目系，出额会督顶巅逢，支者复从目系出，下行颊里交环唇，支者从肝别贯膈，上注于肺乃交宫。

附奇经经脉歌

任脉起于中极底，以上毛际循腹里，上于关元至咽喉，上颐循面入目是。

冲起气街并少阴，挟脐上行胸中至。冲为五脏六腑海，五脏六腑所禀气。

上渗诸阳灌诸精，从下冲上取诸义。亦有并肾下行者，注少阴络气街出。

阴股内廉入腘中，伏行骭骨内踝际。下渗三阴灌诸络，以温肌肉至跗指。

督起少腹骨中央，入系廷孔络阴器。合篡至后别绕臀，与巨阳络少阴比。上股贯脊属肾行，上同太阳起内眦。上额交巅络脑间，下项循肩仍扶脊。抵腰络肾循男茎，下篡亦与女子类。又从少腹贯脐中，贯心入喉颐及唇。上系目下中央际，此为并任亦同冲。大抵三脉同一本，灵素言之每错综。跷乃少阴之别脉，起于然骨至内踝。直上阴股入阴间，上循胸入缺盆过。出人迎前入頄眦，合于太阳阳跷和。此皆灵素说奇经，带及二维未说破。

十二经见症

手太陰肺經見症

欬 渴 厥 善嚏 喘急 氣壅 汗出 喉癬 肺癰 肺痿 聲啞 肩痛 臂厥 溺赤 溏泄 上消 龜胸 息賁 缺盆痛 肩背痛 掌中熱 胸滿厥 臍上痛 臍右痛 小便數 洒淅寒熱 膨膨肺脹 齁喘痰壅 咽喉燥痛 聲重痰稠 上氣衝心 悲愁欲哭 煩心輕咳嗽 交兩手而瞀 咳嗽吐血痰 臑臂內前廉痛 小腹脹引腹痛 少氣不足以報息 皮膚痛及麻木喘少氣頰上氣見。

手陽明大腸經見症

目黃 衄衂 口乾 齒痛 喉痺 頸腫 腸鳴 腸癰 藏毒 脫肛 津液少 耳鳴嘈嘈 痛在肩前廉 耳聾煇煇焞焞 虛熱便閉不通 虛寒滑泄不禁 大指次指痛不用 便鞕閉腸風下血 耳後肩臑肘臂外皆痛 氣滿皮膚殼殼然堅而不痛

足陽明胃經見症

嘔 驚 癲 振寒 口淡 口臭 善飲 消穀 呵欠 吞酸 嘔吐 嘈雜 反胃 顏黑 衄衂 喉痺 頸腫 口鼾厥 膺乳衝 胃中寒 腹脹壅 腰水腫 伏腸疝 口喎唇胗 胃虛嘔吐 霍亂轉筋 溫溫狂瘧 奔響腹脹 膝臏腫痛 惡聞木聲 惡見火見人 閉戶欲獨處 不能言唇胗 胸旁過乳痛 跗內痛跗痛 身前氣盛熱甚 不足身前皆寒 中惡腹中疞痛 口臭數欲飲食 口喎腹大水腫 膝臏股伏兔痛 身前熱身後戰慄 心煩欲動則喜靜處 遺溺失氣善伸數欠 股伏兔足跗外廉皆痛 髀不可轉膕似結腨似裂 胃弱不納食及不思飲食 譫語發癡 發狂棄衣而走登高而呼

手太阴肺经见症

咳 渴 厥 善嚏 喘急 气壅 汗出 喉癣 肺痈 肺痿 声哑 肩痛 臂厥 溺赤 溏泄 上消 龟胸 息贲 缺盆痛 肩背痛 掌中热 胸满厥 脐上痛 脐右痛 小便数 洒淅寒热 膨膨肺胀 齁喘痰壅 咽喉燥痛 声重痰稠 上气冲心 悲愁欲哭 烦心轻咳嗽 交两手而瞀 咳嗽吐血痰 臑臂内前廉痛 小腹胀引腹痛 少气不足以息 皮肤痛及麻木喘少气颊上气见

手阳明大肠经见症

目黄 衄衄 口干 齿痛 喉痹 颈肿 肠鸣 肠痈 脏毒 脱肛 津液少 耳鸣嘈嘈 痛在肩前廉 耳聋焊焊焞焞 虚热便闭不通 虚寒滑泄不禁 大指次指痛不用 便硬闭肠风下血 耳后肩臑肘臂外皆痛 气满皮肤 壳壳然坚而不痛

足阳明胃经见症

呕 惊 癫 振寒 口淡 口臭 善饮 消谷 呵欠 吞酸 呕吐 嘈杂 反胃

颜黑　鼽衄　喉痹　颈肿　骭厥　膺乳冲　胃中寒　腹胀壅　腰水肿　绞肠痧　口㖞唇胗　胃虚呕吐　霍乱转筋　湿淫狂虐　奔响腹胀　膝髌肿痛　恶闻木声　恶见火见人闭户欲独处　不能言唇胗　胸旁过乳痛　跗内痛跗痛　身前气盛热甚　不足身前皆寒中恶腹中疞痛　口臭数欲饮食　口㖞腹大　水肿　膝髌股伏兔痛　身前热身后战栗　心烦欲动则喜　静处　遗溺矢气善伸数欠　股伏兔足胻外廉皆痛　髀不可转腘似结腨似裂胃弱不纳食反不思饮食　谵语发狂　登狂弃衣而走登高而呼

足太阴脾经见症

面黄　口糜　口甘　烦闷　抢心　嗳气　痞气　呕食　易饥　腹胀　中酒　停饮　水闭　水肿　脾泻　泄泻　黄疸　瘕积　蛊胀　善忘　食即吐　胃脘痛　胃不和　烦心痛　膝股肿　口唇生疮　舌本强痛　心下善噫　食不下咽　心下急痛　心下若痞　中满噎膈　九窍不通　怠惰嗜卧　伤食必恶食　伤食不消化　大小便不通　后气出为快　足胻肿若水　食难消食不下　身重不能动摇　腹痛按之则止　五泄注下五色　饮食劳倦伤脾发热　湿热腹痛按之则愈　尻阴股栗臑胻足背痛　足不收行善疾脚下痛　善饥善味不嗜食不化食　溏泄水下后出余气则快然　饮发中满食减善噫形醉皮肤润而短气肉病　有动痛按之若半痛当脐腹胀肠鸣飧泄不化

手少阴心经见症

悲　目黄　虚烦　烦躁　舌破　咽干　心痛　胁痛　盗汗　浸淫　眩仆　谵语　怔忡　惊邪　自笑　发狂　癫痫　消渴　伏梁　渴欲饮　不得眠　掌热蒸蒸　两肾内痛　身热而腹痛　心憺憺欲痛　后廉腰背痛　臂臑内廉痛　善哭善惊善忘　上咳吐下气泄

手太阳小肠经见症

面白　嗌痛　颔肿　目黄　耳聋　肩拔　苦寒　遗尿　耳前热　腰如折　头难回　颊间肿　颐颔肿不可转　腰臂内前廉痛　头项肩臑肘臂痛　肩臑肘臂外后廉肿痛　小水不利及赤或涩痛尿血

足太阳膀胱经见症

疟　痔　目黄　泪出　鼽衄　狂癫　下肿　癃闭　遗尿

頭苦痛 目似脫 項似拔 膕如结 腨如裂 肌肉痿 膀胱氣 便膿血 臍反出 頭兩邊痛 頭痛脊痛 小便不禁 小腹脹痛按之欲小便不得 顖項背腰尻膕腨身一動皆痛

足少陰腎經見症

渴 疝 目䀮 心懸 心痛 上氣 痿厥 黄疸 善思 嗜臥 五淋 下消 奔豚 眇中清 面如漆 坐起頻喝喝喘 大便难 傳尸癆 咳嗽多血 手指清厥 四指正黑 咳吐带血 飢不欲食 凍瘡下痢 腎虚腰痛 骨乏無力 五心煩熱 足下熱痛 陰竅漏氣 夢遺泄精 溺有餘瀝 溺血血淋 脊臀股後痛 腸澼陰下濕 腹大脛腫喘嗽 腰冷如氷及腫 咽腫舌乾口熱 脊股後廉内痛 精塞水竅不通 胸中痛大小便痛 下腫足胻寒而逆 善恐如人將捕之 心懸如飢飢不欲食 四肢不收四肢不舉 小便短澁熱赤頻數 氣不足以送精出竅 臍左脇下肩背髀肩痛 脊中痛脊股内後廉痛 足下熱嗜卧坐而欲起 足痿厥臍下氣逆小腹急痛而泄 齒浮真牙搖動足下齦軟或齒衄

手厥陰心包絡見症

心煩 手心熱 心中動 心痛掣 腋下痛 笑不休 面赤目赤 面赤目黄 心中大熱 肘臂攣急 支滿胸脇 心中憺憺欲動

手少陽三焦經見症

耳聾 嗌乾 腹寒 頰腫痛 纏喉風 汗出多 目銳眥赤 頭面赤熱 短氣少氣 赤白遊風 小指次指不用 耳後肩臑肘骨外廉皆痛

头苦痛　目似脱　项似拔　腘如结　腨如裂　肌肉痿　膀胱气　便脓血　脐反出　头两边痛　头痛脊痛　小便不禁　小腹胀痛，按之欲小便不得　囟项背腰尻腘腨身一动皆痛

足少阴肾经见症

渴　疝　目䀮　心悬　心痛　上气　痿厥　黄疸　善思　嗜卧　五淋　下消　奔豚　眇中清　面如漆　坐起频喝喝喘　大便难　传尸痨　咳嗽多血　手指清厥　四指正黑　咳吐带血　饥不欲食　冻疮下痢　肾虚腰痛　骨乏无力　五心烦热　足下热痛　阴窍漏气　梦遗泄精　溺有余沥　溺血血淋　脊臀股后痛　肠澼阴下湿　腹大胫肿喘嗽　腰冷如冰及肿　咽肿舌干口热　脊股后廉内痛　精塞水窍不通　胸中痛大小便痛　下肿足胻寒而逆　善恐如人将捕之　心悬如饥饥不欲食　四肢不收四肢不举　小便短涩热赤频数　气不足以送精出窍　足下热嗜卧坐而欲起　脐左胁下肩背髀肩痛　脊中痛背　股内后廉痛　足痿厥脐下气逆小腹急痛而泄　齿浮真牙摇动足下龈软或齿衄

手厥阴经心包络见症

心烦　手心热　心中动　心痛掣　腋下痛　笑不休　面赤目赤　面赤目黄　心中大热　肘臂挛急　支满胸胁　心中憺憺欲动

手少阳三焦经见症

耳聋　嗌干　腹寒　颊肿痛　缠喉风　汗出多　目锐眦赤　头面赤热　短气少气　赤白游风　小指次指不用　耳后肩臑肘骨外廉皆痛

足少陽膽經見症

瘧 憎風 振寒 易驚 汗出 頭痛 鼻淵 頷痛 口苦 脇腫 足熱 善太息 銳眥痛 足外熱 馬刀挾癭 缺盆脇痛 往來寒熱 塵體無澤 病後不得眠 耳聾 心脇痛轉側難 胸中脇肋髀膝外至胻絕骨外踝前諸節痛

足厥陰肝經見症

頭痛 面青 嗌乾 目昏 目翳 暴痒 眩冒 轉筋 嘔逆 發搐 遺尿 癃閉 肥氣 潰疝 狐疝 面塵蒙 耳無聞 目光短 挺長熱 偏頭風 胸脇痛 少腹腫 足逆冷 脫色簪潔 肝逆頰腫 目赤腫痛 脇痛嘔血 四肢滿悶 婦人小腹腫 血在脇下喘 陰縮兩筋攣 睾丸腫睾疝 目黑暗眩暈 胻善瘈節時痛 胸滿嘔逆飧泄 腰痛不能俯仰 少腹連陰作痛 兩脇下痛引小便 胸中喘善恐罵詈 善太息忽忽不樂 胸痛背下則兩脇腫痛 亡血過多則角弓反張 善怒怒則氣上逆甚則嘔血及飧泄 遺溺淋溲便難癃狐疝洞泄大人㿗疝

附命門見症

陰痿 臂泄 精寒精薄 畏寒足冷 強陽不倒 水竅澀痛

附督任衝見症

癃 痔 嗌乾 遺溺 男疝 不孕 疝攻心 女瘕帶 二便不通 少腹衝心痛 裡急氣逆痛

手足陰陽諸經合生見症

瘧足太陽足三陽 喘手陽明足少陽手太陰 嚏手少陽足太陰 痔足太陽手足太陰 面赤手少陰厥陰手足陽明 面塵足厥陰少陽 目黃手陽明少陰太陽厥陰足太陽 耳

足少阳胆经见症

疟　憎风　振寒　易惊　汗出　头痛　鼻渊　颔痛　口苦　胁肿　足热　善太息　锐眦痛　足外热　马刀侠瘿　缺盆胁痛　往来寒热　尘体无泽　病后不得眠　耳聋　心胁痛转侧难　胸中胁肋髀膝外至胻绝骨外踝前诸节痛

足厥阴肝经见症

头痛　面青　嗌干　目昏　目翳　暴痒　眩冒　转筋　呕逆　发搐　遗尿　癃闭　肥气　溃疝　狐疝　面尘蒙　耳无闻　目光短　挺长热　偏头风　胸胁痛　少腹肿　足逆冷　脱色簪洁　肝逆颊肿　目赤肿痛　胁痛呕血　四肢满闷　妇人小腹肿　血在胁下喘　阴缩两筋挛　睾丸肿睾疝　目黑暗眩晕　胻善瘈节时痛　胸满呕逆飧泄　腰痛不能俯仰　少腹连阴作痛　两胁下痛引小便　胸中喘善恐骂詈　善太息忽忽不乐　胸痛背下则两胁肿痛　亡血过多则角弓反张　善怒怒则气上逆甚则呕血及飧泄　遗沥淋溲便难癃狐疝洞泄大人癞疝

附命门见症

阴痿　肾泄　精寒精薄　畏寒足冷　强阳不倒　水窍涩痛

附督任冲见症

癃　痔　嗌干　遗溺　男疝　不孕　疝攻心　女瘕带　二便不通　少腹冲心痛　里息气逆痛

手足阴阳诸经合生见症

疟：足太阳、足三阳　喘：手阳明、足少阳、手太阴　哕：手少阳、足太阴　痔：足太阳、手足太阴　面赤：手少阴、厥阴、手足阳明　面尘：足厥阴、少阳　目黄：手阳明、少阴、太阳、厥阴、足太阳　耳

聾手太陽々明少陽太陰足少陰　嗌乾手太陰足少陰厥陰
手少陰太陽　咽腫足少陰厥陰　喉痺手足陽明手少陽
腋腫手厥陰足少陽　脇痛手少陰足少陽　心痛手少陰厥
陰足少陰　汗出手太陽少陰足陽明少陽　胸滿手太陰足
厥陰手厥陰　黄疸足太陰少陰　頭項痛足太陽手少陰
鼻鼽衄手足陽明太陽　胸支滿手厥陰少陰　胸中痛手少
陰足少陽　臂外痛手太陽少陽　掌中熱手太陽々明厥陰
肘攣拘手厥陰太陰　腸滿脹足陽明太陰　身體重手太
陰少陰　目瞳人痛足厥陰　善嘔苦汁足少陽足陽明　如
人將捕之足少陰厥陰　熱凄然振寒足陽明少陽　目䀮々
無所見足少陰厥陰　膈咽不通不食足陽明太陰　逆少氣
咳嗽喘渴上氣手太陰足少陰

傷寒六經見症

太陽經

發熱　惡寒　惡風　頭痛　項强　惡心　無汗　身體痛
四肢拘急　骨節痠疼　脊背腰痛

陽明症

渴　嘔　乾嘔　胃實　煩熱　自汗　盜汗　口渴　潮熱
目痛　鼻乾　痞悶　燥糞　不大便　不小便　不得
眠　身微熱　微惡寒　反無汗　眉稜痛　頭額微痛　譫
語狂亂　循衣摸床　氣逆氣喘氣短　欲食反不能食　不
能食々雖用餅

少陽經

耳聾　口苦　咽乾　目眩　目赤　嘔吐　發熱　胸滿
陽毒　胸脇痛　心下痞　頭角微痛　潮熱似瘧　往來寒
熱　胸滿而煩

聋：手太阳、阳明、少阳、太阴、足少阴　嗌干：手太阴、足少阴、厥阴、手少阴、太阳　咽肿：足少阴、厥阴　喉痹：手足阳明、手少阳　腋肿：手厥阴、足少阳　胁痛：手少阴、足少阳　心痛：手少阴、厥阴、足少阴　汗出：手太阳、少阴、足阳明、少阳胸满：手太阴、足厥阴、手厥阴　黄疸：足太阴、少阴　头顶痛：足太阳、手少阴　鼻鼽衄：手足阳明、太阳　胸支满：手厥阴、少阴　胸中痛：手少阴、足少阳　臂外痛：手太阳、少阳　掌中热：手太阳、阳明、厥阴　肘牵拘：手厥阴、太阴　肠满胀：足阳明、太阴　身体重：手太阴、少阴　目瞳人痛：足厥阴　善呕苦汁：足少阳、足阳明　如人将捕之：足少阴、厥阴　热凄然振寒：足阳明、少阳　目𥉂𥉂无所见：足少阴、厥阴　膈咽不通不食：足阳明、太阴　逆少气咳嗽喘渴上气：手太阴、足少阴

伤寒六经见症

太阳经

发热　恶寒　恶风　头痛　项强　恶心　无汗　身体痛　四肢拘急　骨节酸疼　脊

背腰痛

阳明症

渴　呕　干呕　胃实　烦热　自汗　盗汗　口渴　潮热　目痛　鼻干　痞闷　燥粪坚　不大便　不小便　不得眠　身微热　微恶寒　反无汗　眉棱痛　头额微痛　谵语狂乱　循衣摸床　气逆气喘气短　欲食反不能食　不能食食难用饱

少阳经

耳聋　口苦　咽干　目眩　目赤　呕吐　发热　胸满　阳毒　胸胁痛　心下痞　头角微痛　潮热似疟　往来寒热　胸满而烦

太阴经

黄　下利　嗌干　腹痛　泄泻　吐痢　恶寒　腹胀满　大便不通　小便清白　腹满时痛有燥矢　手足厥冷过于膝肘

少阴经

吐　吐利　下痢　咽干　咽痛　齿燥　舌干　口燥　腰痛　谵语发渴　引衣蜷卧　大便不通　小便赤少　欲寐不得寐　头痛恶热恶寒

厥阴经

厥　痉　烦躁　阴毒　少腹满　恶寒发热　乍寒乍冷　往来似疟　气上冲心　舌卷囊缩　谵语烦渴　腹满消渴　腹痛自利　胸胁胀满　四肢厥逆　腹坚痛大便不通　女子阴户痛引小腹　饥不欲食食即吐蛔虫

见症诠

诸部经穴次序[1]

头部中行，前后凡十穴：

神庭　上星　囟会　前顶　百会　后顶　强间　脑户　风府　瘖门上俱督脉穴

头部两旁第二行，左右凡十四穴：

曲差　五处　承光　通天　络却　玉枕　天柱俱足太阳穴

头部第三行，左右凡十二穴：

临泣　目窗　正营　承灵　脑空　风池俱足少阳穴

侧头部，左右凡二十六穴：

颔厌　悬颅　悬厘　曲鬓　率谷　天冲　浮白　窍阴　完骨上俱足少阳穴　角孙　颅息　瘈脉　翳风上俱手少阳穴

①诸部经穴次序：自此至下页"颈项部"，底本缺页，据《类经图翼》卷三补。

少陽無穴。六行手少陽。七行足太陽在項無穴。八行督脈

廉泉任脈穴　人迎嬰筋之前　水突　氣舍俱足陽明　扶突嬰後手

天鼎俱手陽明穴　天窗扶突後　天容俱手太陽穴　天牖天容後少陽穴

肩膊部左右凡二十八穴

缺盆足陽明穴　巨骨　肩髃俱手陽明　肩中俞　肩外俞

曲垣　秉風　天宗　臑俞　肩貞俱手太陽　肩井足少陽穴

天髎　肩髎　臑會俱手少陽穴

側腋左右凡八穴

淵腋　輒筋俱足少陽穴　天池手厥陰穴　大包足太陰穴

側脇左右凡十二穴

章門足厥陰穴　京門　帶脈　五樞　維道　居髎俱足少陽

胷部中行凡七穴

天突　璇璣　華蓋　紫宮　玉堂　膻中　中庭俱任脈穴

正面部中行，五穴：

素髎　水沟　兑端　龈交俱督脉穴　承浆任脉穴

面部第二行，左右凡十穴：

攒竹　睛明俱足太阳穴　迎香　禾髎俱手阳明穴　巨髎足阳明穴

面部第三行，左右凡十穴：

阳白足少阳穴　承泣　四白　地仓　大迎俱足阳明穴

面部第四行，左右凡八穴：

本神　瞳子髎俱足少阳穴　丝竹空手少阳穴　颧髎手太阳穴

侧面部，左右凡十六穴：

头维足阳明　客主人　听会俱足少阳　和髎　耳门俱手少阳　听宫手太阳　下关　颊车俱足阳明穴

颈项部，左右凡十八穴中行，任脉〇二行，足阳明〇三行，手阳明〇四行，手太阳〇五行，足[①]少阳无穴。六行手少阳。七行足太阳在项无穴。八行督脉。

---

①足：此上文字底本缺页，据《类经图翼》卷三补。

廉泉任脉穴　人迎婴筋之前　水突　气舍俱足阳明穴　扶突婴后　天鼎俱手阳明穴　天窗扶突后　天容俱手太阳穴　天牖天容后，手少阳穴

肩膊部，左右凡二十八穴：

缺盆足阳明穴　巨骨　肩髃俱手阳明穴　肩中俞　肩外俞　曲垣　秉风　天宗　臑俞肩贞俱手太阳穴　肩井足少阳穴　天髎　肩髎　臑会俱手少阳穴

侧腋，左右凡八穴：

渊腋　辄筋俱足少阳穴　天池手厥阴穴　大包足太阴穴

侧胁，左右凡十二穴：

章门足厥阴穴　京门　带脉　五枢　维道　居髎俱足少阳穴

胸部中行，凡七穴：

天突　璇玑　华盖　紫宫　玉堂　膻中　中庭俱任脉穴。

胷部两旁第二行左右凡十二穴去中行任脉二寸

俞府 彧中 神藏 靈墟 神封 步廊俱足少陰穴

胷部第三行左右凡十二穴自氣口夾俞府旁二寸去中行四寸

氣户 庫房 屋翳 膺窻 乳中 乳根俱足陽明穴

胷部第四行左右凡十二穴自雲門夾氣户旁二寸去中行六寸

雲門 中府俱手太陰穴 周榮 胷鄉 天谿 食竇俱足太陰穴

腹部中行凡十五穴

鳩尾 巨闕 上脘 中脘 建里 下脘 水分 神闕

陰交 氣海 石門 關元 中極 曲骨 會陰俱任脉穴

腹部两旁第二行左右凡二十二穴自幽門夾巨闕两旁各半寸循衝脉下行至横骨

幽門 通谷 陰都 石關 商曲 肓俞 中注 四滿

氣穴 大赫 横骨俱足少陰穴

腹部第三行左右凡二十六穴自不容夾幽門两旁各一寸五分去中行二寸

不容 承滿 梁門 關門 太乙 滑肉門 天樞

外陵 大巨 水道 歸來 氣衝俱足陽明穴 急脉足厥陰穴夾氣衝旁各半寸去中行二寸半

腹部第四行左右凡十四穴自期門上直两乳夾不容旁各一寸五分去中行三寸半

期門足厥陰穴 日月足少陽穴 腹哀 大横 腹結 府舍

衝門俱足太陰穴

背部中行凡十三穴

大椎 陶道 身柱 神道 靈臺 至陽 筋縮 脊中

懸樞 命門 陽關 腰俞 長强俱督脉穴

背部两旁第二行左右凡四十四穴

大杼 風門 肺俞 厥陰俞 心俞 膈俞 肝俞

胆俞 脾俞 胃俞 三焦俞 腎俞 大腸俞

胸部两旁第二行，左右凡十二穴：去中行任脉二寸

俞府　彧中　神藏　灵墟　神封　步廊俱足少阴穴

胸部第三行，左右凡十二穴：自气口挟俞府旁二寸，去中行四寸

气户　库房　屋翳　膺窗　乳中　乳根俱足阳明穴

胸部第四行，左右凡十二穴：自云门挟气户旁二寸，去中行六寸

云门　中府俱手太阳穴。周荣　胸乡　天溪　食窦俱足太阴穴

腹部中行，凡十五穴：

鸠尾　巨阙　上脘　中脘　建里　下脘　水分　神阙　阴交　气海　石门　关元　中极　曲骨　会阴俱任脉穴

腹部两旁第二行，左右凡二十二穴：自幽门挟巨阙两旁各半寸，循冲脉下行至横骨

幽门　通谷　阴都　石关　商曲　肓俞　中注　四满　气穴　大赫　横骨俱足少阴穴

腹部第三行，左右凡二十六穴：自不容挟幽门两旁各一寸五分，去中行二寸

不容　承满　梁门　关门　太乙　滑肉门　天枢　外陵　大巨　水道　归来　气冲俱足阳明穴。急脉足厥阴穴，夹气冲旁各半寸，去中行二寸半

腹部第四行，左右凡十四穴：自期门上直两乳，不容旁各一寸五分，去中行三寸半

期门足厥阴穴。日月足少阳穴。腹哀　大横　腹结　府舍　冲门俱足太阴穴

背部中行，凡十三穴：

大椎　陶道　身柱　神道　灵台　至阳　筋缩　脊中　悬枢　命门　阳关　腰俞　长强俱督脉穴

背部两旁第二行，左右凡四十四穴：

大杼　风门　肺俞　厥阴俞　心俞　膈俞　肝俞　胆俞　脾俞　胃俞　三焦俞　肾俞　大肠俞

小肠俞　膀胱俞　中膂俞　白环俞上俱挟脊去中行二寸　上髎　次髎　中髎　下髎上俱挟脊骨两旁，十七、十八、十九、二十椎空中　会阳夹尻骨两旁　上俱足太阳穴

背部第三行，左右凡二十八穴：去脊中行三寸五分。

附分　魄户　膏肓俞　神堂　譩譆　膈关　魂门　阳纲　意舍　胃仓　肓门　志室　胞肓　秩边俱足太阳穴

手太阴肺经，行臂内，左右凡十八穴：起手大指端，行三阴之上

少商　鱼际　太渊　经渠　列缺　孔最　尺泽　侠白　天府

手厥阴心包络经，行臂内，左右凡十六穴：起手中指端，行三阴之中

中冲　劳宫　大陵　内关　间使　郄门　曲泽　天泉

手少阴心经，行臂内，左右凡十八穴：起手小指内侧端，行三阴之下

少冲　少府　神门　阴郄　通里　灵道　少海　青灵　极泉

手阳明大肠经，行臂外，左右凡二十八穴：起手食指端，行三阳之上

商阳　二间　三间　合谷　阳溪　偏历　温溜　下廉　上廉　三里　曲池　肘髎　五里　臂臑

手少阳三焦经，行臂外，左右凡二十四穴：起于名指端，行三阳之中

关冲　液门　中渚　阳池　外关　支沟　会宗　三阳络　四渎　天井　清冷渊　消泺

手太阳小肠经，行臂外，左右凡十六穴：起手小指外侧端，行三阳之下

少泽　前谷　后溪　腕骨　阳谷　养老　支正　小海

足厥阴肝经，行足股内，左右凡二十二穴：起足大指端，行三阴之前

大敦　行间　太冲　中封　蠡沟　中都　膝关　曲泉　阴包　五里　阴廉

足太阴脾经，行足股内，左右凡二十二穴：起足大指内侧端，行三阴之中

隱白　大都　太白　公孫　商邱　三陰交　漏谷
地機　陰陵泉　血海　箕門
足少陰腎經行足股內左右凡二十穴起足心行三陰之後
湧泉　然谷　太谿　大鍾　照海　水泉　復溜　交信
築賓　陰谷
足陽明胃經行足股外左右凡三十穴起足三指端行三陽之前
厲兌　內庭　陷谷　衝陽　解谿　豐隆　下巨虛
條口　上巨虛　三里　犢鼻　梁邱　陰市　伏兎
髀關
足少陽膽經行足股外左右凡二十八穴起足四指端行三陽之中
竅陰　俠谿　地五會　臨泣　邱墟　懸鍾　陽輔
光明　外邱　陽交　陽陵泉　陽關　中瀆　環跳
足太陽膀胱經行足股後左右凡三十六穴起足小指外側端行三陽之後
至陰　通谷　束骨　京骨　金門　申脈　僕參　崑崙
附陽　飛陽　承山　承筋　合陽　委中　委陽　浮郄
殷門　承扶
已上通計六百六十穴十二經連督任二脈算
附任督解
任督二脈為人身陰陽之綱領任行於腹總諸陰之會故為陰脈之海督行於背統諸陽之綱故為陽脈之海二脈皆起於會陰啓玄子曰甲乙經圖經以任脈循背者謂之督脈自少腹上者謂之任脈亦謂之督脈則是以背腹陰陽別為名目耳然衝脈亦起於胞中並足少陰而上行是任脈督脈衝脈乃一源而三岐者故人身之有腹背猶天地之有子午任督之有前後猶二陰之分陰陽也

隐白　大都　太白　公孙　商丘　三阴交　漏谷　地机　阴陵泉　血海　箕门

足少阴肾经，行足股内，左右凡二十穴：起足心，行三阴之后。

涌泉　然谷　太溪　大钟　照海　水泉　复溜　交信　筑宾　阴谷

足阳明胃经，行足股外，左右凡三十穴：起足三指端，行三阳之前。

厉兑　内庭　陷谷　冲阳　解溪　丰隆　下巨虚　条口　上巨虚　三里　犊鼻　梁丘　阴市　伏兔　髀关

足少阳胆经，行足股外，左右凡二十八穴：起足四指端，行三阳之中。

窍阴　侠溪　地五会　临泣　丘墟　悬钟　阳辅　光明　外丘　阳交　阳陵泉　阳关　中渎　环跳

足太阳膀胱经，行足股后左右凡三十六穴：起足小指外侧端，行三阳之后

至阴　通谷　束骨　京骨　金门　申脉　仆参　昆仑　付阳　飞扬　承山　承筋　合阳　委中　委阳　浮郄　殷门　承扶

以上通计六百六十穴，十二经连督任二脉算

附任督解

任督二脉，为人身阴阳之纲领。任行于腹，总诸阴之会，故为阴脉之海；督行于背，统诸阳之纲，故为阳脉之海。二脉皆起于会阴。启玄子曰：《甲乙经》《图经》以任脉循背者谓之督脉，自少腹上者谓之任脉，亦谓之督脉，则是以背腹阴阳别为名目耳。然冲脉亦起于胞中，并足少阴而上行，是任脉督脉冲脉，乃一源而三歧者。故人身之有腹背，犹天地之有子午；任督之有前后，犹二陆之分阴阳也。

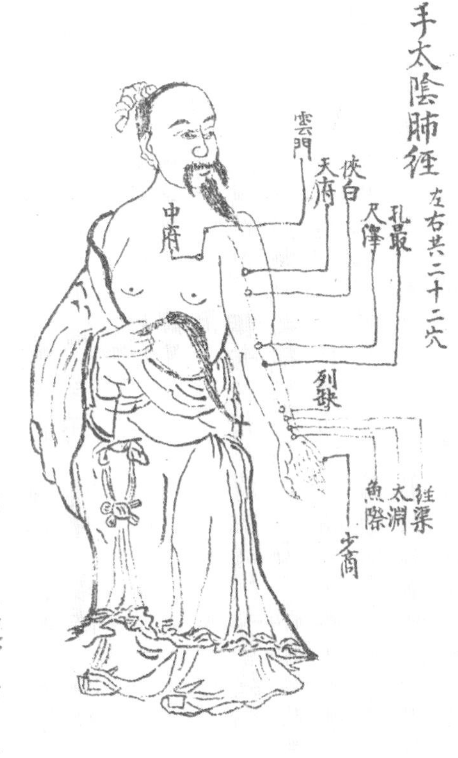

以下十四経共六百六十穴

十四経脉步穴歌

手太陰肺経 一十一穴

太陰肺兮出中府雲門之下一寸許雲門氣户旁二寸人迎之下二骨數天府腋下三寸求侠白肘上五寸止尺澤肘中約紋論孔最腕上七寸止列缺腕側寸有半經渠寸口陷中是太淵掌後横紋頭魚際節後散脉舉少商大指内側端此穴若針疾減愈

手陽明大腸経 二十穴

手陽明経屬大腸盐指内側號商陽本節前取二間定本節後取三間强岐骨陷中尋合谷陽谿腕中上側詳腕後三寸是偏歷五六之間温留當下廉曲池下四寸上廉池下三寸藏三里池下二寸許曲池屈肘曲中場肘髎大骨外廉陷五里肘上三寸量臂臑髃下一寸許肩髃肩端两骨當巨骨肩尖叉骨内天

手太阴肺经（图见上）[1]

以下十四经共六百六十穴

十四经脉步穴歌

手太阴肺经一十一穴

太阴肺兮出中府，云门之下一寸许。云门气户旁二寸，人迎之下二骨数。天府腋下三寸求，侠白肘上五寸止。尺泽肘中约纹论，孔最腕上七寸止。列缺腕侧寸有半，经渠寸口陷中是。太渊掌后横纹头，鱼际节后散脉举。少商大指内侧端，此穴若针疾咸愈。

手阳明大肠经二十穴

手阳明经属大肠，食指内侧号商阳。本节前取二间定，本节后取三间强。歧骨陷中寻合谷，阳溪腕中上侧详。腕后三寸是偏历，五六之间温溜当。下廉曲池下四寸，上廉池下三寸藏。三里池下二寸许。曲池屈肘曲中场。肘髎大骨外廉陷，五里肘上三寸量。臂臑髃下一寸取，肩髃肩端两骨当。巨骨肩端叉骨内，天

①手太阴肺经：以下十三经均无图，此处独有肺经之图，不知为何有此突兀之图形，待考。

鼎缺盆之上央扶突曲頰下一寸禾窌五分水溝旁鼻孔兩旁
各半寸上窌一寸皆迎香
足陽明胃經 四十五穴
胃之經兮足陽明起於交頞循鼻行承泣目下七分取四白一
寸不可深巨髎孔旁八分定地倉俠吻四分迎大迎曲頷前寸
二頰車耳下八分針下関耳前動脉下頭維本神寸五尋支者
還從大迎下人迎結旁動脉真水突在頸大筋下俠氣舍上直
人迎氣舍迎下俠天突缺盆橫骨陷中親氣户俞府旁二寸至
乳六寸又四分庫房屋翳膺窓近乳中正對乳中心次有乳根
出乳下各一寸六不相侵穴俠幽門一寸五是曰不容依法數
其下承滿至梁門関門太乙從頭舉節次續排滑肉門各各一
寸為君數天樞正在俠臍旁外陵樞下一寸當二寸大巨五水
道歸來七寸以尋將氣衝曲骨旁三寸來下髀上脉中央髀関
膝上一尺二伏兔膝上六寸強陰市膝上三寸許梁邱膝上二
寸場膝臏骨解尋犢鼻膝眼二穴分兩旁鼻下三寸三里計里
下三寸上廉地條口上廉下一寸下廉條下二寸係豐隆下廉
外一寸上踝八寸分明記解谿衝陽後寸半衝陽陷谷二寸去
陷谷内庭後寸半内庭次指外間是厲兑大指次指端去爪如
韭 胃所終
足太陰脾經 二十一穴
拇指内側隱白位大都節後陷中起太白核骨下陷中公孫節
後一寸主商邱有穴屬金經踝下微前陷中是内踝上三寸三陰
交漏谷六寸有次第膝下五寸為地機陰陵内側膝輔際血海
分明膝臏上内廉肉際二寸地箕門血海上六寸筋間動脉須
詳諦衝門五寸大橫下結下三寸府舍取結橫下寸三分大
橫俠臍此非假腹哀寸半去日月橫上三寸五分亞食竇胸鄉

鼎缺盆之上夹。扶突曲颊下一寸，禾窌五分水沟旁。

鼻孔两旁各半寸，上窌一寸皆迎香。

足阳明胃经四十五穴

胃之经兮足阳明，起于交频循鼻行。承泣目下七分取，四白一寸不可深。

巨髎孔旁八分定，地仓夹吻四分迎。大迎曲颔前寸二，颊车耳下八分针。

下关耳前动脉下，头维本神寸五寻。支者还从大迎下，人迎结旁动脉真。

水突在颈大筋下，侠气舍上直人迎。气舍迎下挟天突，缺盆横骨陷中亲。

气户俞府旁二寸，至乳六寸又四分。库房屋翳膺窗近，乳中正对乳中心。

次有乳根出乳下，各一寸六不相侵。穴侠幽门一寸五，是曰不容依法数。

其下承满至梁门，关门太乙从头举。节次续排滑肉门，各各一寸为君数。

天枢正在侠脐旁，外陵枢下一寸当。二寸大巨五水道，归来七寸以寻将。

气冲曲骨旁三寸，来下髎上脉中央。髀关膝上一尺二，伏兔膝上六寸强。

阴市膝上三寸许，梁丘膝上二寸场。膝膑骨解寻犊鼻，膝眼二穴分两旁。

鼻下三寸三里计，里下三寸上廉地。条口上廉下一寸，下廉条下二寸系。

丰隆下廉外一寸，上踝八寸分明记。解溪冲阳后寸半，冲阳陷谷二寸去。陷谷内庭后寸半，内庭次指外间是。厉兑大指次指端，去爪如韭胃所际。

足太阴脾经二十一穴

拇指内侧隐白位，大都节后陷中起。太白核骨下陷中，公孙节后一寸主。商丘有穴属金经，踝下微前陷中是。内踝三寸三阴交，漏谷六寸有次第。膝下五寸为地机，阴陵内侧膝辅际。血海分明膝膑上，内廉肉际二寸地。箕门血海上六寸，筋间动脉须详谛。冲门五寸大横下，结下三寸寻府舍。腹结横下寸三分，大横夹脐此非假。腹哀寸半去日月，横上三寸五分亚。窦溪胸乡及周荣，中府下各寸六者。大包渊腋下三寸，出九肋间当记也。

手少阴心经九穴

少阴心起极泉中，腋下筋间脉入胸。青灵肘节上三寸，少海肘内节后容。灵道掌后一寸半，通里腕后一寸同。阴郄五分取动脉，神门掌后兑骨隆。少府节后劳宫直，小指之内取少冲。

手太阳小肠经十九穴

手小指端为少泽，前谷外侧节前测。节后陷中寻后溪，腕骨腕前看外侧。腕中骨下阳谷讨，腕后一寸名养老。支正腕后五寸量，小海肘端五分好。肩贞髃后两骨解，臑俞大骨之下考。天宗大骨有陷中，秉风髎外举有空。曲垣肩中曲胛里，外俞去脊三寸从。中俞二寸大椎旁，天窗颊下动脉详。天容耳下曲颊后，颧髎頄下兑端量。听宫耳端大如菽，此小肠经手太阳。

足太阳膀胱经六十三穴

足太阳兮膀胱经，目眦内侧始睛明。眉端陷中攒竹名，曲差二穴伴神庭。五处挨排夹上星，承光五处后寸半。通天络郄亦停匀，玉枕横侠于脑户，尺寸当准铜人经，天柱侠项后发际。大筋外廉陷中是，夹脊相去寸五分，第一大杼二风门，肺俞三椎厥阴四。心俞五椎之下论，督俞膈俞相梯级。第六第七次第六，八椎之下穴无有。肝俞数推当第九，胆俞十椎脾十一。胃俞十二椎下守，三焦肾俞气海俞。十三十四十五走，大肠关元俞怎量。十六十七椎两旁，十八椎下小肠俞。十九椎下寻膀胱，中膂内俞椎二十。白环二十一椎当，上髎次髎中与下。一空二空侠腰胯，并同侠脊四髎穴。载在千金君勿讶，会阳阴尾相旁分。尺寸须看督脉真，第二椎下外附分。夹脊相去古所云，先除脊骨量三寸。不尔灸侠能伤筋，魄户三椎膏肓四。四五三分分明记，第五椎下索神堂。第六譩譆外可意，膈关第七魂门九。纲十意舍十一有胃倉肓門屈指探椎看十二與十三志舍次之為十四胞肓十九合詳參秩邊二十一椎當承扶臀陰紋中央殷門承扶六寸直浮郄一寸上委陽委陽却與殷門並膕中外廉兩筋鄉委中曲膕約紋裡此下三寸尋合陽承筋腨腸中央是承山腨下分肉腸飛陽外踝上七寸附陽踝上三寸量崑崙踝後跟上攻僕參跟骨下陷中申脉踝下五分陷金門踝下一寸容京骨外側大骨外束骨本節後相通〻谷本節前陷索至陰小指外側逢

足少陰腎經二十七穴

湧泉屈足蹠指取少陰腎經從此起然谷踝前大骨下照海踝下一寸裡踝後跟上尋太谿水泉谿下一寸許太鍾跟骨後踵中踝上傍骨復溜容溜後旁筋取交信踝上二寸陷中間築賓六寸腨分處陰谷膝內看骨輔橫骨有陷如仰月大赫氣穴四滿據中注肓俞正俠臍六穴五寸各一數商曲石關上陰都通谷幽門一寸居幽門半寸俠巨闕步廊神封過靈墟神藏彧中及俞府各一寸六不差移步廊中庭去二寸上至俞府俠璇璣

手厥陰心包絡經九穴

厥陰心主何處得乳後一寸天池識天泉腋下二寸求曲澤內紋尋動脉郄門去腕五寸通間使腕後三寸逢內關去腕纔二寸太陵掌後兩筋中勞宮掌內屈指取中指之末取中衝

手少陽三焦經二十三穴

三焦名指關衝尊小次指間名液門中渚次指本節後陽池表腕有穴存腕後二寸外關絡支溝腕後三寸約會宗三寸空中求消詳一寸毋令錯肘上五寸臂交脉此是三陽絡之宅四瀆骨外並三陽天井肘上一寸側肘上二寸清泠淵消濼臂外肘分獲臑會肩端三寸中肩髎肩端臑上進天髎盆上毖骨際天

十一有，胃仓肓门屈指探。椎看十二与十三，志舍次之为十四。

胞肓十九合详参，秩边二十一椎当。承扶臀阴纹中央，殷门承扶六寸直。

浮郄一寸上委阳，委阳却与殷门并。腘中外廉两筋乡，委中曲腘约纹里。

此下三寸寻合阳，承筋腨肠中央是。承山腨下分肉肠，飞扬外踝上七寸。

附阳踝上三寸量，昆仑踝后跟上攻。仆参跟骨下陷中，申脉踝下五分陷。

金门踝下一寸容，京骨外侧大骨外。束骨本节后相通，通谷本节前陷索。

至阴小指外侧逢。

足少阴肾经二十七穴

涌泉屈足蹠指取，少阴肾经从此起。然谷踝前大骨下，照海踝下一寸里。

踝后跟上寻太溪，水泉溪下一寸许。大钟跟骨后踵中，踝上旁骨复溜容。

溜后旁筋取交信，踝上二寸陷中间。筑宾六寸腨分处，阴谷膝内看骨辅。

横骨有陷如仰月，大赫气穴四满据。中注肓俞正侠脐，六穴五寸各一数。

商曲石关上阴都，通谷幽门一寸居。幽门半寸侠巨阙，步廊神封过灵墟。

神藏彧中及俞府，各一寸六不差移。步廊中庭去二寸，上至俞府侠璇玑。

手厥阴心包络经九穴

厥阴心主何处得，乳后一寸天池识。天泉腋下二寸求，曲泽内纹寻动脉。郄门去腕五寸通，间使腕后三寸逢。内关去腕才二寸，大陵掌后两筋中。劳宫掌内屈指取，中指之末取中冲。

手少阳三焦经二十三穴

三焦名指关冲尊，小次指间名液门。中渚次指本节后，阳池表腕有穴存。腕后二寸外关络，支沟腕后三寸约。会中三寸空中求，须详一寸毋令错。肘上五寸臂交脉，此是三阳络之宅。四渎骨外并三阳，天井肘上一寸侧。肘上二寸清冷渊，消泺臂外肘分获。臑会肩端三寸中，肩髎肩端臑上通。天髎盆上毖骨际，天牖在頸後天容翳風耳後角尖陷瘈脈耳後鷄足蓬顱息耳後青絡脈角孫耳廓開有空耳門耳珠當耳缺和髎耳前兊髮同絲竹眉後陷中是此穴經禁勿火攻

足少陽膽經 四十三穴

少陽瞳髎看目外耳前陷中尋聽會上關動脈開口空頷厭顳顬上廉贅懸顱正在顳顬中懸釐顳顬下廉逢曲鬢偃耳正尖上率谷耳鬢寸半同天衝耳上二寸居浮白髮際一寸符竅陰枕下動有空完骨耳後四分通本神耳上入髮際四分平横向前是曲差之旁一寸半陽白眉上一寸記臨泣有穴當兩目直入髮際五分屬目窗正營各一寸承靈營後寸五分風池髮際筋外續肩井骨前看寸半淵液腋下三寸按輒筋平前却一寸日月期門二寸半直下五分細推之京門監骨腰間看帶脈季肋寸八分五樞直下三寸判維道章下五寸三居髎章下八三叅脇堂腋下看二肋環跳髀樞側卧探兩手着腿風市謀膝上五寸中瀆搜陽關陽陵上三寸陽陵膝下一寸求陽交踝上斜七寸正上七寸尋外邱光明池踝上五寸陽輔踝上四寸狀懸鍾三寸看絶骨邱墟踝前陷中出臨泣寸半後俠谿五會一寸灸早卒俠谿小指次岐骨間竅陰正在次指端

足厥陰肝經 十四穴

大敦拇指看毛聚行間縫尖動脈處節後有絡亘五會太衝有脈堪承指中封正在内踝前蠡溝踝上五寸注中都量自復溜宮陰陵膝尖兩折中膝關犢鼻内旁二寸曲泉紋頭兩筋逢陰包膝臏四寸上内廉兩筋索其當五里氣衝内寸半直下三寸陰股内羊矢兩裡三分下陰廉月在横紋胯急脈有穴陰毛中陰上二寸五分射章門臍上二寸量季肋之端分兩旁期門乳旁各寸半直下寸半二肋詳

牖在颈后天容。翳风耳后角尖陷，瘈脉耳后鸡足蓬。

颅息耳后青络脉，角孙耳廓开有空。耳门耳珠当耳缺，和髎耳前兑发同，

丝竹眉后陷中是，此穴经禁勿火攻。

足少阳胆经四十三穴

少阳瞳髎看目外，耳前陷中寻听会。上关动脉开口空，颔厌颞颥上廉赘。

悬颅正在颞颥中，悬厘颞颥下廉逢。曲鬓偃耳正尖上，率谷耳鬓寸半同。

天冲耳上二寸居，浮白发际一寸符。窍阴枕下动有空，完骨耳后四分通。

本神耳上入发际，四分平横向前是。曲差之旁一寸半，阳白眉上一寸记。

临泣有穴当两目，直入发际五分属。目窗正营各一寸，承灵营后寸五分。

风池发际筋外续，肩井骨前看寸半。渊液腋下三寸按，辄筋平前却一寸。

日月期门二寸半。直下五分细推之。京门监骨腰间看，带脉季肋寸八分。

五枢直下三寸判，维道章下五寸三。居髎章下八三参，胁堂腋下看二肋。

环跳髀枢侧卧探，两手着腿风市谋。膝上五寸中渎搜，阳关阳陵上三寸。

阳陵膝下一寸求，阳交踝上斜七寸。正上七寸寻外丘，光明池踝上五寸。

阳辅踝上四寸收，悬钟三寸看绝骨。丘墟踝前陷中出，临泣寸半后侠溪。五会一寸灸早卒，侠溪小指歧骨间。窍阴正在次指端。

足厥阴肝经十四穴

大敦拇指看毛聚，行间缝尖动脉处。节后有络亘五会，太冲有脉堪承据。中封正在内踝前，蠡沟踝上五寸注。中都量自复溜宫，阴陵膝尖两折中。膝关鼻内旁二寸，曲泉纹头两筋逢。阴包膝膑四寸上，内廉两筋索其当。五里气冲内寸半，直下三寸阴股向。羊矢两里三分下，阴廉月在横纹胯。急脉有穴阴毛中，阴上二寸五分射。章门脐上二寸量，季肋之端分两旁。期门乳旁各寸半，直下二寸二肋详。

任脉二十四穴

會陰正在两陰間曲骨臍下毛際安中極臍下四寸取三寸關元二石門氣海臍下一寸半陰交臍下一寸論分明臍内號神闕水分腹上一寸列下脘建里中上脘各々一寸為君記巨闕上脘一寸半鳩尾蔽骨五分按中庭膻下寸六分膻中两乳中間看玉堂紫宫及華蓋相去一寸六分算華蓋璣下一寸量璇璣突下一寸當天突結下三寸量廉泉頷下骨尖旁承漿頤前唇稜下任部之脉宜審詳

督脉二十八穴

督脉長强骶骨端腰俞二十一椎看陽關数椎當十六命門平臍十四安懸樞脊中々樞續十三十一十椎促筋縮至陽与靈臺九椎七椎六椎屬神道第五身柱三陶道一椎之下探百勞平肩一椎上瘂門髮際五分參風府門上五分是腦户强間後頂處相次各一寸五分两直耳尖百會住前頂顖後寸五分顖會星後一寸真上星髮際一寸陷神庭髮際高低匀鼻端準頭素髎穴水溝人中鼻下搯兑端正在上唇端齗交唇内齒縫覓

井滎腧经合解

靈樞九鍼十二原篇曰五臟五腧五々二十五腧六腑六腧六六三十六腧所出為井所溜為滎所注為腧所行為经所入為合夫所出為井者如水源出井其氣正深北方水也所溜為滎者滎小水也脉氣尚微東方春也所注為腧者腧輸也经由此而輸彼其氣方盛南方夏也所行為经者经氣大行正盛於此應長夏也所入為合者脉氣由此内行歸合於府藏西方金也然经絡遍身無往非穴今各经之井滎腧经合穴皆在手足而不過肘膝者正以手肘足膝是為四關四關者乃關節之處所以係周身三百六十五節之氣也本篇曰節之交三百六十五

任脉二十四穴

会阴正在两阴间，曲骨脐下毛际安。中极脐下四寸取，三寸关元二石门。气海脐下一寸半，阴交脐下一寸论。分明脐内号神关，水分腹上一寸列。下脘建里中上脘，各各一寸为君记。巨阙上脘一寸半，鸠尾蔽骨五分按。中庭膻下寸六分，膻中两乳中间看。玉堂紫宫及华盖，相去一寸六分算。华盖玑下一寸量，璇玑突下一寸当。天突结下三寸量，廉泉颔下骨尖旁。承浆颐前唇棱下，任部之脉宜审详。

督脉二十八穴

督脉长强骶骨端，腰俞二十一椎看。阳关数椎当十六，命门平脐十四安。悬枢脊中中枢续，十三十一十椎促。筋缩至阳与灵台，九椎七椎六椎属。神道第五身柱三，陶道一椎之下探。百劳平肩一椎上，哑门发际五分参。风府门上五分是，脑户强间后顶处。相次各一寸五分，两直耳尖百会住。前顶囟后寸五分，囟会星后一寸真。上星发际一寸陷，神庭发际高低匀。鼻端准头素髎穴，水沟人中鼻下掐。兑端正在上唇端，龈交唇内齿缝觅。

井荥腧经合解

《灵枢·九针十二原篇》曰：五脏五腧，五五二十五腧；六腑六腧，六六三十六腧。所出为井，所溜为荥，所注为腧，所行为经，所入为合。夫所出为井者，如水源出井，其气正深，北方水也。所溜为荥者，荥，小水也，脉气尚微，东方春也。所注为腧者，腧，输也，经由此而输彼，其气方盛，南方夏也。所行为经者，经气大行，正盛于此，应长夏也。所入为合者，脉气由此内行，归合于腑脏，西方金也。然经络遍身，无往非穴，今各经之井荥腧经合穴，皆在手足而不逾肘膝者，正以手肘足膝，是为四关，四关者，乃关节之处，所以系周身三百六十五节之气也。本篇曰：节之交，三百六十五會所言節者神氣之所遊行出入非皮肉筋骨也又曰四關主治五藏是知周身經絡皆不出於四藏關而十二經之要穴皆不離於手足欲求經絡之妙者必加意於關節之會焉

井滎陰陽配合五行剛柔

靈樞本輸篇曰肺出於少商為井木心出於中沖為井木肝出於大敦為井木脾出於隱白為井木腎出於湧泉為井木此五藏之井皆始於木也又曰膀胱出於至陰為井金膽出於竅陰為井金小腸出於少澤為井金大腸出於商陽為井金胃出於厲兌為井金三焦出於關沖為井金此六府之井皆始於金也此靈樞發各經金木之理而未悉五行生合之義及六十四難經乃始分析五行剛柔而滑伯仁又詳註陰井木生陰滎火陰滎火生陰腧土陰腧土生陰經金陰經金生陰合水陽井金生陽滎水陽滎水生陽腧木陽腧木生陽經火陽經火生陽合土也又如陰井乙木陽井庚金是乙與庚合也陰滎丁火陽滎壬水是丁與壬合也陽腧甲木陰腧己土是甲與己合也陽經丙火陰經辛金是丙與辛合也陽合戊土陰合癸水是戊與癸合也庚為陽金故曰陽井庚者乙之剛也乙為陰木故曰陰井乙者庚之柔也此其生發象四時潮宗合河海上下有相生之義陰陽有相配之理蓋其上法天時中合人事而下應地理者乎

十二原解

靈樞九鍼十二原篇云肺之原出於太淵心之原出於大陵肝之原出於太衝脾之原出於太白腎之原出於太谿膏之原出於鳩尾肓之原出於脖胦凡此十二原者主治五藏六府之有疾者也本輸篇乃以太淵大陵太衝太白太谿等五原為五藏之腧六府則膀胱之束骨為腧京骨為原膽之臨泣為腧丘墟為原胃之陷谷為腧衝陽為原三焦之中渚為腧陽池為原小

会。所言节者，神气之所游行出入，非皮肉筋骨也。又曰：四关主治五脏。是知周身经络，皆不出于四脏关，而十二经之要穴，皆不离于手足，欲求经络之妙者，必加意于关节之会焉。

井荥阴阳配合五行刚柔

《灵枢·本输篇》曰：肺出于少商为井木，心出于中冲为井木，肝出于大敦为井木，脾出于隐白为井木，肾出于涌泉为井木，此五脏之井皆始于木也。又曰：膀胱出于至阴为井金，胆出于窍阴为井金，小肠出于少泽为井金，大肠出于商阳为井金，胃出于厉兑为井金，三焦出于关冲为井金，此六腑之井皆始于金也。此《灵枢》发各经金木之理，而未悉五行生合之义；及《六十四难经》乃始分析五行刚柔，而滑伯仁又详注阴井木生阴荥火，阴荥火生阴腧土，阴腧土生阴经金，阴经金生阴合水，阳井金生阳荥水，阳荥水生阳腧木，阳腧木生阳经火，阳经火生阳合土也。又如阴井乙木，阳井庚金，是乙与庚合也；阴荥丁火，阳荥壬水，是丁与壬合也；阳腧甲木，阴腧己土，是甲与己合也；阳经丙火，阴经辛金，是丙与辛合也；阳合戊土，阴合癸水，是戊与癸合也。庚为阳金，故曰阳井庚者，乙之刚也；乙为阴木，故曰阴井乙者，庚之柔也。此其生发象四时，潮宗合河海，上下有相生之义，阴阳有相配之理，盖其上法天时，中合人事，而下应地理者乎！

十二原解

《灵枢·九针十二原篇》云：肺之原出于太渊，心之原出于大陵，肝之原出于太冲，脾之原出于太白，肾之原出于太溪，膏之原出于鸠尾，肓之原出于脖胦，凡此十二原者，主治五脏六腑之有疾者也。《本输篇》乃以太渊、大陵、太冲、太白、太溪等五原为五脏之腧，六腑则膀胱之束骨为腧，京骨为原；胆之临泣为腧，丘墟为原；胃之陷谷为腧，冲阳为原；三焦之中渚为腧，阳池为原，小肠之后溪为腧，腕骨为原；大肠之三间为腧，合谷为原。又曰：心出于中冲，溜于劳宫，注于大陵，行于间使，入于曲泽，手少阴也。中冲以下皆手心主穴，本篇直指为手少阴，而少阴经腧，别无载者。《邪客篇》：帝曰：手少阴之脉独无腧，何也？岐伯曰：诸邪之在于心者，皆在于心之包络，包络者，心主之脉也，故独无腧焉。帝曰：少阴独无腧者，不病乎？岐伯曰：其外经病而脏不病，故独取其经于掌后锐骨之端。即神门穴，手少阴腧也。其余脉出入屈折，行之疾徐；皆如手少阴心主之脉行也。故王氏注气穴论脏腧五十穴，亦惟有心主井腧，而无心经之五腧。惟独《缪刺篇》曰：少阴锐骨之端各一痏。王氏注为神门穴为手少阴之腧者，盖亦本于《邪客篇》也。

介按前三篇之说，各有不同。在《九针十二原篇》止言五脏之原左右各二，而复有膏之原，肓之原，共为十二原。在《本输篇》则以前篇五脏之原为五腧，复有六腑之原，而无膏肓之原，且手少阴之脉独无腧，而以手厥阴之腧代之。在《邪客篇》则明指手少阴之腧，在掌后锐骨之端，而亦皆无少阴井荥经合并膏肓等原。《难经》亦然。及查《甲乙经》乃云：少冲者木也，少阴脉所出为井；少府者火也，少阴脉所溜为荥；神门者土也，少阴脉所注为腧；灵道者金也，少阴脉所行为经；少海者水也，少阴脉所入为合，而十二经之井荥始全矣。然详求腧原之义，如《九针十二原篇》及《本输篇》所云，则阴经之原即腧也；阳经虽有腧原之分，而腧过于原，亦为同气。故阳经治原，即所以治腧也；阴经治腧，即所以治原也。《六十六难》曰：十二经皆以腧为原者，何也？然。五脏腧者，三焦之所行，气之所留止也。又曰：原者，三焦之尊号也，故所止辄为原。五脏六腑之有病者，皆取其原也。及考之《顺气一日分为四时篇》，则曰：原独不应五时，以经合之，以应其数。然则腧可合原，经亦可合原矣。盖腧在原之前，经在原之后，穴邻脉近，故其气数皆相应也。义详灵素针刺论中。

十二经六十六穴歌

手太阴肺经

少商大指间，爪甲韭叶看，沿皮向外去，三分针自安。
鱼际手大指，节后散脉中，沿皮三分刺，直与太渊通。
太渊掌后列，一寸动脉决，咳嗽气难舒，针透阳溪穴。
经渠在寸口，肺病正相宜，善治诸般气，一针效甚奇。
尺泽肘中纹，筋外用心寻，刺入一半寸，筋舒腰胁伸。

手阳明大肠经

商陽次指側爪甲韭葉覔毫針刺三分治病甚奇特 二間手大指次指本節前内側明針灸治病賴先賢 三間手大指次指節後取本節後陷中三分針有理 合谷手大指次指岐縫尋命名曰虎口岐骨一寸鍼 陽谿腕上側兩筋陷中覔手軟即開弓手臂漸生力 曲池肘骨中屈肘縫尖是拱手向中前鍼之發弓矢

手少陰心經

少沖手小指内廉爪甲角去角如韭葉三分鍼的確 少府屈小指掌内直勞宫三分刺着穴心經面不紅 神門在掌後轉手兑骨端癲癇呆痴病針灸即時安 靈道手腕骨掌後横紋側去紋寸五分或云一寸覔 少海肘内廉節後陷中看一寸鍼着穴神喪自能安

手太陽小腸經

少澤小指端外側爪甲是毫鍼三分刺瀉火自此始 前谷手小指外側本節前陷中針三分病人心自寛 後谿手小指外側本節後捻手紋尖上一寸直鍼透 腕骨手外側腕前起骨下陷中鍼灸同法値實無價 陽谷手外側兑骨下陷中宛宛鍼一寸直愈真心痛 小海肘内是骨外去肘端肘端五分中病人刺便安

手厥陰心包絡

中衝中指間爪甲韭葉邊沿皮向後取針治中風寒 勞宫在手掌手内正中央屈側無名指指盡不須量 太陵横紋取兩筋陷中是横紋定其穴半寸針入裏 間使手掌後三寸兩筋間鍼透支溝穴治瘧與癲癇 曲澤在肘内横紋穴上鍼醫師常用意病者免勞心

手少陽三焦經

商阳次指侧，爪甲韭叶觅，毫针刺三分，治病甚奇特。

二间手大指，次指本节前，内侧明针灸，治病赖先贤。

三间手大指，次指节后取，本节后陷中，三分针有理。

合谷手大指，次指岐缝寻，命名曰虎口，岐骨一寸针。

阳溪腕上侧，两筋陷中觅，手软即开弓，手臂渐生力。

曲池肘骨中，屈肘缝尖是，拱手向中前，针之发弓矢。

手少阴心经

少冲手小指，内廉爪甲角，去角如韭叶，三分针的确。

少腹屈小指，掌内直劳宫，三分刺着穴，心经面不红。

神门在掌后，转手兑骨端。癫痫呆痴病，针灸即时安。

灵道手腕骨，掌后横纹侧，去纹寸五分，或云一寸觅。

少海肘内廉，节后陷中看，一寸针着穴，神丧自能安。

手太阳小肠经

少泽小指端，外侧爪甲是，毫针三分刺，泻火自此始。

前谷手小指，外侧本节前，陷中针三分，病人心自宽。

后溪手小指，外侧本节后，捻手纹尖上，一寸直针透。

腕骨手外侧，腕前起骨下，陷中针灸同，祛黄实无价。

阳谷手外侧，兑骨下陷中，宛宛针一寸，直愈真心痛。

小海肘内是，骨外取肘端，肘端五分中，病人刺便安。

手厥阴心包络

中冲中指间，爪甲韭叶边，沿皮向后取，针治中风寒。

劳宫在手掌，手内正中央，屈倒无名指，指尽不须量。

大陵横纹取，两筋陷中是，横纹定其穴，半寸针入里。

间使手掌后，三寸两筋间，针透支沟穴，治疟与癫痫。

曲泽在肘内，横纹穴上针，医师当用意，病者免劳心。

手少阳三焦经

關衝無名指爪甲後三分斜鍼取巧用補瀉在功能 液門手
小指本節後陷中肩背諸般疾鍼下顯神通 中渚
陽池手上腕陷中手表
分鍼入三分許取効最通神 支溝手腕後三寸兩筋間鍼透
間使穴龍行虎自參 天井肘尖外骨後一寸尋兩筋陷中取
瘰癧病根行
足厥陰肝經
大敦足大指爪甲一分取沿皮向外去三毛中亦是 間行足
大指次指岐縫尋動脉應手來膝腫目疾安 太衝在足背折
取行間對上量二寸中三分斜入後 中封內踝前一寸價足
取半寸刺無偏骨尖平過是 曲泉膝內看輔骨大筋上小筋
下陷中鍼氣疎肝臟
足少陽膽經
竅陰足小指次指爪甲端韭葉三分刺艾火又加添 俠谿足
小指次指岐縫間鍼入七分許脹滿即時寬 臨泣足小指次
指在其旁俠谿後寸半沿皮刺有方 丘墟足外踝臨泣穴相
違三寸量到處俠谿五寸功 陽輔外踝上四寸輔骨前如前
三分是亦云絕骨端 陽陵泉膝下一寸外廉傍偏風身不遂
痿痛莫恛惶
足太陰脾經
隱白足脾經大指內側尋韭葉爪甲角七壯氣宜鍼 大都足
大指本節後陷中五分鍼任用艾火亦收功 太白足內側骨
下陷中求一鍼明補瀉氣血自周流 商丘內踝下陷中一寸
通可灸五七壯能袪寒濕風 陰陵泉膝下內側輔骨尋水道
若閉塞要通須下鍼
足陽明胃經

关冲无名指，爪甲后三分，斜针取巧用，补泻在功能。

液门手小指，本节后陷中，肩背诸般疾，针下显神通。

中渚手次指，本节后液门，五分沿皮去，二寸向后行[1]。

阳池手上脘，陷中手表分，针入三分许，取效最通神。

支沟手腕后，三寸两筋间，针透间使穴，龙行虎自参。

天井肘尖外，骨后一寸寻，两筋陷中取，瘰疬病根行。

足厥阴肝经

大敦足大指，爪甲一分取，沿皮向外去，三毛中亦是。

间行足大指，次指岐逢寻，动脉应手来，膝肿目疾安。

太冲在足背，折取行间对，上量二寸中，三分斜入后。

中封内踝前，一寸价足取，半寸刺无偏，骨尖平过是。

曲泉膝内看，辅骨大筋上，小筋下陷中，针气疏肝脏。

[1] 手次指，本节后液门，五分沿皮去，二寸向后行：原书空缺，据《针灸神书》卷四补。

足少阳胆经

窍阴足小指，次指爪甲端，韭叶三分刺，艾火又加添。

侠溪足小指，次指岐缝间，针入七分许，胀满即时宽。

临泣足小指，次指在其旁，侠溪后寸半，沿皮刺有方。

丘墟足外踝，临泣穴相逢，三寸量到处，侠溪五寸功。

阳辅外踝上，四寸辅骨前，如前三分是，亦云绝骨端。

阳陵泉膝下，一寸外廉旁，偏风身不遂，酸痛莫恓惶。

足太阴脾经

隐白足脾经，大指内侧寻，韭叶爪甲角，七疝最宜针。

大都足大指，本节后陷中，五分针任用，艾火亦收功。

太白足内侧，骨下陷中求，一针明补泻，气血自周流。

商丘内踝下，陷中一寸通，可灸五七壮，能祛寒湿风。

阴陵泉膝下，内侧辅骨寻，水道若闭塞，要通须下针。

足阳明胃经

历兑足大指，次指爪甲端，沿皮针入内，治湿病如蠲。

内庭次指外，陷中刺五分，腹胀刺亦可，虚冷补相因。

陷谷次指外，次指本节后，内庭上二寸，三分针即彀。

冲阳足趺上，内庭去五寸，动脉陷谷上，又云三寸问。

解溪鞋带穴，冲阳脉后寻，同身一寸半，仔细用神针。

三里在膝下，三寸外廉寻，举足两筋内，虚劳羸瘦针。

足少阴肾经

涌泉脚板心，捲指陷中寻，大小便闭塞，身黄胸结针。

然谷内踝前，大骨下陷中，针入一寸许，补泻治遗癃。

太溪在内踝，后踝骨上寻，动脉陷中取，牙疼效若神。

复溜内踝上，二寸陷中针，针入一寸许，能令六脉生。

阴谷在膝内，骨后大筋下，小筋上用针，治疗应无价。

足太阳膀胱经

至阴足小指，外侧爪甲角，针入三分深，治病如服药。

通谷足小指，外侧本节后，陷中针五分，令人当日安。
束骨足小指，外侧本节后，陷中针五分，令人即行走。
京骨足外侧，大骨下寻觅，赤白肉际分，医师自心得。
昆仑足外踝，后踝骨上寻，陷中真是穴，一刺直千金。
委中腘中央，约文中动脉，取穴要端详，腰疼便行立。

六十六穴钤法歌

甲胆经

窍阴井金咳逆弗能息，转筋耳不闻，心烦并舌强，甲胆窍阴门。
侠溪荥水耳聋颔颊肿，走注痛无常，胸胁连肢满，侠溪荥水长。
临泣俞木佳人月水闭，气喘不能行，巅顶头颅痛，胆俞临泣拯。
丘墟原木痿厥身难转，髀枢痛不舒，胻疼并脚痹，原胆刺丘墟。
阳辅经火骨节痛无上，诸风痹莫伸，胆经阳火穴，阳火戊行真。

阳陵合土冷痹身麻木，遍身筋骨挛，阳陵泉合土，遁丙刺之安。

乙肝经

大敦井木卒疝小便数，亡阳汗雨淋，血崩脐胀痛，肝井大敦临。

行间荥火膝肿并目疾，遗溺及厥逆，发时流行间，阴荥火穴刺。

太冲俞土小便淋涩数，心胀行步难，女子崩中带，太冲俞土安。

中封经合遍体麻顽痹，绕脐寒冷沉，连腰七疝痛，经穴刺肝金。

曲泉合水瘫痹血瘕症，筋挛痛日深，咽喉脐腹痛，肝合曲泉针。

丙小肠经

少泽井金白翳覆瞳子，口干舌硬强，寒疟汗不出，少泽井金阳。

前谷荥水热病汗不出，痎疟及强颠，白翳生于目，前谷刺之痊。

后溪俞木癫痫及项强，目内翳遮睛，壬注后溪穴，阳俞木验灵。

腕骨原木迎风流冷泪，瘫痪疸黄蒸，腕骨丙时刺，小肠原穴平。

阳谷经火耳鸣颔颊肿，胁痛发佯狂，阳谷迎经刺，小肠经火凉。

小海合土头项痛难忍，脐腹疼莫禁，小肠阳合土，小海戊时针。

三焦经

关冲井金目翳舌干焦，噎膈疟乱淆，三焦井金出，阳干关冲调。

液门荥水臂痛厥惊悸，偏头痛目眩，三焦元自化，荥水液门砭。

中渚俞木热病表无汗，咽疮及背疼，三焦注俞木，中渚穴通亨。

阳池原木手软难持物，有因打损伤，三焦原穴刺，作痛应时康。

支沟经火胁肋牵筋痛，伤寒哑痹喉，三焦经穴火，对症列支沟。

天井合土瘰疬并风疹，气冲心痛惊，瘈疭针天井，三焦合土明。

丁心经

少冲井木少阴惊恐搐，痰火潮心腹，不时寒热砭，少冲阴井水。

少府荥火水气胞膺满，心虚恐惧惊，肘挛并掌热，少府火心荥。

神门俞土咽干不嗜食，呕血心痛痴，发狂神门足，阴俞土刺之。

灵道经金中风不能语，心痛及鹊悲，灵道阴经穴，辛时刺效奇。

少海合水頭痛并目眩發強嘔吐涎四肢不能舉水合少海砭

心包絡經

中衝井木絡府熱如火滿腹痛懸心病在心包絡中衝井木鍼

勞宮滎火衄溺便三血胃翻心痛攻陰滎火包絡掌內刺勞宮

太陵俞土喜笑還悲泣癲狂病莫禁心包絡熱悶俞土太陵鍼

間使經金失心卒心痛瘧嘔懸如飢間使心包絡陽經金穴妻

曲澤合水逆氣心潮熱煩心唇口乾心包曲澤穴陰谷水須看

戊胃經

厲兌井金瘧寒熱無止惡風多恐驚戊出井厲兌陽金夫穴平

內庭滎水寒厥四肢逆胸煩肚腹膜咽疼并齒齲滎火內庭鍼

陷谷俞木面目浮虛腫身心怯振寒陽俞陷谷穴流注胃經看

衝陽原木腹臍如結硬口眼或喎斜狂病去衣走衝陽原穴查

解谿經火膝連骱骨痛腰背苦難禁痃癖痰飲症谿經火解鍼

三里合土元薄諸虛損五勞并七傷骱疼膝腫濕三里胃經陽

己脾經

隱白井木足寒并暴洩月事過期時隱白脾經穴棄妻井木施

大都滎火傷寒無汗出手足逆寒虛腫滿并煩嘔大都滎火賑

太白俞土煩心臍腹脹嘔吐及便膿瘧亂後腸痛陰俞太白攻

商邱經金身熱苦太息痔漏注脾虛但見如斯症商邱刺便除

陰陵泉合水腸中寒積冷臑下熱吞酸七疝多寒熱陰陵合水安

庚大腸經

商陽井金耳聾并齒痛寒熱往來鍼瘧瘧及中滿商陽ː井金

二間滎水喉痺兼齒痛心鶻鼻衄衝口歪頷頰腫滎刺二間中

三間俞木洞泄腸鳴走唇焦瘧不除三間次指取陽木大腸俞

合谷原木渴熱病身痛傷寒無汗瞳目疼并白睛合谷大腸原

陽谿經火狂言如見鬼熱病厥煩心齒痛并瘡痍陽谿經可鍼

少海合水头痛并目眩，发强呕吐涎，四肢不能举，水合少海砭。

心包络经

中冲井木络府热如火，满腹痛悬心，病在心包络，中冲井木针。

劳宫荥火衄溺便三血，胃翻心痛攻，阴荥火包络，掌内刺劳宫。

大陵俞土喜笑还悲泣，癫狂病莫禁，心包络热闷，俞土大陵针。

间使经金失心卒心痛，疟呕悬如饥，间使心包络，阳经金穴妻。

曲泽合水逆气心潮热，烦心唇口干，心包曲泽穴，阴谷水须看。

戊胃经

历兑井金疟寒热无止，恶风多恐惊，戊出井厉兑，阳金夫穴平。

内庭荥水寒厥四肢逆，胸烦肚腹膜，咽疼并齿龋，荥火内庭针。

陷谷俞木面目浮虚肿，身心怯振寒，阳俞陷谷穴，流注胃经看。

冲阳原木腹脐如结硬，口眼或㖞斜，狂病去衣走，冲阳原穴查。

解溪经火膝连骱骨痛，腰背苦难禁，痃癖痰饮症，溪经火解针。

三里合土元薄诸虚损，五劳并七伤，骱疼膝肿湿，三里胃经阳。

己脾经

隐白井木足寒并暴泻，月事过期时，隐白脾经穴，柔妻井木施。

大都荥火伤寒无汗出，手足逆寒虚，肿满并烦呕，大都荥火驱。

太白俞土烦心脐腹胀，呕吐及便脓，疟乱绞肠痛，阴俞太白攻。

商丘经金身热苦太息，痔漏注脾虚，但见如斯症，商丘刺便除。

阴陵泉合水肠中寒积冷，膈下热吞酸，七疝多寒热，阴陵合水安。

庚大肠经

商阳井金耳聋并齿痛，寒热往来针，痎疟及中满，商阳阳井金。

二间荥水喉痹兼齿痛，心惊鼻衄冲，口歪颔颊肿，荥刺二间中。

三间俞水洞泄肠鸣走，唇焦疟不除，三间次指取，阳木大肠俞。

合谷原木湿热病牙痛，伤寒无汗暄，目疼并口噤，合谷大肠原。

阳溪经火狂言如见鬼，热病厥烦心，齿病并疮疥，阳溪经可针。

曲池合土半身风不遂，两臂痛难支，汗后多余热，庚阳合曲池。

辛肺经

少商井木膨膨腹胀满，咳逆及喉风，五脏诸家热，少商井木攻。

鱼际荥火衄血喉中燥，头疼舌上黄，伤寒无汗出，鱼际脉中央。

太渊俞土缺盆引中痛，喘息急难蠲，心痛掌中热，肺俞土太渊。

经渠经金膨膨而喘咳，胸背急拘挛，暴痹足心热，经渠经金安。

尺泽合水手臂拘挛急，口干劳嗽时，四肢暴肿咳，尺泽可扶持。

壬膀胱经

至阴井金心烦足下热，便浊梦遗淋，壬刺至阴穴，膀胱阳井金。

通谷荥水精结诸留饮，睆睆目不明，喉风并项肿，通谷水阳荥。

束骨俞木腰背喘如结，风寒触目寒，阳俞束骨穴，壬水一针蠲。

京骨原木髀枢骱骨痛，疟乱及头风，壬过本原穴，膀胱京骨寻。

昆仑经火脚腕痛如裂，腰尻疼似折，内时针昆仑，膀胱经火穴。

委中合土肿重不能举，髀枢脚痹风，委中膀胱合，针下便亨通。

癸肾经

涌泉井木脏结热诸厥，痿黄无子嗣，癸干阴井木，肾出涌泉时。

然谷荥火妇人长不孕，男子久遗精，洞泄并消渴，肾阴然谷荥。

太溪俞土溺黄尿血症，咳嗽牙齿疼，湿痹并痃癖，太溪俞土平。

复溜经金五淋并水蛊，赤白黑青黄，肿胀肾阴穴，经金复溜详。

阴谷合水脐腹连阴痛，崩中带下淋，当针阴谷穴，合水肾阴寻。

六十六穴应病针灸歌

手太阴肺经主病穴

少商名肺井，取血用三棱，喉痹咽疮满，寒除热又增，腹膨填胀胁，咳嗽喘伤膺，五脏诸烦热，针砭效可凭。

鱼际肺之荥，除疴极有因，目眩身少气，咽燥口亡津，呕吐时加血，头疼咳嗽频，舌黄身不汗，此穴验如神。

太渊主肺俞，亦列在原间，呕吐心疼

痛，咽干喘息艰，腹膨多咳嗽，气上喘来干，眼目生云翳，金针莫等闲。

经渠经肺部，泄热快心膺，胸背拘挛急，心疼吐逆频，足心疼暴痹，热病喘时增，针灸依经神，针旨信有能。

尺泽合肺疾，冲胞上气加，舌干咽肿痛，风痹手挛麻，肿暴四肢起，生痰咳嗽呀，臂拘难举动，针下效堪夸。

手阳明大肠经主病穴

商阳为井穴，气出手阳明，目赤心中满，饱填喘逆盛，耳聋牙齿痛，痎疟热寒生，热病伤寒候，针之病可行。

二间荥穴用，喎口区当寻，鼻衄肩髃痛，心惊头肿侵，背疼皆可刺，喉痹更宜针，入则三分许，呼之穴在心。

三间阳明穴，大肠俞位间，齿龋兼饱满，肠鸣洞泄干，喉痹咽梗塞，气喘口唇干，寒疟无时发，针之效不难。

大肠原合谷，热病汗过期，口噤牙关紧，眸昏目视岐，痹痿兼满下，风热疟伤饥，鼻衄皆同刺，牙疼齿亦宜。

阳溪穴行火，正属大肠经，热病心惊悸，谵言志不宁，心烦仍喜笑，
目赤痛天庭，厥逆并疮疥，针之效最灵。
曲池为土穴，循入合其中，肘痛身无力，咽喉痹莫通，半身瘫不遂，
两背痛皆同，汗后生余热，留针即见功。

足阳明胃经主病穴

胃经厉兑井，喉痹可能医，口噤成尸厥，牙疼病疟亏，滑肠多洞泄，
减食怕风欺，取用求斯穴，金针奏效奇。
荥水内庭穴，风牙刺即轻，咽疼并腹痛，数欠恶人声，齿龋兼尸厥，
脾虚满腹膨，金针如早刺，邪散气和平。
陷谷胃之俞，投针究病由，肠鸣连腹痛，面目肿虚浮，痎疟时频发，
振寒日未休，但能依此穴，邪气免拘留。
冲阳穴是胃之原，口眼偏风龋齿残，膝胫肿疼牙亦痛，更针热疟立时寒。
解溪经主治，脚背腕疼时，风湿面跗肿，痰涎喘咳频，烦心风痛脑，
痃癖积主脾，脚转筋骱肿，后针总合宜。

三里阳明足胃合，能针劳瘦体尫羸，癖痃翻胃癥坚块，膈满胞膺气不疏，

咳逆吐多频咳唾，骱酸膝痛发伸舒，腹膨如鼓水浮肿，瘀血停留并可除。

足太阴脾经主病穴

隐白脾太阴，井木病先论，月事来无止，崩中去若崩，滑肠难化食，

腹胀吐频翻，鼻衄并寒足，针之穴可扪。

大都荥穴取，热病汗无来，腹满生烦热，胞腹气逆回，胃寒生呕吐，

肢冷觉身众，是疾凭针刺，除痾实扶哉。

太白脾俞穴，蠲疴实异常，便脓膨腹胀，身热吐来伤，鼻衄烦心闷，

饱疼霍乱怔，行针明此穴，去症并相当。

商丘经穴是，正可刺脾虚，肚胀身寒逆，肠鸣腹痛拘，妇人因绝孕，

男子气难舒，补泻从针法，神安疾自除。

阴陵泉合脾，刺法有元微，喘逆身难卧，腰疼肾损机，腹坚瘕疝久，

便涩溺来迟，霍乱中寒冷，针时有所依。

手少阴心经主病穴

少冲阴井穴，善治冷痰生，寒热往来去，悲忧笑又惊，肘挛速臂痛，上气逆难平，热病如烦满，针之效有灵。

心荥少府穴，胸满气随伸，狂妄生谵语，悲忧恐惧人，胞中寒热作，气少不精神，掌热肘挛急，金针用有因。

神门注兑骨，手转可施针，不食咽干燥，多痫病或深，心疼兼呕血，身热恶寒侵，诸疾皆同法，迎随可究心。

心经灵道穴，心痛刺还宜，暴哑难言语，筋挛肘不随，神虚恐乱志，失性呆痴愈，疾知针法，迎随效见奇。

少海真心合，横纹肘后寻，齿寒龋口苦，呕逆吐难禁，瘰疬如生腋，胞膨胀满心，痹疼风走注，禁灸只宜针。

手太阳小肠经主病穴

小肠少泽穴，臂痛刺之宜，喉痹疮糜舌，痰多咳损肌，目瞳生翳膜，项急感风吹，寒疟如无汗，求安此穴奇。

前谷为荥穴，宜针

项背疼，喉痹咽颔肿，翳目眼珠盲，热病身无汗，寒邪疟转增，癫狂同取用，愈疾效如神。

丙府后溪穴，小肠俞木求，时痹筋挛拘，身寒热疮留。

眼生云翳障，耳闭衄红流，头项如生强，针投病即瘳。

腕骨小肠原，行针妙莫言，偏枯难举臂，热病汗流奔，

目翳兼多泪，身瘫痪若昏，补虚宜泄实，诸实尽同门。

阳谷小肠经，宜针聋耳鸣，目眩并齿痛，狂走妄言惊，

颔颊连腮肿，疼从两胁生，伤寒热不汗，众疾悉能平。

小海小肠合，行针论病名，四肢皆乏力，两足倦能行，

风肿连头痛，连脐痛使生，更调寒热疾，能取气和平。

足太阳膀胱经主病穴

至阴穴出井，经络走时脱，足热烦心内，头风痛胁旁，

遗精溲不利，翳膜眼无光，更治中寒热，尤宜刺发狂。

所流通谷穴，荥火属膀胱，头肿项筋急，腹膨气胀伤，

脾虚食不化，难视目睆睆。留饮兼头重，迎随疾自康。

束骨膀胱俞，能针两耳聋，恶风如目晕，背痛折腰同，颈项生筋急，风寒注体中，如斯诸等疾，刺法妙无穷。

京骨为原穴，膀胱过有因，腰疼颈项强，膝痛屈难伸，目内眦皆赤，骱酸疟发频，髀枢疼痛久，取血便能平。

经火昆仑穴，腰疼刺有因，头风疾吐逆，脚重走难伸，腹胀踝如裂，儿痫搐似鹊，依经分补泻，济世卫生民。

委中合土穴，腰痛正宜攻，膝病难伸屈，髀枢脚痹同，伤寒热内凑，赤目血侵瞳，取血依经法，良医是妙功。

足少阴肾经主病穴

涌泉少阴井，结热脏中含，血涉便应秘，心疼痛若钻，风痿多足疾，绝孕不怀躭，足热喘生厥，求安此穴堪。

然谷少阴荥属肾，针之即血即令饥，喘呼少气兼消渴，洞泄遗精步不移，气胀胞中支胁满，脐风口禁损婴儿，妇人不孕咽喉痹，有疾求安尽合宜。

太溪肾经俞，能针足厥寒，尿黄并尿血，便燥与便难，

咳嗽诸痃癖，涎多呕吐干，病人如脉短，治法一同看。

复溜行经肾，取疾实奇哉，腹膨胀如鼓，伤寒汗不来，

四肢疼肿痛，空肚响如雷，十分水淋五，针之效夺魁。

阴谷肾经合，膝旁辅骨安，舌纵涎必下，烦满腹难宽，

阴股内廉痛，痿痹小便艰，少　兼漏下，一刺不须繁。

手厥阴心包络经主病穴

中冲包络井，治腹痛连心，热病生烦闷，身□汗不淋，

头疼同舌强，烦热掌中淫，补泻三呼吸，一分针莫深。

劳宫荥在掌，黄疸衄同宣，呕吐胃翻症，筋挛肘臂连，

心疼兼吐血，烦闷口干泉，三壮攻其穴，便黄尿血痊。

大陵包络俞，取疾在心胸，喜笑悲哀泣，狂言惊恐慵，

小便溲带赤，眦眼发鲜红，气上冲心逆，针分补泻中。

间使心经穴，宜调呕血安，心疼兼吐逆，疟病恶风寒，
惊悸中风并，如饥频欲飧，热生咽痛病，诸疾悉能宽。
曲泽心包合用针，口干烦闷及心疼，筋挛肘臂并身热，呕吐同于此穴寻。

手少阳三焦经主病穴

关冲为井穴，主治属三焦，喉痹心胸噎，头疼舌燥焦，
目中生翳膜，霍乱总能消，臂肿痛难举，针时即刻调。
液门阳水穴，有疾用针蠲，惊悸疾痫热，睛红齿血宣，
脑疼头目痛，手臂痛连肩，取血三棱刺，奇功玄又玄。
三焦中渚穴，俞木效如何，气下聋准耳，昏眸翳两窠，
咽疼疮更肿，头痛疟相魔，热病如无汗，金针去宿疴。
阳池原穴法，所过本同俞，气积心填闷，寒生疟热时，
身沉难举步，臂痛发擎持，跌扑曾伤损，披针一例推。
支沟经穴道，胁痛伏金针，霍乱仍兼吐，风淫暴失音，
大便难口噤，臂肿肘疼沉，腕后三分刺，呼留七在心。
天井三焦合，当明补泻功，风劳如咳嗽，气上遇心胸，
不食并惊悸，筋挛骨痛全，臂肱连跗痹，

速效仗金针。

足少阳胆经主病穴

窍阴名胆井，治疾理当穷，臂胁相连痛，颈疼耳不聪，

舌干并强急，喘嗽两相攻，筋转难行步，咽喉痹莫通，

三分一呼刺，烦热效同功。

侠溪荥属胆，好刺耳聋人，鼻衄并喉痹，胸膨胁胀频，

颊腮浮颔肿，寒热退红轮，走注无当痛，难移步履行。

临泣胆俞针，阴人血不调，咽喉连颔肿，肤胀脚难行，

气噎兼中满，寒加热疟潮，步难加气喘，愈疾绝根苗。

丘墟刺胆原，脚痹腿骱酸，腋肿髀枢痛，目睛翳膜浸，

胸膺疼胁满，疟疾热兼寒，此穴呼留七，针深半寸看。

阳辅胆经穴，足肿最难行，节痛无当此，诸及不仁，

筋挛并骨痛，脑泄足寒频，半寸针呼七，迎之效若神。

阳陵泉合胆，妙穴治偏风，冷痹身麻木，腰疼不举同，

膝疼兼臂重，筋急与头风，膝外寻尖骨，横针刺陷中。

足厥阴肝经主病穴

大敦肝井穴，七疝本相当，腹胀心疼苦，崩中脐痛伤，
乍昏尸厥状，多汗出亡阳，中极防昏闷，针之大食飧。
行间肝荥火，呕吐此中针，寒疝遗溲涩，心疼厥逆侵，
咽干并目赤，咳逆痛腰沉，针法蠲邪气，三分刺莫深。
太冲肝土穴，呕血效尤凭，女子崩中漏，遗脓沥似淋，
腰疼牵小腹，阴痛闷关心，足冷后便涩，针之血可宁。
中封肝穴经，寒疝刺之宁，足冷脐腹痛，风虚麻木并，
振寒疾疟盛，跗肿痛红形，用意求斯穴，针之效最灵。
曲泉肝合穴，最好刺筋挛，泄痢并便血，风劳喘息牵，
血瘕疼肿痛，疝气堕偏凡，肛胀兼咽痛，浑身热更宜。

脏腑井荥俞经合主治

假如得弦脉，病人善洁面青善怒，此胆病也。

心下满窍阴井，身热侠溪荥，体重节痛临泣俞，喘咳寒热阳

辅经，逆气而泻阳陵泉合总取丘墟原。

假如弦脉，患人淋、溲难转筋、四肢满闭、脐右有动气，此肝病也。

心下满，大墩井，身热，行间荥，体重节痛，太冲俞，喘嗽寒热，中封经，逆气而泄，曲泉合。

假如浮洪脉，面赤口干、喜笑，此小肠病也。

心下满，少泽井，身热，前谷荥，体重节痛，后溪俞，喘嗽寒热，阳谷经，逆气而泄，小海合，总取腕骨原。

假如浮洪脉，烦心痛，掌中热而腕骨上有动气，此心病也。

心下满少冲井，身热，少府荥，体重节痛，神门俞，喘嗽寒热，灵道经，逆气而泄，少海合。

假如浮缓脉，面黄善噫，善思苦味，此胃病也。

心下满，厉兑井，身热，内庭荥，体重节痛，陷谷俞，寒热喘嗽，解溪经，逆气而泄，三里合，总取冲阳原。

假如浮缓脉，令人腹胀满，食不消，怠惰好睡，四肢不收，当脐有动气，按之若牢痛，此脾病也。

心下满，隐白井，身热，大都荥，体重节痛，太白俞，寒热喘嗽，商丘经，逆气而泄，阴陵合。

假如浮脉，面白善嚏，悲愁不乐欲哭，此大肠病也。

心下满，商阳井，身重节痛，三间俞，体热，二间荥，喘嗽寒热，阳溪经，总取合谷合。

假如浮脉，喘嗽，洒淅寒热，脐右有动气，按之牢若痛，此肺病也。

心下满，少商井，身热鱼际荥，体重节痛，太渊俞，喘嗽寒热，经渠经，逆气而泄，尺泽合。

假如沉迟脉，面黑善恐欠，此膀胱病也。

心下满，至阴井，身热，通谷荥，体重节痛，通谷俞，喘嗽寒热，昆仑经，逆气而泄，委中合，总取京骨原。

假如沉迟脉，逆气，小肢痛泄，如下重，足寒而逆，此肾病也。

心下满，针涌泉井，身热，然谷荥，体重节痛，太溪俞，喘嗽寒热，复溜经，逆气而泄，阴谷合。

费成孺曰：《大成》载十二经，是动所生病，补泻迎随，其虚则补之者，预取未来之时；随而济之，盛则泻之者，却按本经之时；迎而夺之，如肺病用卯时，补太渊土，母用寅时，泻尺泽水子之类，其是动所生见疾病篇《灵枢·经脉》。

天地营卫流注总论

凌卧岩曰：天运地气，岁周六步者也，血营气卫日周一身者也。天动而不息，地静而守位，在人脏腑应之，故营气应于地。尝于寅初，初刻始，亥正四刻终。通贯俞穴三百六十五以合周天之度，循经接络，日有定纪，卫气者应于天者也，慓悍疾利不循经分，始于太阳，终于阴跷。凡四刻而尽一周每一夜而巡五脏，上合日躔，宿度而分历阴阳焉。夫天地即此阴阳，阴阳自有五行在人脏腑，各具木火土金水之位，在脏经俞亦标井荥俞经合之名，然脏何以复有心主，腑何以复有三焦。盖天有五星，不丽于日月，不成七政，人有五部不属于焦络，不成六元，是三焦包络者，脏腑之根原，营卫之原委也。予尝论次运气，读六元正纪、五常政、至真要诸大论，谓前人子午流注之说出于此，乃取而临考之则学无原本意，复游移如脏腑，关于天地而二火之义，无闻焦络。总乎气血而五穴之间，无配且混填时日志，甲子之初，罔识方隅非坎离之正。今兹立图说悉本经文选日遁时皆俗捐学知天之有运、有干、有气而撰天元流注一图，知地之有运、有支、有形而撰地元流注一图，知人之有卫气合于天，有营气合于地，而撰人元营卫流注一图于天定时疾，在气分者取天之时，而日在其中；于地定日疾在血分者取地之日，而时在其中陽日無陰時陰時無陽日刺衛則甲與己合夫妻也互相主客刺營則甲同乙居兄弟也迭為開闔苟能因是而推於在天在地之氣廣於三陰三陽之交則元化無窮主治有則矣

卧巖又曰人欲明理必先正名子午流注之名何居乎子午者天以分南北之極地以界陰陽之交也流注藏為火土己脾分也而三焦隸於辰艮三焦位也而脾藏混於丑是其義為三焦包絡火土相禅而發也又腑為水木丁屬包絡而運與壬為木丙屬三焦而運與辛為水是其義亦為三焦包絡水木木原而發也不知經義且昧篇名而況於開闔主客之妙理乎

天元流注論

凌卧巖曰六十年運氣治病之化太者三十年為太陽為少陽為少陰惟辰戌寅申子午年有之少者三十年為太陰為陽明為厥陰惟丑未卯酉巳亥年有之可見太過不及在天布氣各間氣各間處而治令一步於是四維上下相朝四正左右相錯以行初二三四五之運以主角徵宮商羽之音夫一歲之運之音即一日之運之音也一運司一氣有奇而主必始於角一氣司四節與餘而火必分為二故厥陰一陰也少陰二陰也太陰三陰也少陽一陽也陽明二陽也太陽三陽也陰陽有多少十干有剛柔剛為陽柔為陰衛應天元故時從運而臑取於脾營應地元故時從支而子映於滎然急瀉疾補之疾不能泥待則又可取艮與坤乾之時而刺之也

凌雙湖補說曰天以三陰三陽為序厥陰在天為風化於人屬肝與膽少陰在天為熱化於人屬小腸與心太陰在天為濕化於人屬胃與脾少陽在天為暑化於人屬三焦與心包絡陽明在天為燥化於人屬大腸與肺太陽在天為寒化於人屬膀胱與腎熱暑寒之氣太過為太運風燥濕之氣不及為少運六氣

其中。阳日无阴时，阴时无阳日，刺卫则甲与己合夫妻也。互相主客刺营则甲同乙居，兄弟也。迭为开阖，苟能因是而推于在天在地之气，广于三阴三阳之交，则元化无穷，主治有则矣。

卧岩又曰：人欲明理，必先正名。子午流注之名何居乎？子午者，天以分南北之极地，以界阴阳之交也。流注脏为火土己脾分也，而三焦隶于辰艮，三焦位也。而脾脏混于丑，是其义为三焦，包络火土相禅而发也。又腑为水木，丁属包络，而运与壬为木丙，属三焦；而运与辛为水，是其义亦为三焦。包络水木木原而发也。不知经义且昧，篇名而况于开阖主客之妙理乎。

天元流注论

凌卧岩曰：六十年运气治病之化太者，三十年为太阳，为少阳，为少阴。惟辰戌寅申子午年，有之少者；三十年为太阴，为阳明，为厥阴。惟丑未卯酉巳亥年，有之可见。太过不及在天布气，各间气，各间处而治，令一步。于是四维上下相朝，四止左右相错，以行初二三四五之运，以主角徵宫商羽之音。夫一岁之运之音，即一日之运之音也。一运司一气有奇而主必始于角。一气司四节无余而火，必分为二。故厥阴一阴也，少阴二阴也，太阴三阴也。少阳一阳也，阳明二阳也，太阳三阳也。阴阳有多少，十干有刚柔。刚为阳，柔为阴。卫应天元，故时从运而胆取于脾；营应地元，故时从支而子映于癸。然急泻疾补之疾不能泥，待则又可取艮巽坤乾之时而刺之也。

凌双湖补说曰：天以三阴三阳为序，厥阴在天为风化，于人属胆与肝；少阴在天为热化，于人属小肠与心；太阴在天为湿化，于人属胃与脾；少阳在天为暑化，于人属三焦与心包络；阳明在天为燥化，于人属大肠与肺；太阳在天为寒化，于人属膀胱与肾。热暑寒之气太过为大运，风燥湿之气不及为少运。六气

分布六位即每歲司天在泉左右間右旋之步也後人不知此義將三焦屬壬包絡屬癸是天有二水而無暑化也乘於經旨誤於學人故不可以不辨

淩藻湖補解曰天元圖每干六日每化將陰陽兩藏每日十二時天開於子元遁五鼠而戌亥二時不與以十干間配藏府則府得陽日陽時藏得陰日陰時也其三焦包絡相火之義詳後人元圖中

地元流注論

淩卧巖論曰岐伯云冬刺井春刺滎之類蓋以井者淵泉在下其氣窅深故井象之而屬冬秦越人謂春井冬合雖取春發生冬收蟄之意然於經義不符所當革正今地圖方位十二向各配井滎俞原經合之穴無有加臨以見地之静鎮歷古上奉天運之義然或者以為戊己之分土也經曰天之門户宜乾為胃而巽為脾坤隣於心艮隣於腎經曰少陽屬腎宜三焦丑而包絡未也而何三焦東南脾藏東北哉曰四維在地為土位則土四而火非二兩經在地為相火則辰火而丑原土且天之三陰三陽以多少為序則土居火前地之五行以相生為序則土居火後知此則土可歸火火可位土朱丹谿曰火土相混是經旨也若陳無擇以濕土生相火王太僕以少陽次太陽皆臆說也或曰然則心主獨不與胃相混何也曰戊土陽支宜為胃部無論也包絡在經皆曰膻中有曰膻中者心主之宫城也又曰膻中者臣使之官則包絡為君之相故為相火而夾輔天君經曰君火以明相火以位又曰手少陰獨無俞皆在於心之包絡是燮理陰陽宰輔職也豈有大臣輒離君側者乎如或不解君其問之衛氣

淩雙湖補說曰火有二君相是也君火位離而相火佐之故三

分布六位，即每岁司天在泉，左右间右旋之步也。后人不知此义，将三焦属壬包络属癸，是天有二水而无暑化也。乘于经旨误于学，人故不可以不辨。

凌藻湖补解曰：天元图每干六日每化将阴阳两脏，每日十二时天开于子元遁五鼠而戌亥二时，不与以十干间酡脏腑，则腑得阳日阳时，脏得阴日阴时也。其三焦包络相火之义，详后人元图中。

地元流注论

凌卧岩论曰：岐伯云冬刺井，春刺荥之类。盖以井者渊泉在下，其气窅深，故井象之而属冬。秦越人谓：春井冬合，虽取春发生，冬收蛰之意，然于经义不符，所当革正。今地图方位十二向各配井荥俞原经合之穴，无有加临以见地之静镇。历古上奉天运之义，然或者以为戊己之分土地。经曰：天之门户，宜乾为胃，而巽为脾，坤邻于心，艮邻于肾。经曰：少阳属肾宜三焦丑而包络未也。而何三焦东南，脾脏东北哉。曰：四维在地为土位，则土四而火非二两。经在地为相火则辰火而丑原土，且天之三阴三阳以多少为序。则土居火前地之五行，以相生为序，则土居火后知此则土可归火，火可位土。朱丹溪曰：火土相混是经旨也。若陈无择以湿土生相火。王太仆以少阳次太阳皆臆说也。或曰：然则心主独不兴胃相混何也。曰：戊土阳支宜为胃部无论也。包络在经皆曰膻中，有曰：膻中者，心主之宫城也。又曰：膻中者，臣使之官则包络为君之相，故为相火而夹辅天君。经曰：君火以明，相火以位。又曰：手少阴独无俞，皆在于心之包络是燮理。阴阳宰辅职也，岂有大臣辄离君侧者乎。如或不解，君其问之冲气。

凌双湖补说曰：火有二君，相是也。君火位离而相火佐之，故三焦附丙包络，附丁居辰未之次，丑辰易位者，以三焦位上中下。在上属阳配于太阳，在下属阴配合于膀胱。今脾主中焦，营卫由脾升降焉。故经曰：三焦者，孤之腑也。极上际下而统护诸阳者也，此之断然，布置无勉强之见而有自然之合也。

凌藻湖补解曰：六阳支，六阳干相临，主于腑；六阴支，六阴干相临，主于脏。在干则甲乙木，肝胆居之而会支之寅卯，运见丁壬专日；丙丁火心、小肠居之，而会支之巳午，运见于甲己宝日；庚辛金肺、大肠居之，而会支之申酉，运见戊癸伐日；壬癸水膀胱、肾居之，而会支之亥子，运见于乙庚义日；四维土脾胃，居其半而会支之丑戌，运见丙辛制日；三焦包络居其半而会支之辰未，运总刚柔为义日，以见。刺卫之日，宜从干而六支来集；刺营之日，宜从支而六干咸归。此阴中之阳，阳中之阴。天地化机，无时不然而焦络绕，辖阴阳地，合天辰卫同营日，故本穴散见于各经、各原。兼开于两部，其法腑金脏木以次相生，火己水壬以形上应选卫穴者，用六支时在天元之干选营穴者，用六干时见日辰之遁从类而求。按图可索，勿知其要椎无妄刺也。

人元流注论

凌卧岩曰：营出中焦，卫出下焦。营行脉中，卫行脉外。营濡于腠理，卫周于分肉。是较然天地之位也，今人不读《灵枢·卫气行篇》：概以寅肺卯，大肠分配十二时，不知脉始中焦，固寅时也。然漏下百刻，每时八刻二十分，每刻六十分，通贯俞穴计之则心主真心穴，最少将经脉迟迟其行耶。膀胱与胆穴最多抑急驶而过之。欣爱喻之于星度，则嘴鬼犹心包与心也，井斗犹膀胱与胆也。论宿而当度者，算一度犹有说也。论经而值时者，驻一时非其说也。若卫也者，凡三刻在三阳，一刻在阴分。阴分者，足少阴也。一时两周必始足太阳之睛明而合足少阴之阴跷。夫昼主阳，若何止行六腑而周行阴分者，以人身止精与气耳。精，阴也。在于肾气，阳也。在于腑气，非精不行，精非气不固；太阳非少阴，谁为传递；膀胱非肾脏，孰为根基？故刺营者固不外于卫；而刺卫者值日时于夜藏，要不可外阴跷、照海而另为介绍也。

凌双湖补说曰：三焦本穴，寄体五府包络本穴寄体五腑；包络本穴，寄体五脏。故天地二元俱佐荥经二火为相火之穴至营卫。图皆配五穴者举干支之火，分而焦络在其中矣。

凌藻湖补解曰：卫应于天，遁时从运不从形；营应于地，遁日从形不从运。皆始于寅位者，以人生于寅，故用五虎元遁也。卫气开时，甲联于己；营气开时，甲暎于乙水。下四刻卫行一周，凡六周复过太阳，为二十五刻，合天之一面七舍，日之四分之一，寅出中焦肺之中府，亥止肝经穴之期门，兼由督任，凡一日夜而一周焉。义俱详《经络篇》。

天地阴阳各配营卫总讲

天　　五运*初角　二徵　三宫　四商　五羽*

　　十干甲己土运　乙庚金运　丙辛水运　丁壬木运　戊癸火运

　　六气巳亥厥阴风化　子午少阴热化　丑未太阴湿化　寅申少阳暑化　卯酉阳明燥化　辰戌太阳寒化

地　六气初厥阴　二少阴　三少阳　四太阴　五阳明　终太阳

　　五形甲乙木　丙丁火　戊己土　庚辛金　壬癸水

　　十二支巳亥风木　子午君火　寅申相火　丑未太阴　卯酉燥金　辰戌寒水

阴营气配柔干　六脏　脾　肝　心　包络　肺　肾

　　　　　　　六支　丑　卯　巳　未　酉　亥

阳卫气配刚干　六腑　膀胱　胆　三焦　小肠　大肠　胃

　　　　　　　六支　子　寅　辰　午　申　戌

天元流注圖

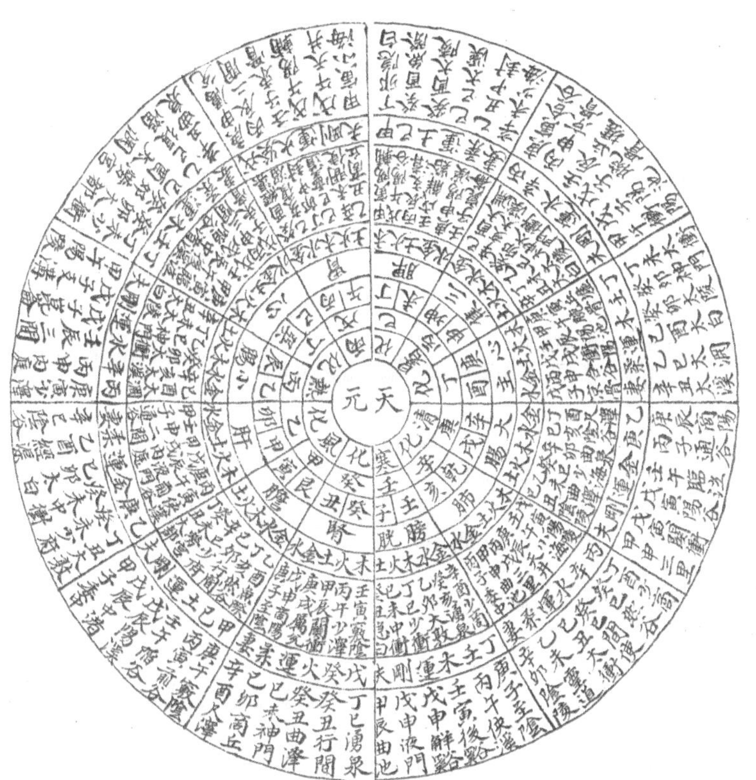

地元流注圖

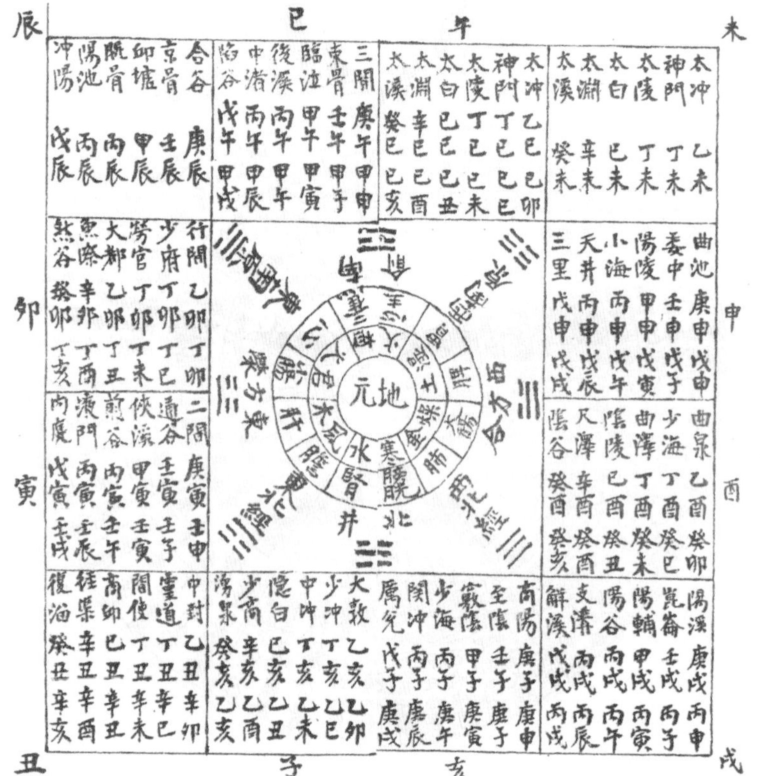

辰
巳
午
未
合谷 庚辰
京骨 壬辰
卯墟 甲辰
腕骨 丙辰
陽池 丙辰
冲陽 戊辰
三間 庚午 甲申
束骨 壬午 甲子
臨泣 甲午 甲寅
後溪 丙午 甲午
中渚 丙午 甲辰
陷谷 戊午 甲戌
太冲 乙巳 己卯
神門 丁巳 己巳
太陵 丁巳 己未
太白 己巳 己丑
太淵 辛巳 己酉
太溪 癸巳 己亥
太冲 乙未
神門 丁未
太陵 丁未
太白 己未
太淵 辛未
太溪 癸未
申
曲池 庚申 戊申
委中 壬申 戊子
陽陵 甲申 戊寅
小海 丙申 戊午
天井 丙申 戊辰
三里 戊申 戊戌
酉
曲泉 乙酉 癸卯
少海 丁酉 癸巳
曲澤 丁酉 癸未
陰陵 己酉 癸丑
尺澤 辛酉 癸酉
陰谷 癸酉 癸亥
戌
陽溪 庚戌 丙申
崑崙 壬戌 丙子
陽輔 甲戌 丙寅
陽谷 丙戌 丙午
支溝 丙戌 丙辰
解溪 戊戌 丙戌
亥
商陽 庚子 庚申
至陰 壬子 庚子
竅陰 甲子 庚寅
少海 丙子 庚午
關冲 丙子 庚辰
厲兑 戊子 庚戌
子
大敦 乙亥 乙卯
少冲 丁亥 乙巳
中冲 丁亥 乙未
隱白 己亥 乙丑
少商 辛亥 乙酉
湧泉 癸亥 乙亥
丑
中封 乙丑 辛卯
靈道 丁丑 辛巳
間使 丁丑 辛未
商卯 己丑 辛丑
經渠 辛丑 辛酉
復溜 癸丑 辛亥
寅
二間 庚寅 壬申
通谷 壬寅 壬子
俠溪 甲寅 壬寅
前谷 丙寅 壬午
液門 丙寅 壬辰
內庭 戊寅 壬戌
卯
行間 乙卯 丁卯
少府 丁卯 丁巳
勞宮 丁卯 丁未
大都 乙卯 丁丑
魚際 辛卯 丁酉
然谷 癸卯 丁亥
地元
東方
水
寒
井
北

人元營衛流注圖

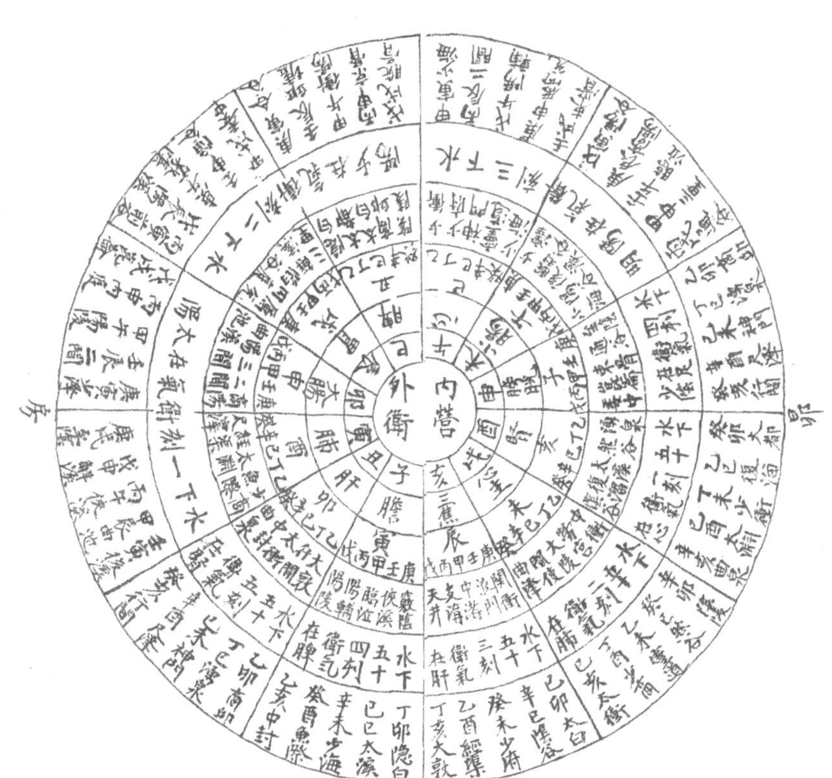

封內踝比丁丑時合少海心己卯間使絡包止
庚日辰時商陽居壬午膀胱通谷知甲申臨泣為俞木合谷金
原返本歸丙戌小腸陽谷火戊子時居三里宜庚寅氣納三焦
合天井之中不用奇
辛日卯時少商本癸巳然谷何須忖乙未太谿原太淵丁酉心
經靈道引己亥脾合陰陵泉辛丑曲澤包絡準
壬日寅時起至陰甲辰胆脉俠谿滎丙午小腸後谿俞反求京
骨本原尋三焦寄有陽泉穴反本還原似嫡親戊申時注解谿
胃大腸庚戌曲池真壬子氣納三焦寄井穴關衝一片金關衝
屬金壬屬水子母相生恩義深
癸日亥時井湧泉乙丑行間穴必然丁卯俞穴神門是本尋腎
水入谿原包絡大陵原并過巳巳商丘內踝邊辛未肺經合尺
澤癸酉中衝包絡連子午截時安定穴留傳後學莫忘言
訖

封内踝比[1]，丁丑时合少海心，己卯间使络包止。

庚日辰时商阳居，壬午膀胱通谷知，甲申临泣为俞木，合谷金原返本归，丙戌小肠阳谷火，戊子时居三里宜，庚寅气纳三焦合，天井之中不用奇。

辛日卯时少商本，癸巳然谷何须忖，乙未太溪原太渊，丁酉心经灵道引，己亥脾合阴陵泉，辛丑曲泽包络准。

壬日寅时起至阴，甲辰胆脉侠溪荥，丙午小肠后溪俞，反求京骨本原寻，三焦寄有阳泉穴，反本还原似嫡亲，戊申时注解溪胃，大肠庚戌曲池真，壬子气纳三焦寄，井穴关冲一片金，关冲属金壬属水，子母相生恩义深。

癸日亥时井涌泉，乙丑行间穴必然，丁卯俞穴神门是，本寻肾水入溪原，包络大陵泉原并，过巳巳商丘内踝边，辛未肺经合尺泽，癸酉中冲包络连，子午截时安定穴，流传后学莫忘言。

讫

①封内踝比：此上有缺页。本页内容乃《子午流注逐日按时定穴歌》，出自《徐氏针灸大全》卷三。此上缺失部分，可参该书。

图书在版编目（CIP）数据

中国针灸大成. 经络卷. 黄帝秘传经脉发挥；经络考略 / 石学敏总主编；王旭东，陈丽云，梁尚华执行主编. — 长沙：湖南科学技术出版社，2020.12
ISBN 978-7-5710-0813-0

Ⅰ. ①中… Ⅱ. ①石… ②王… ③陈… ④梁… Ⅲ. ①《针灸大成》②经脉—研究③经络—研究 Ⅳ. ①R245②R224

中国版本图书馆 CIP 数据核字(2020)第 205129 号

中国针灸大成 经络卷
HUANGDI MICHUAN JINGMAI FAHUI JINGLUO KAOLUE
黄帝秘传经脉发挥 经络考略
总 主 编：石学敏
执行主编：王旭东 陈丽云 梁尚华
责任编辑：李 忠 王跃军
出版发行：湖南科学技术出版社
社 址：长沙市湘雅路 276 号
网 址：http://www.hnstp.com
湖南科学技术出版社天猫旗舰店网址：
http://hnkjcbs.tmall.com
邮购联系：本社销售部 0731-84375808
印 刷：长沙鸿发印务实业有限公司
（印装质量问题请直接与本厂联系）
厂 址：长沙市长沙县黄花镇工业园 3 号
邮 编：410137
版 次：2020 年 12 月第 1 版
印 次：2020 年 12 月第 1 次印刷
开 本：889mm×1194mm 1/16
印 张：28
字 数：664 千字
书 号：ISBN 978-7-5710-0813-0
定 价：280.00 元